基础护理学实验教程

李　峰　丁海玲　李莹莹　主编

山东大学出版社
· 济南 ·

图书在版编目(CIP)数据

基础护理学实验教程/李峰,丁海玲,李莹莹主编
.—济南:山东大学出版社,2021.7
ISBN 978-7-5607-7097-0

Ⅰ.①基… Ⅱ.①李… ②丁… ③李… Ⅲ.①护理学
—实验—医学院校—教材 Ⅳ.①R47-33

中国版本图书馆 CIP 数据核字(2021)第 144569 号

策划编辑 唐 棣
责任编辑 唐 棣
封面设计 杜 婕

出版发行 山东大学出版社
社 址 山东省济南市山大南路 20 号
邮政编码 250100
发行热线 (0531)88363008
经 销 新华书店
印 刷 济南巨丰印刷有限公司
规 格 720 毫米×1000 毫米 1/16
19.5 印张 357 千字
版 次 2021 年 7 月第 1 版
印 次 2021 年 7 月第 1 次印刷
定 价 42.00 元

《基础护理学实验教程》

主　编　李　峰　丁海玲　李莹莹

副主编　胡　洋　张凤仪　刘婵娟　姜晓娟

编委会　（按姓名拼音排序）

丁海玲（齐鲁理工学院）

李　峰（齐鲁理工学院）

李莹莹（齐鲁理工学院）

刘婵娟（齐鲁理工学院）

刘丽华（齐鲁理工学院）

胡　洋（齐鲁理工学院）

姜晓娟（齐鲁理工学院）

宁小之（齐鲁理工学院）

王　悦（齐鲁理工学院）

夏　萍（齐鲁理工学院）

张　艳（齐鲁理工学院）

张凤仪（齐鲁理工学院）

郑秋莹（齐鲁理工学院）

郑秀峰（齐鲁理工学院）

前　言

　　基础护理实验是护理学的重要内容,熟练掌握基础护理操作技能是作为一名合格护士的必要条件。为落实立德树人根本任务,强化学生实践能力培养,全面提高人才培养质量,我们以新医科建设为抓手组织编写了本书。本书以护理程序贯穿基础护理技能操作全过程,符合整体护理的工作理念和方法,以服务需求为导向,将基础护理实验整合起来,尝试应用案例教学对传统实验操作模式进行改革。

　　本教材分为护理礼仪、基础护理、护理技能综合应用三篇,包括护理礼仪、清洁与舒适、无菌与隔离技术、身体活动管理、常用检测技术、冷热疗法、营养与排泄、给药技术、静脉输液与输血、常用标本采集、急救技术等11章的内容,共有72项操作(为了便于学生学习,本书中的项目按顺序编号),5个综合案例分析。本教材在广泛调研的基础上,从案例导入、操作目的、操作流程、操作流程图、温馨提示5个方面对基础护理学实验进行了优化设计,以夯实护理基本技能。本教材有四大特点:①学习目标以布鲁姆的认知领域分类法对知识、能力目标进行了界定,同时提出了情感与思政目标;②在操作前导入临床案例,通过对案例的点评分析,注重学生评判性思维的养成和临床决策能力的培养;③每项操作用简单实用的图表使基础护理工作流程化、标准化,提高了教材的直观性,扩大了教材的适用群体;④强调人文关怀意识,在操作流程中突出了护患沟通能力的训练,在潜移默化中提升学生的护患沟通能力。

　　本书在编写的过程中参考了诸多教材和相关资料,在此向有关作者致以衷心的感谢!

　　尽管经过自审、互审以及定稿审核等全过程,但由于编者的水平有限加上编写时间紧迫,书中难免会有一些疏漏之处,恳请读者批评、指正,使之日益完善。

编　者

2021年3月

目　录

第一篇
护理礼仪

☞ **学习目标**

【知识目标】学生掌握基本护理礼仪和医院护理服务礼仪规范。

【能力目标】学生可以在临床实践工作中灵活运用护理礼仪,展示良好的职业素养。

【情感与思政目标】塑造素质优良、行为规范的职业形象,展现护士爱岗敬业的职业素养。

项目一　仪容、仪表、仪态

护理礼仪(nursing etiquette)是护理工作者在进行医疗护理和健康服务过程中形成的被大家公认和自觉遵守的行为规范和准则。而护士的仪容、仪表、仪态有其特殊的职业要求,在潜移默化地提升服务对象的认同感,是护士职业身份和护理礼仪的良好展示。护士端庄得体、恬淡清丽、简约大方的形象在体现护士专业形象要求的同时,更是对服务对象的尊重。

一、仪容礼仪

仪容礼仪要求	要点及说明
面部:保持面部仪容自然、清新、大方、和谐	在保持面部清洁的基础上,可化淡妆
口腔:保持口腔清洁、口气清新	注意牙齿保健,防止口臭、牙垢
头发:保持头皮健康清洁,无异味、无头屑	头发梳理顺畅,并佩戴网罩、发卡固定
眼睛:及时清除分泌物	
耳朵:及时清除耳垢	
鼻子:及时清除鼻腔分泌物,必要时修剪鼻毛	
身体:保持身体清洁,不可有异味	不使用刺鼻的香水
手:洗净双手,及时修剪指甲,不留长指甲或过度修饰	注意手部皮肤的养护,防止干裂

二、仪表礼仪

1.护士着装原则

(1)端庄大方:护士在着装上应做到端庄实用,简约朴素,线条流畅,呈现护士的青春活力美。

(2)干净整齐:干净整齐是护士工作装的基本要求。

（3）搭配协调：穿护士服时，要求大小、长短、型号适宜，腰带平整、松紧适度。

2.护士着装具体要求

（1）护士服：护士服是职业服装，要求式样简洁、美观，穿着合体，松紧适度，操作灵活；面料挺拔、透气、易清洗、消毒；颜色清淡素雅。护士应保持护士服清洁、平整，衣扣整齐，腰带调整适度。

（2）护士鞋：为了便于工作，护士鞋要求软底，坡跟或平跟，防滑；颜色以白色或奶白色为宜；护士应注意保持鞋面清洁。

（3）护士帽：传统的护士帽有燕帽和筒帽，燕帽更是护士的职业象征。随着临床工作发展的需要，国内外部分医疗机构不再强制要求护士工作时戴燕帽，但燕帽作为护士的职业象征仍然被传承使用。

（4）袜子：袜子以肉色、白色等浅色、单色为宜。

（5）饰物：护士工作期间不宜佩戴过多饰物，如有色眼镜、戒指、手链、手镯及各种耳饰。

（6）口罩：佩带口罩应完全遮盖口鼻，戴至鼻翼上一寸，四周无空隙。吸气时以口罩内形成负压为适宜松紧，达到有效防护。

三、仪态礼仪

仪态礼仪	操作技术参考标准
站姿	头正、颈直，下颌微收，双眼平视前方，嘴唇自然闭合、面带微笑；双肩外展，双臂自然下垂，右手握住左手四指；挺胸、收腹、立腰；双腿自然并拢、脚部呈"丁"形或"V"形站立
坐姿	抬头，上身挺直，下颌微收，双眼平视前方；挺胸、立腰，双肩平正舒展；上身与大腿、大腿与小腿均呈90°；双腿自然并拢，双脚并拢平落于地或一前一后；坐于椅子前部的1/2或2/3处；双手交叉相握于腹前
行姿	抬头，上身挺直，下颌微收、双眼平视前方，面带微笑；挺胸、收腹、立腰；足尖向前，双臂自然摆动，前后摆幅不超过30°；步态轻盈稳健，步幅适中，匀速前进
拾物姿	走近物品，一脚后退半步，屈膝下蹲，左手顺势扶住衣物下摆，右手拾物；动作应富有美感、省时节力、重心平稳
推治疗车姿	双手扶住治疗车把手两侧，躯干略向前倾，轻声、稳步推进，进病房时先停车，用手轻轻推开门，再把车推至患者床前
端治疗盘姿	取自然站立姿态，双手端托住治疗盘底缘中1/3处；拇指在治疗盘侧面边缘，不能扣入盘中；其余四指自然分开，托住治疗盘底部。靠近身体一侧的治疗盘内缘距躯干3～5 cm，不可贴紧身体。上臂轻轻倚靠躯干，与前臂呈90°

续表

仪态礼仪	操作技术参考标准
持病历夹姿	(1)一侧手臂自然垂于身体一侧,另一手持文件夹,使其下端在髂嵴上方,文件夹整体与身体长轴呈 45°角 (2)一侧手臂自然垂于身体一侧,一手握文件夹于侧腰 (3)一侧手臂自然垂于身体一侧,持文件夹的前臂与上臂呈 90°,置于侧胸
搬、拿椅子	走到椅子旁边,取右侧前位,面向椅背,以右手握住椅背下缘中段,左手扶住椅背上缘,四指并拢,拇指在内侧,向上提起椅子。搬、拿、放的动作要轻,注意节力,避免发出声响
手势	五指并拢微曲,腕关节伸直,手掌和前臂保持在一个平面上;指示或引导时,肘关节弯曲呈 140°,掌心斜向上、与地面呈 45°;手臂摆动的动作范围是"上不过肩,下不过腰际";切忌用手指和笔等尖锐物品指向别人或为他人指示方位

🖉**重要小提示**

1. 护士工作期间的发式要求:头发前不遮眉,侧不掩耳,后不搭肩。对于女性护士,如果是长发,应梳理整齐后盘起、使用网罩,并用白色或与发色相近的发卡固定住;如果是短发,也不应超过耳下 3 cm,否则也应盘起、使用网罩。对于男性护士,不应留长发。

2.(1)戴燕帽:发型按护士规范发型要求。燕帽要洁净平整无皱褶,并能挺立;戴时高低适中,戴正戴稳,距发际 4～5 cm,用发卡于帽后固定,与整体装束统一和谐。

(2)戴筒帽:帽缘前达眉毛上缘,后遮发际,将头发全部包住,不戴头饰;帽缝要放在脑后中间位置,帽子边缘要平整,帽形要端正饱满。

3. 护士在进行无菌操作与传染病防护时必须佩戴口罩。口罩的位置、高低、松紧要适宜。口罩佩戴过低或口罩带子过松,污染的空气可从鼻翼两侧和周围空隙进入口鼻,起不到防护作用;口罩佩戴过高会影响视线或擦伤眼黏膜。若将口罩戴到鼻孔下面、扯到颌下或吊在耳朵上面,则会显示出精神松散、职业形象不规范、专业素质不强的负面形象。在一般情况下,与人讲话时要根据情况摘下口罩,长时间戴着口罩交流会让人觉得不礼貌。

4.仪态训练：

（1）站姿：普通站立 10～15 分钟；两人一组，背靠背站立，要求二人脚跟、小腿、臀部、双肩、后脑勺均贴紧 15～20 分钟；背靠墙站立，要求把脚跟、小腿、臀、双肩、后脑勺均贴紧墙 15～20 分钟。

（2）坐姿：两人一组，面对面练习，并指出对方的不足；坐在镜子前面，按照规范进行自我纠正，重点检查手位、腿位、脚位；每次训练时间为 20 分钟左右。

（3）走姿：摆臂训练、步位步幅训练、稳定性训练、协调性训练。

项目二　护理服务的礼仪规范

护理服务的礼仪规范	操作技术参考标准
操作前	①进入病房要轻声敲门后再进入，并随手关门；②热情、礼貌地向患者问好，适当询问患者的病情、心情等；③用通俗易懂的语言来解释本次操作的目的、注意事项、可能出现的感觉等，取得患者的合作
操作中	①涉及患者隐私时，应适时遮挡并注意保暖；②及时与患者交流，实时询问患者的感受；③关心患者，秉持爱伤理念和人文关怀
操作后	①操作结束后，及时询问患者，了解患者的感受及护理效果；②安置体位，交代相关的注意事项；③诚恳地对患者的配合表达谢意
接待患者	①起身相迎、面带微笑、目视对方；②进行自我介绍，以患者为中心，适时讲解住院规则，介绍入院须知，例如：病区环境介绍、探视制度介绍、主治医生介绍、同室病友介绍等
引领患者行走	①请患者靠右侧或内侧行走，护士在患者左前方，步速与患者保持一致，遇到拐弯或台阶时要放慢脚步、提醒患者；②下台阶或经过光滑地面时，应对患者予以助臂；护士路遇患者时，礼让患者、靠右边行，向患者行点头礼
回答患者问题	①耐心倾听、细致回答，交谈时与患者保持合适距离；②平视患者，适度进行目光接触，以示尊重
巡视病房	①交接班时对患者致以问候；②巡视病房时仔细观察并主动询问患者是否需要帮助
递送物品	①递送检查单、病历等纸类物品时，上身前倾，将正面文字正对患者，手举的高度在肩膀和腰部之间；②如递送尖锐物品，将剪刀尖部、笔尖对着自己，递给患者

续表

护理服务的礼仪规范	操作技术参考标准
陪同患者乘坐电梯	①以保证患者安全为原则;②乘无人管理电梯时,护士先进电梯,按住开关,不使梯门关闭,另一只手引导患者进入电梯;下电梯时应手压开关,让患者先下;③乘有人员管理的电梯时,应让患者先出入电梯

📝 **重要小提示**

　　1. 护士工作礼仪:行为仪表端庄大方,操作技术轻柔娴熟,工作作风认真严谨,态度语言和蔼可亲,护理服务主动周到。

　　2. 护士职业礼仪:是护士在工作岗位上应当遵守的行为规范,因此它具有浓厚的职业色彩和特点。护士的职业礼仪,是决定护理专业整体形象和护理文化的关键因素之一,直接影响到社会对护士职业的整体评价。

第二篇

基础护理

第一章　清洁与舒适

第一节　床单位管理

患者床单位(patient unit)是指医疗机构提供给患者使用的家具与设备,它是患者住院时用以休息、睡眠、饮食、排泄、活动与治疗的最基本的生活单位。由于患者大多数时间均在床单位内活动,因此护士必须注意患者床单位的整洁与安全,并安排足够的日常生活活动空间。患者床单位的设备及管理要以患者的舒适、安全和有利于患者康复为前提。患者床单位的构成包括床、床垫、床褥、枕芯、棉胎或毛毯、大单、被套、枕套、橡胶单和中单(需要时)、床旁桌、床旁椅、过床桌(需要时),另外还包括墙上有照明灯、呼叫装置、供氧和负压吸引管道等设施。

铺床法包括备用床(closed bed)、暂空床(unoccupied bed)、麻醉床(anestjetic bed)、为卧床患者更换床单(change an occupied bed)。

项目三　铺备用床法

(一)案例导入

患者,女,48岁,因发热咳嗽、咳痰伴胸痛4天于门诊收入院,医生诊断为大叶性肺炎。医嘱:收住入院。病房护士为患者铺好备用床,准备接收新患者。

(二)操作目的

保持病室整洁美观,准备接收新患者。

(三)操作流程

操作流程	要点及说明
1.评估	
(1)同室患者有无治疗或者进食	患者治疗或进食时应暂停铺床

续表

操作流程	要点及说明
(2)检查床垫有无破损,床单、被罩是否符合床单及被胎的尺寸要求	注意有脚轮的床先固定,必要时调整床的高度
(3)床旁设施:如呼叫系统、照明灯是否完好,供氧和负压吸引管道是否完好	检查床单位设施是否齐全,完好无损
2. 操作前准备	
(1)**环境准备**:安静,无患者进餐或进行治疗,清洁、通风等	患者治疗或进食时应暂停铺床
(2)**护士准备**:着装整洁,修剪指甲,七步洗手法洗手,戴口罩	
(3)**用物准备**:按取用顺序放置清洁的床褥、大单、被套、棉胎、枕套、枕芯	便于拿取铺床用物,提高工作效率
3. 携用物至床旁 将铺床用物放于治疗车上,推至患者床旁	治疗车与床尾间距便于护士走动,节省体力
4. 移开桌椅 移开床旁桌,距床 20 cm;移开床尾椅,椅背距床尾 15 cm	便于铺床头角
5. 检查床垫 检查床垫或根据需要翻转床垫	便于安全,避免床垫局部经常受压而凹陷
6. 铺床褥 将床褥齐床头平放于床垫上,从床头下拉至床尾	护士躺卧舒适;床褥中线与床垫中线对齐
7. 铺大单	
(1)将大单正面向上,平放于床头,对齐床中线,逐层打开,先床头后床尾	护士取大单后,利用人体力学原理,双下肢左右分开站立,站在床右侧床头,减少来回走动,节时省力
(2)将靠近护士的一侧(近侧)大单向近侧下拉散开,将远离护士的一侧(对侧)大单向远侧散开	护士双下肢前后分开站立,两膝稍弯,保持身体平衡,使用肘部力量
(3)铺大单床头:护士移至床头将大单散开平铺于床头	铺床原则:先铺床头,后铺床尾,先铺近侧后铺对侧
(4)铺近侧床头角:一手托起床垫一角,一手伸过床头中线将大单包折入床垫下。在距床头约 30 cm 处,向上提起大单边缘使大单头端呈等边三角形,以床沿为界,将三角形分为两半,上半三角形暂时放于床上;先将下半三角平整塞入床垫下,再将上半三角翻转塞入床垫下;然后再将两底角分别塞于床垫下	
(5)移至床尾拉紧大单,同法铺好床尾角	使大单平整,不易产生皱褶,美观

续表

操作流程	要点及说明
(6)移至床中间处,两手下拉大单中部边缘,塞于床垫下	
(7)转至床对侧,同法铺好对侧大单	铺好的大单平整、无褶皱
8.铺棉被(或毛毯)	
(1)取被套,距床头 15 cm 放置,被套开口端向床尾。被套中线与床中线对齐,正面向外平铺于床上。将被套尾部开口端的上层打开至中下 1/3 处	盖被上端距床头 15 cm;有利于棉被(或毛毯)放入被套
(2)将"S"形折好的棉胎或毛毯置于被套内,底边同被套开口边平齐;拉棉胎上缘至被套封口处,对好两上角,先对侧后近侧展开棉胎,平铺于被套内	棉被角与被套顶角吻合、平整、充实
(3)至床尾逐层拉平被套和棉胎,盖被上缘距床头 15 cm,将盖被尾端开口的系带系好	避免棉被(或毛毯)下滑出被套
(4)将盖被边缘向内折叠与床沿平齐,尾端向下折叠,塞于床垫下,先床头后床尾	被筒内面平整
(5)转至对侧,同法折叠另一侧盖被	床面整齐、美观
9.套枕套 将枕套套于枕芯外,并横放于床头盖被上	枕套开口端背门,使病室整齐、美观
10.移回床头桌、床旁椅	保持病室整齐、美观
11.操作后处理	
(1)推治疗车离开病室,整理用物	放于指定位置
(2)洗手	

📎**重要小提示**

  1.病室内有进餐或治疗时应暂停铺床。

  2.用物准备齐全,按顺序放置,操作中应运用节力原则。若使用能升降的床,应将床升至合适的高度,以免腰部过度弯曲或伸展;操作中尽可能地减少来回走动,避免无效动作。

  3.床单中缝与床中线对齐,四角平整,紧扎;被头充实,盖被平整,两边内折对称;枕头平整、充实,开口背门。

  3.操作时动作轻巧、迅速,尽量减少灰尘对环境的污染及对其他患者造成不适。

  4.铺好的床应舒适、平整、紧扎、安全、实用,中线直,无褶皱,盖被无虚边。

（四）操作流程图

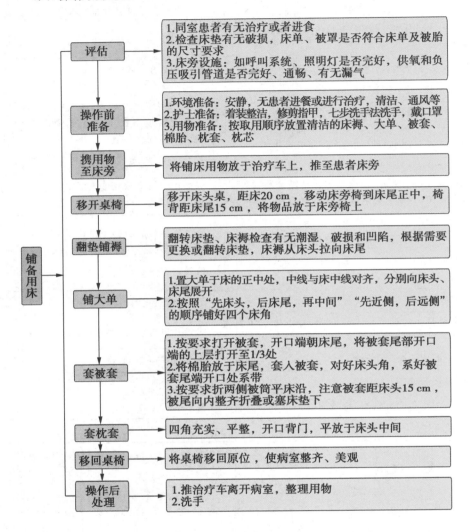

铺备用床

| 评估 | → | 1.同室患者有无治疗或者进食
2.检查床垫有无破损，床单、被罩是否符合床单及被胎的尺寸要求
3.床旁设施：如呼叫系统、照明灯是否完好，供氧和负压吸引管道是否完好、通畅、有无漏气 |

| 操作前准备 | → | 1.环境准备：安静，无患者进餐或进行治疗，清洁、通风等
2.护士准备：着装整洁，修剪指甲，七步洗手法洗手，戴口罩
3.用物准备：按取用顺序放置清洁的床褥、大单、被套、棉胎、枕套、枕芯 |

| 携用物至床旁 | → | 将铺床用物放于治疗车上，推至患者床旁 |

| 移开桌椅 | → | 移开床头桌，距床20 cm，移动床旁椅到床尾正中，椅背距床尾15 cm，将物品放于床旁椅上 |

| 翻垫铺褥 | → | 翻转床垫、床褥检查有无潮湿、破损和凹陷，根据需要更换或翻转床垫，床褥从床头拉向床尾 |

| 铺大单 | → | 1.置大单于床的正中处，中线与床中线对齐，分别向床头、床尾展开
2.按照"先床头，后床尾，再中间""先近侧，后远侧"的顺序铺好四个床角 |

| 套被套 | → | 1.按要求打开被套，开口端朝床尾，将被套尾部开口端的上层打至1/3处
2.将棉胎放于床尾，套入被套，对好床头角，系好被套尾端开口处系带
3.按要求折两侧被筒平床沿，注意被套距床头15 cm，被尾向内整齐折叠或塞床垫下 |

| 套枕套 | → | 四角充实、平整，开口背门，平放于床头中间 |

| 移回桌椅 | → | 将桌椅移回原位，使病室整齐、美观 |

| 操作后处理 | → | 1.推治疗车离开病室，整理用物
2.洗手 |

项目四　铺暂空床法

（一）案例导入

患者，女，52岁，结肠息肉，于昨日上午 8 时入院拟行手术治疗。拟于今日上午 8 时进行 B 超检查。病房护士为患者铺好暂空床。

（二）操作目的

保持病室整洁美观，供新住院患者或暂时离床患者使用。

（三）操作流程

操作流程	要点及说明
1.同备用床 1～8	治疗车与床尾间距便于护士走动；便于拿取铺床用物，提高工作效率，节省体力
2.在患者右侧床头，将备用床的盖被上端向内折 1/4，然后扇形三折于床尾，并使之平齐	便于铺床头角
3.同备用床 9～11	便于安全，避免床垫局部经常受压而凹陷

（四）操作流程图

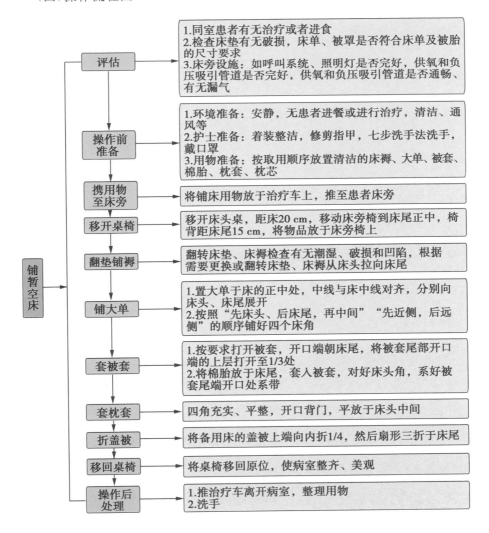

重要小提示

1.病室内有进餐或治疗时应暂停铺床。

2.用物准备齐全,按顺序放置,操作中应运用节力原则。若使用能升降的床,应将床升至合适的高度,以免腰部过度弯曲或伸展;操作中尽可能地减少来回走动,避免无效动作。

3.动作轻巧、迅速,尽量减少灰尘对环境的污染及对其他患者造成不适。

4.与备用床相比,暂空床增加"折盖被"的操作流程。

5.铺好的床应平、整、紧,中线直,无褶皱,盖被无虚边。

项目五 铺麻醉床法

(一)案例导入

患者,男,68岁,因结肠癌入院。今日上午在全麻下行结肠癌根治术。病房护士铺好麻醉床为迎接术后患者做准备。

(二)操作目的

麻醉床为接收和护理麻醉手术后的患者使用,及时更换床上用物,使患者安全舒适,预防并发症。

(三)操作流程

操作流程	要点及说明
1.**核对医嘱** 护士接到医嘱,经双人核对准确无误后方可执行	
2.**评估患者**	
(1)患者的诊断、病情、手术和麻醉方式、术后需要的抢救或治疗物品等	
(2)同室患者有无治疗或者进食	患者治疗或进食时应暂停铺床
(3)检查床垫有无破损,床单、被罩是否符合床单及被胎的尺寸要求	注意有脚轮的床先固定,必要时调整床的高度
(4)床旁设施:如呼叫系统、照明灯是否完好,供氧和负压吸引管道是否完好	检查床单位设施是否齐全,完好无损
3.**操作前准备**	
(1)**环境准备**:安静,无患者进餐或进行治疗,清洁、通风等	患者治疗或进食时应暂停铺床
(2)**护士准备**:着装整洁,修剪指甲,七步洗手法洗手,戴口罩	

续表

操作流程	要点及说明
（3）用物准备 **床上用物**:按取用顺序放置清洁的床褥、大单、橡胶单和中单(或一次性中单)、被套、棉胎、枕套、枕芯 **麻醉护理盘**:①治疗巾内(开口器、舌钳、通气导管、牙垫、治疗碗、一次性鼻氧管、棉签、压舌板、平镊、纱布或纸巾);②治疗巾外(心电监护仪、血压计、听诊器、治疗巾、弯盘、胶布、护理记录单、笔);③另备输液架,必要时准备吸痰装置和胃肠减压装置、热水袋等	
4.携用物至床旁 携用物至床旁,同备用床方法,铺好近侧大单	
5.铺橡胶单和中单	根据患者的麻醉方式和手术部位铺橡胶单和中单;防止呕吐物、分泌物或伤口渗液污染病床
（1）于床中部或床尾部铺一橡胶单或中单,余下部分塞于床垫下	腹部手术铺在床中部;下肢手术铺在床尾;若需要铺在床中部,则橡胶单和中单的上缘应距床头45~50 cm
（2）于床头铺另一橡胶单,将中单铺在橡胶单上,余下部分塞于床垫下	非全麻手术患者,只需在床中部铺橡胶单和中单;橡胶单和中单的上缘应与床头平齐,下缘应压在中部橡胶单和中单上
6.转至对侧,同法铺好大单、橡胶单和中单	中线要齐,各单应铺平、拉紧、防皱褶
7.套被套 同备用床操作流程套被套	
8.铺盖被	盖被尾端向上反折25 cm
（1）背筒两侧齐床缘,被尾向内折叠与床尾齐,系带部分内折整齐	
（2）将背门一侧盖被内折,对齐床缘	
（3）将近门一侧盖被边缘向上反折,对齐床缘	
（4）将盖被三折叠于背门一侧,开口处向门	盖被三折上下对齐,外侧齐床缘,便于患者术后被移至床上
9.套枕套 同备用床方法套枕套,枕头横立于床头	枕套开头端背门
10.移回床头桌,床旁椅	
11.操作后处理	
（1）将麻醉护理盘放置于床旁桌上,其他物品按需要放置	放于指定位置
（2）推治疗车离开病室,整理用物	
（3）洗手,记录	

（四）操作流程图

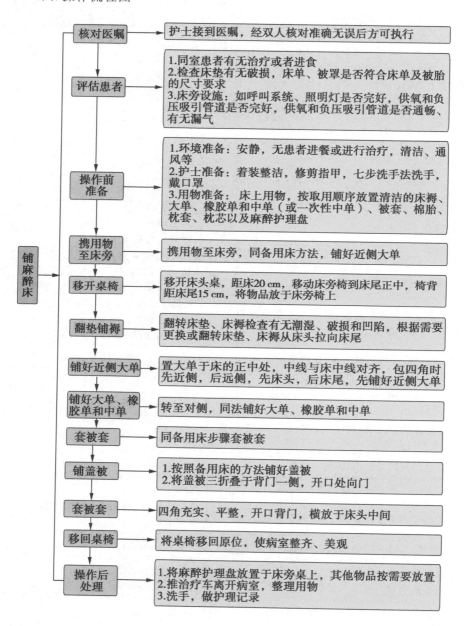

| 核对医嘱 | → | 护士接到医嘱，经双人核对准确无误后方可执行 |

| 评估患者 | → | 1.同室患者有无治疗或者进食
2.检查床垫有无破损，床单、被罩是否符合床单及被胎的尺寸要求
3.床旁设施：如呼叫系统、照明灯是否完好，供氧和负压吸引管道是否完好，供氧和负压吸引管道是否通畅、有无漏气 |

| 操作前准备 | → | 1.环境准备：安静，无患者进餐或进行治疗，清洁、通风等
2.护士准备：着装整洁，修剪指甲，七步洗手法洗手，戴口罩
3.用物准备：床上用物，按取用顺序放置清洁的床褥、大单、橡胶单和中单（或一次性中单）、被套、棉胎、枕套、枕芯以及麻醉护理盘 |

铺麻醉床

| 携用物至床旁 | → | 携用物至床旁，同备用床方法，铺好近侧大单 |

| 移开桌椅 | → | 移开床头桌，距床20 cm，移动床旁椅到床尾正中，椅背距床尾15 cm，将物品放于床旁椅上 |

| 翻垫铺褥 | → | 翻转床垫、床褥检查有无潮湿、破损和凹陷，根据需要更换或翻转床垫、床褥从床头拉向床尾 |

| 铺好近侧大单 | → | 置大单于床的正中处，中线与床中线对齐，包四角时先近侧，后远侧，先床头，后床尾，先铺好近侧大单 |

| 铺好大单、橡胶单和中单 | → | 转至对侧，同法铺好大单、橡胶单和中单 |

| 套被套 | → | 同备用床步骤套被套 |

| 铺盖被 | → | 1.按照备用床的方法铺好盖被
2.将盖被三折叠于背门一侧，开口处向门 |

| 套被套 | → | 四角充实、平整，开口背门，横放于床头中间 |

| 移回桌椅 | → | 将桌椅移回原位，使病室整齐、美观 |

| 操作后处理 | → | 1.将麻醉护理盘放置于床旁桌上，其他物品按需要放置
2.推治疗车离开病室，整理用物
3.洗手，做护理记录 |

📎**重要小提示**

  1.病室内有人进餐或治疗时应暂停铺床。

  2.用物准备齐全,按顺序放置,减少走动次数。

  3.操作中注意节力,并尽量减少灰尘对环境的污染。

  4.保证护理术后患者的用物齐全,使患者能及时得到抢救和护理。

  5.要根据患者的麻醉方式和手术部位,铺好橡胶单和中单。

  6.麻醉未清醒患者应去枕平卧,头偏向一侧。

项目六 为卧床患者更换床单

(一)案例导入

患者,男,49 岁,行"胆总管切开取石,T 管引流"术后第 1 天。主诉:切口疼痛,出汗多,大单上沾有污迹。该患者需要更换大单吗?如何更换?

(二)操作目的

保持病室清洁,使患者感觉舒适,预防压疮等并发症的发生。

(三)操作流程

操作流程	要点及说明
1.**核对医嘱** 护士接到医嘱,经双人核对准确无误后方可执行	
2.**评估并解释** 双向核对患者的床号、姓名、腕带;评估患者的一般状况、病情、是否需要便器;评估环境,周围有无患者治疗或进餐	
3.**操作前准备**	
(1)**环境准备**:安静、保暖,酌情关闭门窗,无其他患者进餐或进行无菌性治疗,必要时用围帘遮挡	患者治疗或进食时应暂停铺床
(2)**护士准备**:着装整洁,修剪指甲,七步洗手法洗手,戴口罩	
(3)**患者准备**:让患者了解更换床单的目的、方法、注意事项及配合要点	
(4)**用物准备**:清洁的大单、中单、被套、枕套、床刷、一次性床刷套,必要时备清洁衣裤	将准备好的用物叠放整齐并按照使用顺序放于护理车上
4.**推车至床旁**	注意评估患者病情,保证安全、方便操作

续表

操作流程	要点及说明
5. 放平床头和膝下支架	方便操作
6. 移开桌椅 移开床旁椅,放于床尾处;移开床旁桌,距床 20 cm 左右	
7. 松被翻身 移患者至对侧,松开床尾盖被,将患者枕头移向对侧,并协助患者移向对侧,患者侧卧、背向护士	
8. 卷单扫床 松近侧污单,从床头至床尾将各层床单从床垫下拉出	
(1)上卷中单至床中线处,塞于患者身下	中单污染面向上内卷
(2)清扫橡胶单,将橡胶单搭于患者身上	
(3)将大单上卷至中线处,塞于患者身下	
(4)清扫床褥	清扫原则:自床头至床尾,自床中线至床外缘,扫净床上碎屑
9. 铺近侧清洁大单、近侧橡胶单和清洁中单	大单中线与床中线对齐
(1)将近侧大单向近侧下拉散开,将对侧大单内折后卷至床中线处,塞于患者身下	
(2)同备用床铺法铺好近侧大单	
(3)铺平橡胶单,铺清洁中单于橡胶单上,近侧部分下拉至床缘,对侧部分内折后卷至床中线处,塞于患者身下;将近侧橡胶单和中单边缘塞于床垫下	
10. 移枕翻身	
(1)协助患者平卧,将患者枕头移向近侧,并协助患者移向近侧;患者侧卧、面向护士,躺卧于已铺好床单的一侧	
(2)拉起近侧床栏,护士转至对侧,放下对侧床栏	
11. 铺对侧清洁大单、近侧橡胶单和清洁中单	
(1)同法按顺序撤去对侧各层脏污大单,与中单一起放入污衣袋里	从床头至床尾扫净床上碎屑
(2)依次拉平并铺好清洁大单、橡胶中单和清洁中单	
12. 摆体位 协助患者平卧,将患者枕头移向床中间	避免患者受凉

续表

操作流程	要点及说明
13.更换被套	
(1)同备用床铺法将被套平铺于盖被上	
(2)解开被套系带,自脏污被套内将棉胎"S"形折叠取出,放在椅子上,将正面向外的清洁被套平铺于脏污被套上,同"铺备用床"铺好被套,撤去脏污被套放于污衣袋中	避免棉胎接触患者皮肤
(3)将棉胎展平,系好被套尾端开口处系带	盖被头端距床头 15 cm 左右;清醒患者可配合抓住被头两角,配合操作
(4)整理盖被,做成被筒,床尾余下部分塞于床垫下	嘱患者屈膝配合;使患者躺卧舒适
14.更换枕套	取出枕头,更换枕套,拍松后放回患者头下
15.移回桌椅 移回床旁桌、床旁椅	
16.操作后处理	
(1)根据天气情况和患者病情,摇起床头和膝下支架,开窗通风换气	保持病室空气流通,空气新鲜
(2)推车离开病室	放于指定位置
(3)洗手	

🖉 **重要小提示**

　　1.操作中姿势要正确、节力。

　　2.随时注意观察患者的病情,与患者沟通、询问患者的感受,具体指导患者配合的方法。

　　3.操作中注意患者安全、舒适与保暖,以免患者心理紧张和身体不适。

（四）操作流程图

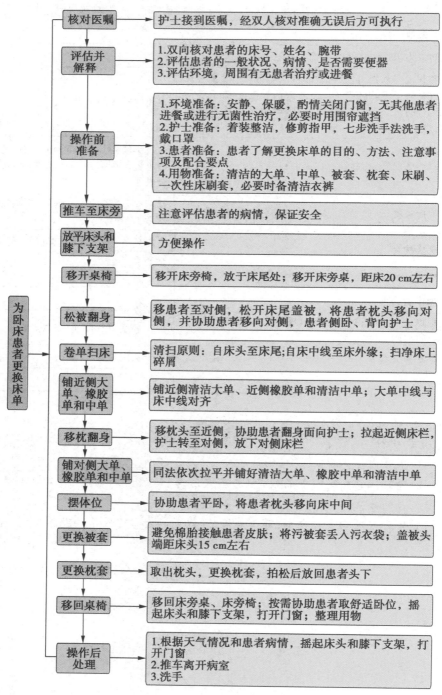

为卧床患者更换床单

| 核对医嘱 → | 护士接到医嘱，经双人核对准确无误后方可执行 |

| 评估并解释 → | 1.双向核对患者的床号、姓名、腕带
2.评估患者的一般状况、病情、是否需要便器
3.评估环境，周围有无患者治疗或进餐 |

| 操作前准备 → | 1.环境准备：安静、保暖，酌情关闭门窗，无其他患者进餐或进行无菌性治疗，必要时用围帘遮挡
2.护士准备：着装整洁，修剪指甲，七步洗手法洗手，戴口罩
3.患者准备：患者了解更换床单的目的、方法、注意事项及配合要点
4.用物准备：清洁的大单、中单、被套、枕套、床刷、一次性床刷套，必要时备清洁衣裤 |

| 推车至床旁 → | 注意评估患者的病情，保证安全 |

| 放平床头和膝下支架 → | 方便操作 |

| 移开桌椅 → | 移开床旁椅，放于床尾处；移开床旁桌，距床20 cm左右 |

| 松被翻身 → | 移患者至对侧，松开床尾盖被，将患者枕头移向对侧，并协助患者移向对侧，患者侧卧、背向护士 |

| 卷单扫床 → | 清扫原则：自床头至床尾;自床中线至床外缘；扫净床上碎屑 |

| 铺近侧大单、橡胶单和中单 → | 铺近侧清洁大单、近侧橡胶单和清洁中单；大单中线与床中线对齐 |

| 移枕翻身 → | 移枕头至近侧，协助患者翻身面向护士；拉起近侧床栏，护士转至对侧，放下对侧床栏 |

| 铺对侧大单、橡胶单和中单 → | 同法依次拉平并铺好清洁大单、橡胶中单和清洁中单 |

| 摆体位 → | 协助患者平卧，将患者枕头移向床中间 |

| 更换被套 → | 避免棉胎接触患者皮肤；将污被套丢入污衣袋；盖被头端距床头15 cm左右 |

| 更换枕套 → | 取出枕头，更换枕套，拍松后放回患者头下 |

| 移回桌椅 → | 移回床旁桌、床旁椅，按需协助患者取舒适卧位，摇起床头和膝下支架，打开门窗；整理用物 |

| 操作后处理 → | 1.根据天气情况和患者病情，摇起床头和膝下支架，打开门窗
2.推车离开病室
3.洗手 |

第二节 生活护理技术

生活护理技术(life care techniques)是指采取包括晨晚间护理(morning and evening care)、特殊口腔护理(special oral care)、会阴护理(perineal care)、头发护理(hair care)、压疮(pressure ulcer)的预防及护理等操作,使患者清洁与舒适,预防感染及并发症。护士在为患者护理时,通过与患者密切接触,有助于建立治疗性的护患关系;同时,护理时应尽可能确保患者的独立性,保护患者隐私,尊重患者并促进患者身心舒适。

项目七 晨晚间护理

根据病情需要,为危重、昏迷、瘫痪、高热、大手术后或年老体弱的患者于晨间及晚间所进行的生活护理,称为晨晚间护理。轻症患者的晨晚间护理可在护士指导与必要的协助下进行。

(一)案例导入

患者,男,76 岁,因心力衰竭住院。今日住院第 5 天,精神好,昨晚睡眠 7 小时,已能平卧。清晨测血压 130/80 mmHg,心率 88 次/分,呼吸 20 次/分,口唇、甲床无发绀。请为该患者做晨晚间护理。

(二)操作目的

为危重、昏迷、瘫痪、高热、大手术后或年老体弱的患者于晨间及晚间所进行的生活护理,便于患者更加舒适。

(三)操作流程

操作流程	要点及说明
1.核对医嘱 护士接到医嘱,经双人核对准确无误后方可执行	
2.评估患者	
(1)评估患者的意识、自理及合作程度;患者病情及心理状态;床单位及患者自身清洁情况	
(2)核对患者的床号、姓名、腕带,向患者解释操作目的及注意事项	
3.操作前准备	
(1)**环境准备**:病室安静、整洁,注意患者合理暴露	

续表

操作流程	要点及说明
(2)**护士准备**：着装整洁，修剪指甲，七步洗手法洗手，戴口罩	
(4)**用物准备**：扫床车、扫帚、小毛巾（湿度适宜）、大单、被套、枕套、中单、橡胶单、病号服；护理提篮（梳子、指甲刀、洗头用品、刮胡须刀等）	
4.**携用物至床旁**　携用物至患者床旁，向患者解释，用屏风适当遮挡患者，询问患者排便需求	便于操作
5.**核对**　再次核对患者的床号、姓名、腕带	确认患者
6.**翻身**　护士站于病床一侧，松开床尾，协助患者翻身，注意患者保暖	
7.**检查**　查看患者口腔、头发、指（趾）甲、背部、受压部位的皮肤	检查全身皮肤有无受压变红，进行背部及受压骨隆突处皮肤的按摩
8.**观察**　观察各种管道引流液的色、量、性状，妥善固定引流管道	检查各种管道的引流、固定及治疗完成情况，维护管道安全和通畅
9.**扫床**　护士执扫床刷从床头扫至床尾，抻平床头、床尾、床中间；协助患者翻至另一侧，同法扫另一侧，将被尾叠至床垫下	采用湿式扫床法清洁并整理床单位，必要时更换被服
10.**安置体位**　协助患者保持舒适体位	酌情开窗通风，保持病室内空气新鲜
11.**操作后处理**	
(1)整理床单位，整理用物	
(2)洗手	减少致病菌传播
(3)记录	

> **重要小提示**
>
> 　1.根据患者病情合理摆放体位，如腹部手术患者采取半卧位。
>
> 　2.检查全身皮肤有无受压变红，进行背部及受压骨隆突处皮肤的按摩。
>
> 　3.进行晨间交流，询问夜间睡眠、疼痛、呼吸情况、肠功能恢复情况，以及活动能力。
>
> 　4.根据需要给予叩背，协助排痰，必要时给予吸痰，指导有效咳嗽。
>
> 　5.注意观察患者的睡眠质量。

（三）操作流程图

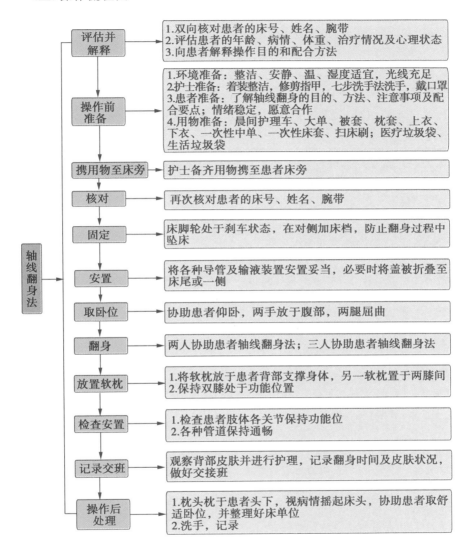

轴线翻身法	评估并解释	1.双向核对患者的床号、姓名、腕带 2.评估患者的年龄、病情、体重、治疗情况及心理状态 3.向患者解释操作目的和配合方法
	操作前准备	1.环境准备：整洁、安静、温、湿度适宜，光线充足 2.护士准备：着装整洁，修剪指甲，七步洗手法洗手，戴口罩 3.患者准备：了解轴线翻身的目的、方法、注意事项及配合要点；情绪稳定，愿意合作 4.用物准备：晨间护理车、大单、被套、枕套、上衣、下衣、一次性中单、一次性床套、扫床刷；医疗垃圾袋、生活垃圾袋
	携用物至床旁	护士备齐用物携至患者床旁
	核对	再次核对患者的床号、姓名、腕带
	固定	床脚轮处于刹车状态，在对侧加床档，防止翻身过程中坠床
	安置	将各种导管及输液装置安置妥当，必要时将盖被折叠至床尾或一侧
	取卧位	协助患者仰卧，两手放于腹部，两腿屈曲
	翻身	两人协助患者轴线翻身法；三人协助患者轴线翻身法
	放置软枕	1.将软枕放于患者背部支撑身体，另一软枕置于两膝间 2.保持双膝处于功能位置
	检查安置	1.检查患者肢体各关节保持功能位 2.各种管道保持通畅
	记录交班	观察背部皮肤并进行护理，记录翻身时间及皮肤状况，做好交接班
	操作后处理	1.枕头枕于患者头下，视病情摇起床头，协助患者取舒适卧位，并整理好床单位 2.洗手，记录

项目八　口腔护理

对于高热、昏迷、危重、禁食、鼻饲、口腔疾患、术后及生活不能自理的患者，护士应遵医嘱给予特殊口腔护理（special oral care），一般每日 2～3 次。如病情需要，应酌情增加次数。

（一）案例导入

患者，女，53岁，行"胃大部切除"术后第一天。生命体征稳定，留置胃管引流胃液，禁食。医嘱：口腔护理，bid。

（二）操作目的

1. 能够保持口腔清洁、湿润，预防口腔感染等并发症。

2. 预防或减轻口腔异味，增进食欲，促进患者舒适。

3. 观察口腔黏膜、舌苔和特殊口腔气味，提供病情变化的动态信息。

（三）操作流程

操作流程	要点及说明
1. 核对医嘱 护士接到医嘱，经双人核对准确无误后方可执行	
2. 评估并解释	
（1）评估患者的一般状况、合作程度	
（2）评估患者的口腔状况：嘱患者张口（昏迷者或牙关紧闭者用开口器打开口腔并固定）；借助手电筒和压舌板按照唇部、牙齿、面颊、硬腭、舌部、咽部顺序评估口腔情况	有活动性义齿者，取下浸于冷水中备用
（3）核对患者的床号、姓名、腕带，向患者解释操作目的及注意事项	
3. 操作前准备	
（1）**环境准备**：宽敞、光线充足或有足够的照明	
（2）**护士准备**：着装整洁，修剪指甲，七步洗手法洗手，戴口罩	
（3）**患者准备**：了解口腔护理的目的、操作步骤、注意事项及配合要点；护士协助患者取舒适、安全且易于操作的体位	
（4）**用物准备**： 治疗车上层：治疗盘内备口腔护理包（内有治疗碗或弯盘盛放棉球、弯止血钳2把、压舌板）、一次性漱水杯（内盛漱口溶液）、吸水管、棉签、液体石蜡、手电筒、纱布数块、治疗巾及口腔护理液；治疗盘外备手消毒液；必要时备开口器和口腔外用药（常用的有口腔溃疡膏、西瓜霜、维生素B粉末等） 治疗车下层：医疗垃圾桶、生活垃圾桶	
4. 携用物至床旁 护士备齐用物，携至患者床旁	便于操作

续表

操作流程	要点及说明
5.**再次核对**　再次核对患者的床号、姓名、腕带	确认患者
6.**体位准备**　协助患者取侧卧位或仰卧位,头偏向一侧,面向护士	便于分泌物及多余的水分从口腔内流出,防止反流造成误吸;使患者移向护士,符合节力原则;不可翻身者可将头偏向护士侧
7.**铺巾置盘**　将治疗巾铺于患者颌下,将弯盘放置于患者口角旁	防止床单、枕头及患者衣服被浸湿
8.**清点棉球**　倒适量漱口溶液于漱口杯,润湿棉球,并清点棉球数量	操作前后清点棉球数量,防止因棉球遗留口腔而引起患者误吸
9.**湿润口唇**　用棉签蘸取温开水或者漱口液湿润口唇	防止口唇干裂者直接张口时破裂出血
10.**漱口**　协助患者用吸水管吸水漱口,必要时用注射器,沿口角将温水缓缓注入,嘱患者漱口后吸出	昏迷患者禁止漱口
11.**擦拭口腔**　用弯止血钳夹取含有口腔护理液的棉球,拧至不滴水为宜	棉球应包裹止血钳尖端,防止钳端直接触及口腔黏膜和牙龈;棉球不可过湿,以不能挤出液体为宜,防止因水分过多造成误吸
(1)嘱患者张口,咬合上、下齿,用压舌板撑开左侧颊部,纵向擦洗牙齿左外侧面,由臼齿洗向门齿。同法擦洗牙齿右外侧面,由臼齿洗向门齿	擦洗动作应轻柔,特别是对凝血功能障碍的患者,应防止碰伤黏膜和牙龈;此时将用后的压舌板弃去
(2)嘱患者张开上、下齿,擦洗牙齿左上内侧面、左上咬合面、左下内侧面、左下咬合面,弧形擦洗左侧颊部。同法依次擦洗右上内侧面、右上咬合面、右下内侧面、右下咬合面,右侧颊部	棉球不可重复使用,一个棉球擦洗一个部位;止血钳须夹紧棉球,每次一个
(3)擦洗硬腭部、舌面、舌下	勿过深,以免触及咽部引起恶心
12.**再次清点棉球数量**	防止棉球遗留在口腔内
13.**再次漱口**　用纱布擦拭口唇、面部水渍	有义齿者,协助患者佩戴义齿
14.**再次评估口腔状况**	确定口腔清洁是否有效
15.**润唇**　口唇涂液体石蜡油或润唇膏,酌情涂药	防止口唇干燥、破裂;如口腔溃疡处涂口腔外用药,如口腔溃疡膏
16.**操作后处理**	
(1)撤去弯盘及治疗巾,再次核对患者姓名、床号、腕带	
(2)协助患者取舒适卧位	确保患者舒适、安全
(3)整理床单位,整理用物	弃口腔护理用物于医用垃圾桶内
(4)洗手	减少致病菌传播
(5)记录	记录口腔异常情况及护理效果

(四)操作流程图

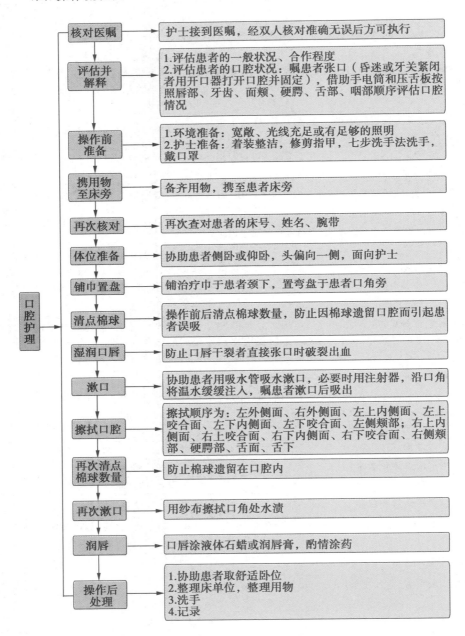

	核对医嘱	护士接到医嘱，经双人核对准确无误后方可执行
	评估并解释	1.评估患者的一般状况、合作程度 2.评估患者的口腔状况：嘱患者张口（昏迷或牙关紧闭者用开口器打开口腔并固定），借助手电筒和压舌板按照唇部、牙齿、面颊、硬腭、舌部、咽部顺序评估口腔情况
	操作前准备	1.环境准备：宽敞、光线充足或有足够的照明 2.护士准备：着装整洁，修剪指甲，七步洗手法洗手，戴口罩
	携用物至床旁	备齐用物，携至患者床旁
	再次核对	再次查对患者的床号、姓名、腕带
口腔护理	体位准备	协助患者侧卧或仰卧，头偏向一侧，面向护士
	铺巾置盘	铺治疗巾于患者颈下，置弯盘于患者口角旁
	清点棉球	操作前后清点棉球数量，防止因棉球遗留口腔而引起患者误吸
	湿润口唇	防止口唇干裂者直接张口时破裂出血
	漱口	协助患者用吸水管吸水漱口，必要时用注射器，沿口角将温水缓缓注入，嘱患者漱口后吸出
	擦拭口腔	擦拭顺序为：左外侧面、右外侧面、左上内侧面、左上咬合面、左下内侧面、左下咬合面、左侧颊部；右上内侧面、右上咬合面、右下内侧面、右下咬合面、右侧颊部、硬腭部、舌面、舌下
	再次清点棉球数量	防止棉球遗留在口腔内
	再次漱口	用纱布擦拭口角处水渍
	润唇	口唇涂液体石蜡或润唇膏，酌情涂药
	操作后处理	1.协助患者取舒适卧位 2.整理床单位，整理用物 3.洗手 4.记录

📝 **重要小提示**

1. 操作动作应当轻柔,避免止血钳钳端碰到牙齿,损伤粘膜及牙龈,特别是对凝血功能差的患者,应注意防止碰伤黏膜和牙龈。

2. 对昏迷或者意识模糊的患者应当注意棉球不能过湿,禁止漱口。

3. 使用开口器时,应当从臼齿处放入。

4. 擦洗时须用止血钳夹紧棉球,每次一个,防止棉球遗留在口腔内。

5. 如患者有活动的义齿,应先取下义齿后再进行操作。并将取下的义齿用冷水冲刷干净后,浸泡在做有标记的冷水杯中,勿浸泡于热水或乙醇溶液中,以免变色、变形及老化。

6. 护士操作前后应当清点棉球数量,防止棉球遗留在口腔内。

7. 对长期使用抗生素的患者,应注意观察患者口腔黏膜内有无真菌感染。

8. 操作中应注意与患者的沟通,随时询问患者的感受,如棉球的干湿程度、止血钳操作时是否产生不适、体位是否舒适、有无其他需要等。

项目九　会阴护理

对于泌尿生殖系统感染、大小便失禁、会阴部分泌物过多或尿液浓度过高导致皮肤刺激或破损、留置导尿、产后及各种会阴部术后的患者,护士应协助其进行会阴部清洁护理,以保持会阴部清洁,促进舒适,从而预防和减少生殖系统、泌尿系统的逆行感染。因会阴部各个孔道彼此接近,故操作时应防止发生交叉感染。

(一)案例导入

患者,女,36 岁,近日妇科检查发现用力屏气时,阴道口可见到子宫颈到达处女膜缘,入院诊断为子宫脱垂 2 度重型,术后为患者进行会阴护理。

(二)操作目的

1. 能够保持会阴部清洁、舒适,预防和减少感染。

2. 为导尿术、留取中段尿标本和会阴部手术做准备。

3. 保持有伤口的会阴部清洁,促进伤口愈合。

(三)操作流程

操作流程	要点及说明
1.核对医嘱　护士接到医嘱,经双人核对准确无误后方可执行	

续表

操作流程	要点及说明
2.评估并解释	
(1)评估患者的年龄、病情、意识、心理状态、配合程度	
(2)评估会阴部清洁程度、皮肤黏膜情况、有无伤口、流血及流液情况;有无二便失禁或留置导尿管;有无泌尿生殖系统或者直肠手术等情况	
(3)核对患者的床号、姓名、腕带,解释操作目的及注意事项	
3.操作前准备	
(1)**环境准备**:病室安静、整洁,拉上窗帘或使用屏风遮挡;操作时予以遮挡,减少暴露	防止患者受凉;保护患者隐私
(2)**护士准备**:着装整洁,修剪指甲,七步洗手法洗手,戴口罩	
(3)**患者准备**:患者了解会阴护理的目的、方法、注意事项及配合要点;患者取仰卧位,双腿屈膝外展	
(4)**用物准备**: 治疗车上层:治疗盘内备毛巾、浴巾、清洁棉球、无菌溶液、大量杯、镊子、一次性手套、浴毯、卫生纸、弯盘; 治疗盘外备中单、水壶(内盛 50～52 ℃的温水)、手消毒剂; 治疗车下层:水桶(盛放污水用)、便盆及便盆巾、医用垃圾袋、生活垃圾袋	
4.携至床旁 备齐用物,携至患者床旁	便于操作
5.再次核对 再次核对患者的床号、姓名、腕带	确认患者
6.垫巾脱裤 将橡胶单和中单置于患者臀下;协助患者脱对侧裤腿,搭在近侧腿部上,对侧腿用盖被遮盖	
7.体位 协助患者取屈膝仰卧位,两腿外展	充分暴露会阴区
8.备水 脸盆内放温水,将脸盆和卫生纸放于床旁桌上,毛巾置于脸盆内	确保水温合适,避免会阴部烫伤
9.戴手套 可戴一次性手套	预防交叉感染
10.擦洗会阴部 护士一手拿装有温水的大量杯,一手持有棉球的镊子,先擦洗后冲洗	保暖,并保护患者隐私
(1)擦洗大腿内侧:由外向内擦洗至大阴唇边缘	擦洗顺序为由上到下,由对侧至近侧

续表

操作流程	要点及说明
(2)擦洗阴阜、阴唇、尿道口和阴道口:分开阴唇,暴露尿道口和阴道口。由上到下从会阴部向肛门方向轻轻擦洗尿道口、阴道口、小阴唇、大阴唇、会阴、肛门	注意皮肤皱褶处;减少致病菌向尿道口传播;每擦一处,更换毛巾的不同部位或者更换棉球;女性月经期或留置导尿时,可用棉球清洁
(3)置便盆于患者臀下	为女性进行会阴冲洗
(4)冲洗:护士一手持装有温水的大量杯,一手持夹有棉球的大镊子,边冲水边擦洗会阴部。从会阴部冲洗至肛门部,冲洗后,将会阴部彻底擦干	将用过的棉球弃于便盆中
(5)撤去便盆	
11.**擦洗肛周及肛门** 协助患者取侧卧位,擦洗肛周及肛门部位	便于护理肛门部位;特别注意肛门部位的皮肤情况;必要时在擦洗肛门前,可先用卫生纸擦洗
12.**局部用药** 大、小便失禁者,可在肛门和会阴部位涂凡士林或氧化锌软膏	防止皮肤受到尿液和粪便中有毒物质浸润,保护皮肤
13.**操作后处理**	
(1)脱手套,撤去橡胶单和中单	
(2)协助患者穿好衣裤,取舒适卧位	促进患者舒适,减轻对操作的应激
(3)整理床单位,整理用物	减少致病菌传播
(4)洗手,记录	记录执行时间及护理效果

📎**重要小提示**

1.进行会阴部擦洗时,每擦洗一处需更换毛巾部位。如用棉球擦洗,每擦洗一处应更换一个棉球。擦洗原则:由内向外、由上向下,每个棉球限用一次。

2.如患者是会阴部或直肠手术后,应使用无菌棉球擦净手术部位及会阴部周围。

3.操作中减少暴露,注意保暖,并保护患者隐私。

4.留置导尿管者,由尿道口向远端依次用消毒棉球擦洗。

5.女性患者月经期不宜采用会阴冲洗。

（四）操作流程图

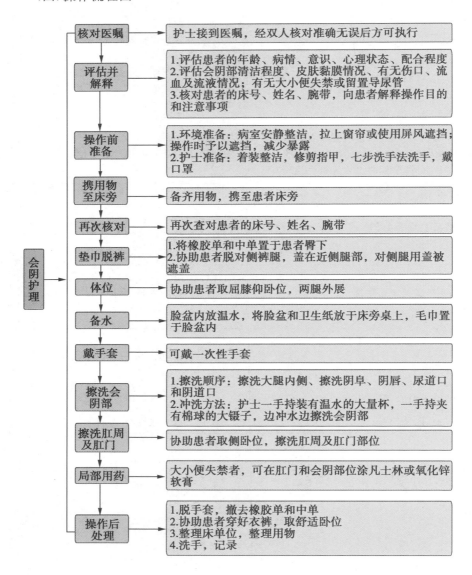

	核对医嘱	护士接到医嘱，经双人核对准确无误后方可执行
	评估并解释	1.评估患者的年龄、病情、意识、心理状态、配合程度 2.评估会阴部清洁程度、皮肤黏膜情况、有无伤口、流血及流液情况；有无大小便失禁或留置导尿管 3.核对患者的床号、姓名、腕带，向患者解释操作目的和注意事项
	操作前准备	1.环境准备：病室安静整洁，拉上窗帘或使用屏风遮挡；操作时予以遮挡，减少暴露 2.护士准备：着装整洁，修剪指甲，七步洗手法洗手，戴口罩
	携用物至床旁	备齐用物，携至患者床旁
会阴护理	再次核对	再次查对患者的床号、姓名、腕带
	垫巾脱裤	1.将橡胶单和中单置于患者臀下 2.协助患者脱对侧裤腿，盖在近侧腿部，对侧腿用盖被遮盖
	体位	协助患者取屈膝仰卧位，两腿外展
	备水	脸盆内放温水，将脸盆和卫生纸放于床旁桌上，毛巾置于脸盆内
	戴手套	可戴一次性手套
	擦洗会阴部	1.擦洗顺序：擦洗大腿内侧、擦洗阴阜、阴唇、尿道口和阴道口 2.冲洗方法：护士一手持装有温水的大量杯，一手持夹有棉球的大镊子，边冲水边擦洗会阴部
	擦洗肛周及肛门	协助患者取侧卧位，擦洗肛周及肛门部位
	局部用药	大小便失禁者，可在肛门和会阴部位涂凡士林或氧化锌软膏
	操作后处理	1.脱手套，撤去橡胶单和中单 2.协助患者穿好衣裤，取舒适卧位 3.整理床单位，整理用物 4.洗手，记录

项目十　头发护理

根据患者病情、体力和年龄，可采用多种方式为患者洗头。身体状况好的患者，可在浴室内采用淋浴方法洗头；不能淋浴的患者，可协助患者坐于床旁椅上行床边洗头；卧床患者可行床上洗头。洗头时应以确保患者安全、舒适及不影响治疗为原则。长期卧床患者,应每周洗发一次。有头虱的患者,须经灭虱处理后再洗发。

护士在实际工作中可根据医院现有条件为患者行床上洗头(shampooing in bed),如采用马蹄形垫、扣杯法或洗头车等方法。

(一)案例导入

患者,女,56 岁,因下肢骨折行牵引卧床一周,自述头痒,头发有汗臭味,有洗头愿望。请为该患者洗头。

(二)操作目的

1.去除头皮屑和污物,清洁头发,减少感染机会。

2.按摩头皮,促进头部血液循环及头发生长代谢。

3.促进患者舒适,增进身心健康,建立良好护患关系。

(三)操作流程

操作流程	要点及说明
1.**核对医嘱** 护士接到医嘱,经双人核对准确无误后方可执行	
2.**评估并解释**	
(1)评估患者的病情、生命体征、颈部情况,是否允许进行该项操作,取得患者的理解与合作	
(2)评估患者的头发卫生状况,观察有无虱、虮及头皮损伤情况	
(3)核对患者的床号、姓名、腕带,解释操作目的及注意事项	
3.**操作前准备**	
(1)**环境准备**:病室宽敞、明亮,关好门窗,调节好室温	
(2)**护士准备**:着装整洁,修剪指甲,七步洗手法洗手,戴口罩	
(3)**患者准备**:了解床上洗头的目的、方法、注意事项及配合要点	
(4)**用物准备**:治疗盘内备治疗巾、中单、大或中毛巾各一条、小毛巾、别针(或夹子)、棉球 2 个、眼罩或纱布、弯盘、洗发液、纸袋、梳子(患者自备)、小镜子、量杯;若为扣杯式洗头,另备搪瓷杯和橡胶管。治疗盘外备马蹄形卷或洗头车或脸盆、热水桶(内盛 40～45 ℃热水)2 个、手消毒剂。需要时备护肤霜(患者自备)、电吹风等	

续表

操作流程	要点及说明
4.**携用物至床旁**　携用物至患者床旁	便于操作
5.**核对**　核对患者的床号、姓名、腕带	确认患者
6.**围毛巾**　松开衣领向内折,毛巾围于颈下,别针固定	
7.**铺橡胶单**　铺橡胶单和浴巾于枕上	
8.**马蹄形垫床上洗头法**　协助患者取仰卧位,上半身斜向床边,枕垫于患者肩下;置马蹄形垫于患者后颈下,使患者颈部枕于马蹄形垫突起处,头部置于水槽中;马蹄形垫下端置于脸盆或污水桶中	也可选用"扣杯式床上洗头法""洗头车床上洗头法"
9.**保护眼耳**　用棉球或耳塞塞好双耳,用纱布或眼罩遮盖双眼	防止操作中水流入眼部和耳部
10.**洗发**	
(1)松开头发,温水充分浸湿	确保水温合适,以患者感觉舒适为宜
(2)取适量洗发液于掌心,均匀涂抹于头发,由发际至脑后部反复揉搓,同时用指腹轻轻按摩头皮	洗发液不宜直接涂抹于头发后按摩头皮,防止洗发液中的原料渗入皮肤而造成头皮伤害;揉搓力适中,避免指甲搔抓,以防损伤头皮;按摩可促进头部血液循环
(3)温水冲洗干净	若残留洗发液,会刺激头发和头皮,并使头发变得干燥
11.**擦干头发**　解下颈部毛巾,擦去头发水分;取下眼罩和耳内棉球或耳塞;用毛巾包裹头发,擦干面部	及时擦干,避免患者着凉
12.**操作后处理**	
(1)撤去洗发用物	
(2)将枕头移向床头,协助患者取舒适体位	
(3)解下包头毛巾,浴巾擦干头发,梳理整齐	如有电吹风则吹干后梳理成型
(4)协助患者取舒适卧位,整理床单位,整理用物	确保患者舒适、整洁
(5)洗手,记录	减少致病菌传播

（四）操作流程图

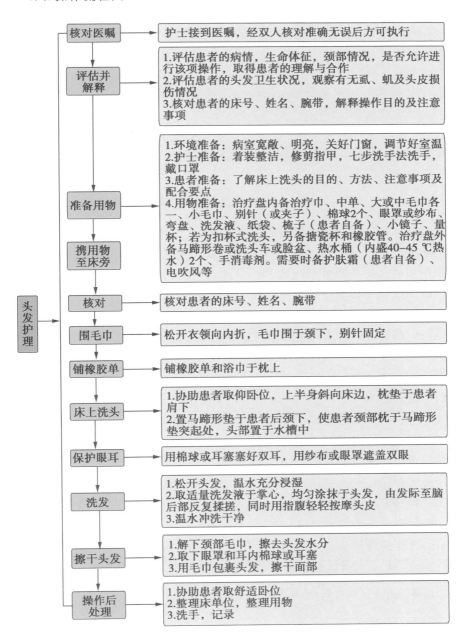

| 核对医嘱 | → | 护士接到医嘱，经双人核对准确无误后方可执行 |

评估并解释 →
1.评估患者的病情，生命体征，颈部情况，是否允许进行该项操作，取得患者的理解与合作
2.评估患者的头发卫生状况，观察有无虱、虮及头皮损伤情况
3.核对患者的床号、姓名、腕带，解释操作目的及注意事项

准备用物 →
1.环境准备：病室宽敞、明亮，关好门窗，调节好室温
2.护士准备：着装整洁，修剪指甲，七步洗手法洗手，戴口罩
3.患者准备：了解床上洗头的目的、方法、注意事项及配合要点
4.用物准备：治疗盘内备治疗巾、中单、大或中毛巾各一、小毛巾、别针（或夹子）、棉球2个、眼罩或纱布、弯盘、洗发液、纸袋、梳子（患者自备）、小镜子、量杯；若为扣杯式洗头，另备搪瓷杯和橡胶管。治疗盘外备马蹄形卷或洗头车或脸盆、热水桶（内盛40~45℃热水）2个、手消毒剂。需要时备护肤霜（患者自备）、电吹风等

携用物至床旁

| 核对 | → | 核对患者的床号、姓名、腕带 |

| 围毛巾 | → | 松开衣领向内折，毛巾围于颈下，别针固定 |

| 铺橡胶单 | → | 铺橡胶单和浴巾于枕上 |

床上洗头 →
1.协助患者取仰卧位，上半身斜向床边，枕垫于患者肩下
2.置马蹄形垫于患者后颈下，使患者颈部枕于马蹄形垫突起处，头部置于水槽中

| 保护眼耳 | → | 用棉球或耳塞塞好双耳，用纱布或眼罩遮盖双眼 |

洗发 →
1.松开头发，温水充分浸湿
2.取适量洗发液于掌心，均匀涂抹于头发，由发际至脑后部反复揉搓，同时用指腹轻轻按摩头皮
3.温水冲洗干净

擦干头发 →
1.解下颈部毛巾，擦去头发水分
2.取下眼罩和耳内棉球或耳塞
3.用毛巾包裹头发，擦干面部

操作后处理 →
1.协助患者取舒适卧位
2.整理床单位，整理用物
3.洗手，记录

头发护理

> **重要小提示**
>
> 1. 洗发过程中,随时注意观察病情,如发现面色、呼吸、脉搏等有异常,应立即停止操作。
> 2. 身体虚弱的患者不宜床上洗发。
> 3. 注意调节水温、室温,注意保暖,及时擦干头发,以免着凉。
> 4. 洗发过程中,应防止污水溅入眼、耳,并避免沾湿衣、被。
> 5. 洗发时间不宜过长,以免引起头部充血、疲劳,造成患者不适。
> 6. 保持与患者的沟通,及时了解其感受,并酌情处理。

项目十一　压疮的预防及护理

压疮(pressure ulcer)是局部组织长期受压,血液循环障碍,组织营养缺乏,致使皮肤失去正常功能而引起的组织破坏或坏死。导致压疮最重要的因素是由于压迫而引起的局部组织缺血、缺氧,故也可称为"压力性溃疡"。压疮多见于长期卧床或躯体移动障碍的生活部分或完全不能自理的患者,也可见于病情危重的患者。

压疮的预防和护理是指护士对易患压疮的高危人群或已患压疮的患者,采取评估、预防、换药等一系列行之有效的护理措施,有效地预防压疮的发生及促进已发生的压疮的愈合。

(一)案例导入

患者,女,76岁,消瘦,脑卒中后右侧肢体偏瘫,肌力为1级;患者尿失禁。医嘱:压疮的预防及护理。

(二)操作目的

1. 能够促进皮肤血液循环,预防压疮等并发症发生。
2. 观察患者一般情况、皮肤有无破损。
3. 满足患者身心需要,增进护患关系。

(三)操作流程

操作流程	要点及说明
1. 核对医嘱　护士接到医嘱,经双人核对准确无误后方可执行	
2. 评估并解释	
(1)患者的年龄、病情、意识、心理状态、合作程度及受压部位皮肤有无发红、缺血、破溃等	

续表

操作流程	要点及说明
(2)核对患者的床号、姓名、腕带,向患者及家属解释操作目的及注意事项	
3.操作前准备	
(1)**环境准备**:病室宽敞、明亮,关好门窗,调节好室温,关闭门窗,温湿度及光线适中,拉上围帘,必要时拉起床档	
(2)**护士准备**:着装整洁,修剪指甲,七步洗手法洗手,戴口罩	
(3)**患者准备**:了解压疮预防与护理的目的、方法、注意事项及配合要点;病情稳定,全身状况良好	
(4)**用物准备**: 治疗车上层:治疗盘内备浴巾一条、毛巾两条(患者自备)、50%乙醇、纱布、爽身粉、橡胶单一张,治疗盘外备脸盆、水壶(盛 50～52 ℃水)、水温计,必要时备一套干净衣物、翻身记录卡、手消毒剂;敷料、软垫、软枕 治疗车下层:水桶(盛污水用)、便盆及便盆巾、医疗垃圾袋、生活垃圾袋	用物准备齐全,所用物品均在有效期内,摆放合理
4.携用物至床旁　携用物至患者床旁	便于操作
5.核对　核对患者的床号、姓名、腕带	确认患者
6.检查受压部位皮肤　对有压疮风险的患者,每 2 小时检查一次受压部位的皮肤,每班次检查一次全身皮肤并交接班	
(1)平卧时检查:枕后、肩胛、肘部、骶尾、足跟	
(2)侧卧时检查:耳郭、肩部、肘外侧、髋部、膝关节内外侧、足内外踝	
(3)半卧位时检查:坐骨结节、骶尾、足跟	
7.改变体位并翻身　对有压疮风险的患者,可通过翻身改变体位,使用软垫、压疮床垫、敷料等	使用软垫、压疮床垫、敷料等可以达到局部皮肤减压的目的
(1)局部隆突处,如肘部、髋部、骶尾、足跟、耳郭等部位也可应用敷料保护	
(2)患者平卧位改侧卧位时,患者双手放于腹部,双下肢屈曲。先将枕头移向近护士的一侧,护士一手托肩、一手托膝轻轻将患者转向对侧,背向护士,用软枕将患者背部、胸前和膝部垫好,使之舒适、安全	注意用围帘遮挡,保护患者隐私;使用对侧床栏,保护患者;用软枕可以达到局部皮肤减压的目的,使之舒适、安全

续表

操作流程	要点及说明
(3)侧卧 2 小时后改平卧位,足跟悬空	
(4)平卧位,床头摇高小于 30°,膝下垫枕	
8.按摩皮肤	
(1)**备水**:将盛有温水的脸盆置于床旁桌或椅上	利于背部按摩。同时保护患者隐私,利于患者放松
(2)**体位**:协助患者翻身侧卧位,背向护士	
(3)**擦拭**:取一块纱布蘸 50% 酒精,缠于右手上,左手固定患者肩部,右手持酒精纱布自肩部向下擦洗至骶尾部	
(4)**按摩**:侧卧位按摩皮肤	
①铺浴巾:暴露患者背部、肩部、上肢及臀部,将身体其他部位用盖被盖好。将浴巾纵向铺于患者身下	减少不必要的身体暴露;防止液体浸湿床单
②清洁背部:用毛巾依次擦洗患者的颈部、肩部、背部及臀部	
③全背按摩:两手掌蘸少许爽身粉,用手掌大、小鱼际以环形方式按摩。从骶尾部开始,沿脊柱两侧向上按摩至肩部,按摩肩胛部位时应用力稍轻;再从上臂沿背部两侧向下按摩至髂嵴部位;如此有节律地按摩数次	促进肌肉组织放松;促进皮肤血液循环;按摩持续至少 3 分钟;促进皮肤血液循环
④用拇指指腹蘸爽身粉,由骶尾部开始沿脊柱旁按摩至肩部、颈部(第七颈椎),再继续向下按摩至骶尾部	
⑤用手掌大、小鱼际蘸爽身粉紧贴皮肤按摩其他受压处,按向心方向按摩,力度由轻至重,再由重至轻	按摩 3~5 分钟
⑥压疮早期部位,若皮肤发红可在其周围用拇指指腹以环状向外按摩	促进皮肤血液循环
9.擦干穿衣 用浴巾将皮肤上过多的按摩油拭去,更换衣服撤去浴巾,协助患者穿衣	
10.操作后处理	
(1)协助患者取舒适卧位	促进患者放松,增加背部按摩效果
(2)整理床单位,整理用物,开窗通风	确保患者舒适、整洁
(3)洗手,记录翻身的时间及卧位,受压皮肤情况等	

（四）操作流程图

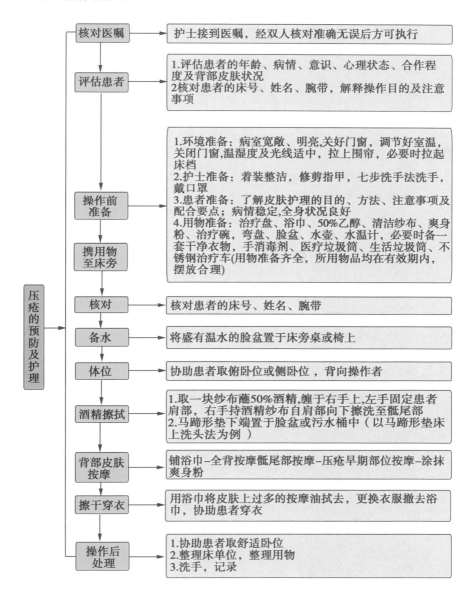

核对医嘱	→	护士接到医嘱，经双人核对准确无误后方可执行
评估患者	→	1.评估患者的年龄、病情、意识、心理状态、合作程度及背部皮肤状况 2核对患者的床号、姓名、腕带，解释操作目的及注意事项
操作前准备	→	1.环境准备：病室宽敞、明亮，关好门窗，调节好室温，关闭门窗，温湿度及光线适中，拉上围帘，必要时拉起床档 2.护士准备：着装整洁，修剪指甲，七步洗手法洗手，戴口罩 3.患者准备：了解皮肤护理的目的、方法、注意事项及配合要点；病情稳定,全身状况良好 4.用物准备：治疗盘、浴巾、50%乙醇、清洁纱布、爽身粉、治疗碗、弯盘、脸盆、水壶、水温计，必要时备一套干净衣物，手消毒剂、医疗垃圾筒、生活垃圾筒、不锈钢治疗车(用物准备齐全，所用物品均在有效期内，摆放合理)
携用物至床旁		
核对	→	核对患者的床号、姓名、腕带
备水	→	将盛有温水的脸盆置于床旁桌或椅上
体位	→	协助患者取俯卧位或侧卧位，背向操作者
酒精擦拭	→	1.取一块纱布蘸50%酒精,缠于右手上,左手固定患者肩部，右手持酒精纱布自肩部向下擦洗至骶尾部 2.马蹄形垫下端置于脸盆或污水桶中（以马蹄形垫床上洗头法为例）
背部皮肤按摩	→	铺浴巾–全背按摩骶尾部按摩–压疮早期部位按摩–涂抹爽身粉
擦干穿衣	→	用浴巾将皮肤上过多的按摩油拭去，更换衣服撤去浴巾，协助患者穿衣
操作后处理	→	1.协助患者取舒适卧位 2.整理床单位，整理用物 3.洗手，记录

压疮的预防及护理

重要小提示

1. 注意保暖，保护患者隐私。保持床单位和病员服清洁、干燥、平整、无碎屑。

2. 保持患者的皮肤清洁，可使用中性或者弱酸性溶液，避免使用肥皂或含乙醇的清洁用品。在清洗皮肤时，要避免用力擦洗；对干燥皮肤进行润肤、保湿。对瘦弱或营养不良的患者，注意增加营养。

3. 对二便失禁的患者，要及时清洁局部皮肤，肛周涂皮肤保护剂。对使用医疗器具的患者，应注意保护皮肤，预防医疗器具相关性皮肤损伤；对使用面罩、胃管、支具等的患者，注意观察局部皮肤情况，注意及时调整位置。

4. 因病情需要限制患者体位时，要及时向患者及家属告知可能出现的皮肤问题，同时采取可行的预防措施，每班严密观察，并在交接班时做好说明。

5. 对危重、年老体弱、长期卧床、消瘦、营养不良、制动的患者均应进行压疮风险评分，确定有风险者应采取积极有效的防护措施。

6. 定时翻身：翻身间隔时间视病情及受压处皮肤状况而定，一般每2小时翻身一次，昏迷或长期卧床患者必要时每小时翻身一次，并建立床头翻身记录卡。半卧位时，抬高床头不超过30°，膝盖、足跟处垫软枕将剪切力减至最低；侧卧位时采用30°斜卧位，避免90°垂直压迫；协助患者翻身、更换床单及衣物时，应将患者身体抬离床面，避免拖、拉、推、拽动作。

6. 可通过提起床单来移动患者以减少摩擦，也可选择水胶体或透明膜类敷料粘贴于易受压或摩擦的部位，以缓解压力或摩擦力。

7. 若局部出现压疮早期症状，按摩时不可在此处施加压力，以防皮肤破损。按摩时用拇指指腹做离心状环形按摩，手法轻柔。施力大小要适中，太小达不到效果，太大容易损伤患者皮肤。禁止按摩压红部位皮肤。

8. 长期卧床的患者，护士应协助或鼓励其进行主动或被动全范围关节活动，翻身后应将肢体置于功能位置，防止关节僵硬、粘连和挛缩。

第二章　无菌与隔离技术

第一节　手卫生

在临床实践中,各种诊疗、护理工作都离不开医务人员的双手,如不加强手卫生就会直接或间接地导致医院感染的发生。手卫生(hand hygiene)是医务人员洗手(hand washing)、卫生手消毒(antiseptic handrubbing)和外科手消毒(surgical hand antisepsis)的总称。目前,手卫生已成为国际公认的控制医院感染和耐药菌感染最简单、最有效、最方便、最经济的措施,是标准预防的重要措施之一。

项目十二　洗手

(一)案例导入

患者,女,65岁,糖尿病。遵医嘱护士餐前半小时为其皮下注射胰岛素。护士在注射前需要洗手。

(二)操作目的

清除手部皮肤污垢和大部分暂居菌,切断通过手传播感染的途径。

（三）操作流程

操作流程	要点及说明
1.操作前准备 打开水龙头,调节合适水流和水温	水龙头最好是感应式或用肘、脚或膝控制的开关
（1）**环境准备**：整洁、宽敞、安全	
（2）**护士准备**：着装整洁,剪指甲,取下手表、饰物,卷袖过肘	
（3）**用物准备**：流动洗手设备、洗手液或肥皂（皂液）、干手器或纸巾等	
2.正确洗手	
（1）**淋湿双手**：在流动水下,使双手充分淋湿	水流不可过大以防溅湿工作服;水温适当,不宜太热或太冷
（2）**涂抹肥皂液**：关上水龙头,取适量洗手液或肥皂（皂液）,均匀涂抹于整个手掌、手背、手指和指缝	
（3）**揉搓双手**：具体揉搓流程为： ①掌心对掌心,手指并拢,相互揉搓 ②掌心对掌背,双手交叉指缝相互揉搓,交换进行 ③掌心相对,双手交叉指缝相互揉搓 ④弯曲手指使关节在另一只手掌心旋转揉搓,交换进行 ⑤右手握住左手大拇指旋转揉搓,交换进行 ⑥将五个手指尖并拢放在另一手掌心旋转揉搓,交换进行 ⑦螺旋式搓洗手腕及腕上 10 cm,交换进行	注意清洗双手所有皮肤,包括手心、手背、指尖、指缝和腕部
（4）**冲净双手**：打开水龙头,在流动水下彻底冲净双手	流动水可避免双手污染,冲洗时指尖向下
（5）**擦干双手**：用干手器吹干或用擦手毛巾擦干,必要时取适量护手液护肤	毛巾应保持清洁干燥,一用一消毒,避免二次污染

（四）操作流程图

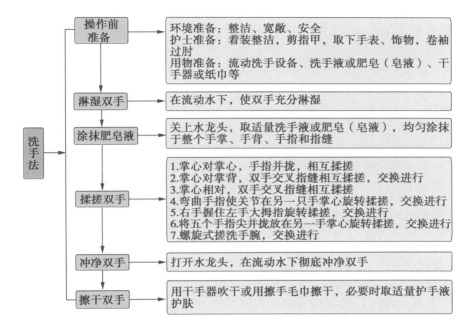

洗手法

操作前准备	→	环境准备：整洁、宽敞、安全 护士准备：着装整洁，剪指甲，取下手表、饰物，卷袖过肘 用物准备：流动洗手设备、洗手液或肥皂（皂液）、干手器或纸巾等
淋湿双手	→	在流动水下，使双手充分淋湿
涂抹肥皂液	→	关上水龙头，取适量洗手液或肥皂（皂液），均匀涂抹于整个手掌、手背、手指和指缝
揉搓双手	→	1.掌心对掌心，手指并拢，相互揉搓 2.掌心对掌背，双手交叉指缝相互揉搓，交换进行 3.掌心相对，双手交叉指缝相互揉搓 4.弯曲手指使关节在另一只手掌心旋转揉搓，交换进行 5.右手握住左手大拇指旋转揉搓，交换进行 6.将五个手指尖并拢放在另一手掌心旋转揉搓，交换进行 7.螺旋式搓洗手腕，交换进行
冲净双手	→	打开水龙头，在流动水下彻底冲净双手
擦干双手	→	用干手器吹干或用擦手毛巾擦干，必要时取适量护手液护肤

🖉重要小提示

1. 每个部位至少来回揉搓5次，揉搓应按手指皮肤的纵横纹路揉搓。

2. 双手揉搓时间不少于15秒。

3. 注意指尖、指缝、指关节等处的揉搓。

4. 洗手范围为双手、手腕及上臂下1/3。

5. 洗手指征为：

（1）直接接触患者前后。

（2）无菌操作前后。

（3）处理清洁或无菌物品之前。

（4）穿脱隔离衣前后，摘手套后。

（5）接触不同患者之间或者从患者身体的污染部位移动到清洁部位时。

（6）处理污染物品后。

（7）接触患者的血液、体液、分泌物、排泄物、黏膜皮肤或伤口敷料后。

6. 手未受到患者体液、血液等物质明显污染时，可使用速干手消毒剂消毒双手代替洗手。

项目十三 卫生手消毒

(一)案例导入

患者,男,59 岁,乙型肝炎。护士在为其整理完床单位后需进行卫生手消毒。

(二)操作目的

清除致病性微生物,避免污染无菌物品或清洁物品,防止感染和交叉感染。

(三)操作流程

操作流程	要点及说明
1.操作前准备 打开水龙头,调节合适水流和水温	水龙头最好是感应式或用肘、脚或膝控制的开关
(1)环境准备:整洁、宽敞、安全	
(2)护士准备:着装整洁,剪指甲,取下手表、饰物,卷袖过肘	
(3)用物准备:流动洗手设备、洗手液或肥皂(皂液)、消毒液、干手器或纸巾、消毒小毛巾、速干手消毒剂等	
2.洗手 按洗手操作流程洗手后擦干	符合洗手的指征和要求
3.涂抹消毒液 取速干手消毒剂于掌心,均匀涂抹至整个手掌、手背、手指和指缝,必要时增加手腕及腕上10 cm	所选用的消毒剂作用快,不损伤皮肤,不引起过敏反应
4.揉搓 按照揉搓洗手的操作流程揉搓双手,直至手部干燥	保证消毒剂完全覆盖手部皮肤;揉搓时间不少于15 秒
5.干燥 自然干燥	

(四)操作流程图

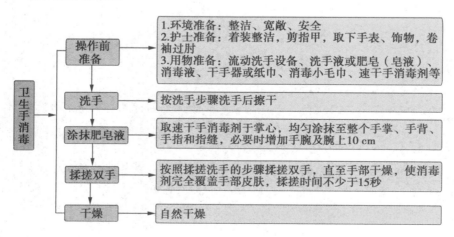

✐**重要小提示**

　　1.保持手部清洁干燥。

　　2.双手揉搓时间不少于15秒。

　　3.注意指尖、指缝、指关节等处的揉搓。

　　4.手消剂揉搓全覆盖,自然干燥。

项目十四　外科手消毒

（一）案例导入

　　小王是一名手术室的护士,日常的主要工作是为医生准备和传递手术器械,现要配合医生完成一台骨科手术,在手术开始前要进行外科手消毒。

（二）操作目的

　　清除指甲、手部、前臂的污物和暂居菌,将常居菌减少到最低程度,抑制微生物的快速再生。

（三）操作流程

操作流程	要点及说明
1.**操作前准备**　打开水龙头,调节合适水流和水温	水龙头最好是感应式或用肘、脚或膝控制的开关
(1)**环境准备**:整洁、宽敞、安全	
(2)**护士准备**:着装整洁,剪指甲,取下手表、饰物,卷袖过肘	
(3)**用物准备**:流动洗手设备、洗手液或肥皂(皂液)、消毒液、干手器或纸巾、消毒小毛巾等	
2.**冲净**　流动水冲洗双手、前臂和上臂下1/3	始终保持双手位于胸前并高于肘部
3.**干手**　使用干手器或毛巾擦干双手、前臂和上臂下1/3	
4.**消毒**	
免冲洗手消毒法	
(1)涂抹消毒剂:取适量的免冲洗手消毒剂涂抹至双手的各个部位、前臂和上臂下1/3	①每个部位均需涂抹到消毒剂 ②手消毒剂的取液量、揉搓时间及使用方法遵循产品的使用说明
(2)揉搓干燥:认真揉搓直至消毒剂干燥	
冲洗手消毒法	

续表

操作流程	要点及说明
(1)涂剂揉搓:取适量的手消毒剂涂抹至双手的每个部位、前臂和上臂下 1/3,认真揉搓 2～6 分钟	①每个部位均需涂抹到消毒剂 ②手消毒剂的取液量、揉搓时间及使用方法遵循产品的使用说明
(2)流水冲净:流水冲净双手、前臂和上臂下 1/3	①水由手部流向肘部 ②流动水的水质应符合生活饮用水标准,如水质达不到要求,手术医师在戴手套前,应用醇类手消毒剂消毒双手后戴手套
(3)按顺序擦干:无菌巾彻底擦干双手、前臂和上臂下 1/3	无菌小毛巾擦干顺序:手部、前臂、上臂下 1/3

(四)操作流程图

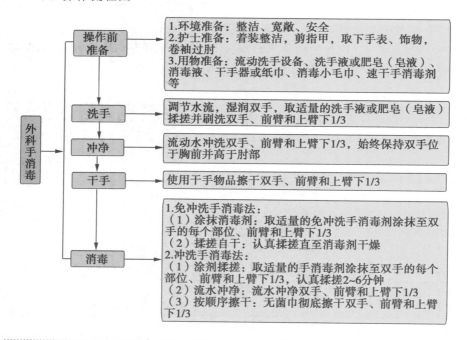

重要小提示

1. 先洗手,后消毒。

2. 不同患者手术之间、手套破损或手被污染时,应重新进行外科手消毒。

3. 进行涂抹消毒剂并揉搓、流动水冲洗、无菌巾擦干等操作时,操作部位的顺序依次为手部、前臂、上臂下 1/3。

第二节　无菌技术

无菌技术是预防医院感染的一项基本而重要的技术,其基本操作方法根据科学原则制订,每个医务人员都必须熟练掌握并严格遵守,任何一个环节都不能违反,以保证患者的安全。

项目十五　无菌技术

一、使用无菌持物钳法

(一)案例导入

患者,女,28 岁,剖宫产术后 3 天。现要为其进行伤口换药,护士在准备无菌换药盘时要使用无菌持物钳。

(二)操作目的

取放或者传递无菌物品,保持无菌物品的无菌状态。

(三)操作流程

操作流程	要点及说明
1.操作前准备	
(1)**环境准备**:清洁、宽敞、明亮、定期消毒	操作前半小时应停止清扫工作、减少走动,避免尘埃飞扬
(2)**护士准备**:着装整洁,修剪指甲,洗手,戴口罩	
(3)**用物准备**:无菌持物钳及无菌容器(配套)、无菌治疗巾	操作台清洁、干燥、平坦,物品布局合理
2.查对　检查并核对物品的名称、有效期、灭菌标识	确保在灭菌有效期内使用;第一次开包使用时,应记录打开日期、时间并签名,4 小时内有效
3.取钳　打开盛放无菌持物钳的容器盖,手持无菌持物钳上 1/3 处,闭合钳端,将钳移至容器中央,垂直取出,关闭容器盖	手不可触及容器盖内面;盖闭合时不可从盖孔中取、放无菌持物钳;取、放时,钳端不可触及容器口边缘
4.使用　保持钳端向下,在腰部以上视线范围内活动,不可倒转向上	保持无菌持物钳的无菌状态
5.放钳　用后闭合钳端,打开容器盖,快速垂直放回容器,松开关节,关闭容器盖	防止无菌持物钳在空气中暴露过久而污染

（四）操作流程图

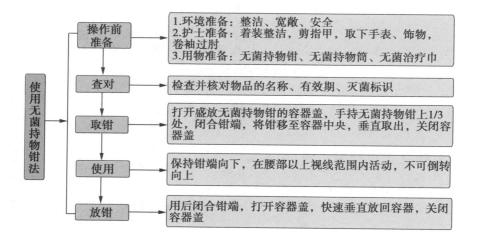

> 📎**重要小提示**
>
> 1.使用无菌持物钳时应严格遵循无菌操作原则。
>
> 2.取放无菌持物钳时应闭合钳端,不可触及容器口及消毒液以上的容器边缘。
>
> 3.取远处物品时,应连同容器一起搬移到物品旁使用。
>
> 4.无菌持物钳不能夹取未灭菌的物品,也不能夹取油纱布,也不可用无菌持物钳换药或消毒皮肤。
>
> 5.干燥法保存时应4小时更换一次。
>
> 6.无菌持物钳一经污染或可以污染应重新灭菌。

二、使用无菌容器法

（一）案例导入

患者,女,28岁,剖宫产术后3天。现要为其进行伤口换药,护士在准备无菌换药盘时要使用无菌容器。

（二）操作目的

用于盛放无菌物品并保持无菌状态。

（三）操作流程

操作流程	要点及说明
1.操作前准备	
(1)**环境准备**:清洁、宽敞、明亮、定期消毒	操作前半小时应停止清扫工作、减少走动,避免尘埃飞扬
(2)**护士准备**:着装整洁,修剪指甲,洗手,戴口罩	
(3)**用物准备**:盛放无菌物品的容器、无菌棉球、纱布、治疗碗等	
2.查对　检查并核对无菌容器名称、灭菌日期、失效期、灭菌标识	应同时查对无菌持物钳以确保在有效期内;第一次使用,应记录开启日期、时间并签名,24小时内有效
3.开盖　取物时,打开容器盖,平移离开容器,内面向上置于稳妥处或拿在手中	盖子不能在无菌容器上方翻转,以防灰尘落入容器内;开、关盖时,手不可触及盖的边缘及内面,以防止污染
4.取物　用无菌持物钳从无菌容器内夹取无菌物品	垂直夹取物品,无菌持物钳及物品不可触及容器边缘
5.关盖　取物后,立即将盖盖严	避免容器内无菌物品在空气中暴露过久
6.手持容器　手持无菌容器时,应托住容器底部	手不可触及容器边缘及内面

（四）操作流程图

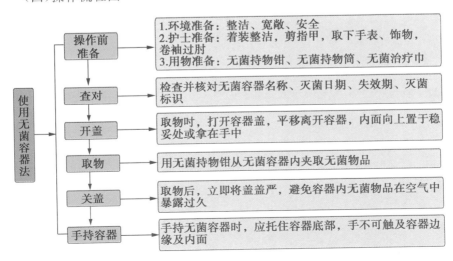

> **重要小提示**
>
>   1.使用无菌容器时,不可污染盖内面及容器边缘。无菌容器应定期消毒灭菌。
>
>   2.无菌容器打开后,记录开启日期、时间,有效使用时间为24小时。
>
>   3.从无菌容器内取出的物品,即使未用,也不可再放回无菌容器内。

三、使用无菌包法

(一)案例导入

患者,女,28岁,剖宫产术后3天。现要为其进行伤口换药,护士在准备无菌换药盘时要使用无菌包。

(二)操作目的

从无菌包内取出无菌物品,用以保持物品的无菌状态,供无菌操作使用。

(三)操作流程

操作流程	要点及说明
1.操作前准备	
(1)**环境准备**:清洁、宽敞、明亮、定期消毒	操作前半小时应停止清扫工作、减少走动,避免尘埃飞扬
(2)**护士准备**:着装整洁,修剪指甲,洗手,戴口罩	
(3)**用物准备**:无菌包内放无菌治疗巾、敷料、器械等	
2.查对 检查并核对无菌包名称、灭菌日期、有效期、灭菌标识,检查无菌包有无潮湿或破损	应同时查对无菌持物钳以确保在有效期内,如超过有效期或有潮湿破损不可使用
3.开包 将包托在手上,另一手撕开粘贴的胶带,或解开系带卷放在手上,手接触包布四角外面,依次揭开四角并捏住	手不可触及包布内面及无菌物品
4.放物 稳妥地将包内物品放在备好的无菌区内或递送给术者	投放时,手托住包布使无菌面朝向无菌区域
5.整理 将包布折叠放妥	包布按照原折痕,注明开包日期和时间并签名

📎**重要小提示**

1. 无菌包布通常选用质厚、致密、未脱脂的双层棉布制成。

2. 打开无菌包时手只能接触包布四角的外面,不可触及包布内面,不可跨越无菌区。

3. 包内物品未用完,应按原折痕包好,注明开包日期及时间,限 24 小时内使用。

4. 无菌包应定期消毒灭菌,有效期为 7 天。

5. 如包内物品超过有效期、被污染或包布受潮,则需重新灭菌。

(四)操作流程图

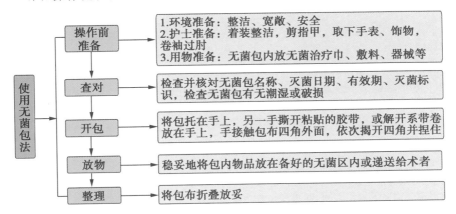

四、铺无菌盘法

(一)案例导入

患者,女,28 岁,剖宫产术后 3 天。现要为其进行伤口换药,护士要准备无菌换药盘。

(二)操作目的

形成无菌区域以放置无菌物品,供治疗护理用。

(三)操作流程

操作流程	要点及说明
1.操作前准备	
(1)**环境准备**:清洁、宽敞、明亮、定期消毒	操作前半小时应停止清扫工作、减少走动,避免尘埃飞扬

续表

操作流程	要点及说明
(2)**护士准备**：着装整洁,修剪指甲,洗手,戴口罩	
(3)**用物准备**：清洁干燥的治疗盘、无菌治疗巾包、无菌持物钳及无菌容器(需配套)、无菌容器、弯盘、镊子、血管钳、纱布、碘伏棉球等	
2.查对　检查并核对无菌包名称、灭菌日期、有效期、灭菌标识,检查无菌包有无潮湿或破损	确保在有效期内
3.取巾　打开无菌包,用无菌持物钳夹取一块无菌治疗巾置于治疗盘内	若包内治疗巾未用完,应按原折痕包好,注明开包时间,限 24 小时内使用
4.铺盘	治疗巾内面构成无菌区;不可跨越无菌区
单层底铺盘法	
(1)铺巾:双手捏住无菌治疗巾一边外面两角,轻轻抖开,双折居中平铺于治疗盘上,将上层呈扇形折至对侧,开口向外	手不可触及无菌巾内面
(2)放入无菌物品	保持物品无菌;用无菌持物钳夹取无菌物品
(3)覆盖:双手捏住扇形折叠层无菌治疗巾外面,遮盖于物品上,对齐上下层边缘,将开口处向上翻折两次,两侧边缘分别向下翻折一次,露出治疗盘边缘	手不可触及无菌巾内面;调整无菌物品的位置,使之尽可能居中
双层底铺盘法	
(1)铺巾:双手捏住无菌治疗巾一边外面两角,轻轻抖开,从远到近,三折成双层,上层呈扇形折叠,开口向外	手不可触及无菌巾内面
(2)放入无菌物品	保持物品无菌;用无菌持物钳夹取无菌物品
(3)覆盖:拉平扇形折叠层,盖于物品上,边缘对齐	手不可触及无菌巾内面;调整无菌物品的位置,使之尽可能居中放置
双巾铺盘法	
(1)铺巾:双手捏住无菌治疗巾一边两角外面,轻轻抖开,从远到近铺于治疗盘上,无菌面朝上	手不可触及无菌治疗巾另一面
(2)放入无菌物品	保持物品无菌;用无菌持物钳夹取无菌物品

续表

操作流程	要点及说明
(3)覆盖:取出另一块无菌治疗巾打开,从近到远覆盖于无菌物品上,无菌面朝下。两巾边缘对齐,四边多余部分分别向上反折	
5.**记录** 注明铺盘日期、时间并签名	铺好的无菌盘 4 小时内有效

（四）操作流程图

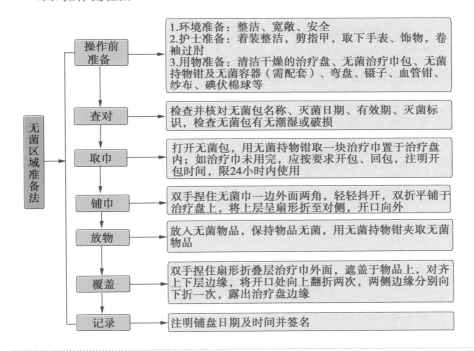

```
                    ┌─ 1.环境准备:整洁、宽敞、安全
              ┌─────┤ 2.护士准备:着装整洁,剪指甲,取下手表、饰物,卷
              │操作前│   袖过肘
              │准备  │ 3.用物准备:清洁干燥的治疗盘、无菌治疗巾包、无菌
              └─────┘   持物钳及无菌容器(需配套)、弯盘、镊子、血管钳、
                        纱布、碘伏棉球等
              ┌─────┐   检查并核对无菌包名称、灭菌日期、有效期、灭菌标
              │ 查对 ├── 识,检查无菌包有无潮湿或破损
              └─────┘
  无          ┌─────┐   打开无菌包,用无菌持物钳取一块治疗巾置于治疗盘
  菌          │ 取巾 ├── 内;如治疗巾未用完,应按要求开包、回包,注明开
  区          └─────┘   包时间,限24小时内使用
  域          ┌─────┐   双手捏住无菌巾一边外面两角,轻轻抖开,双折平铺于
  准          │ 铺巾 ├── 治疗盘上,将上层呈扇形折至对侧,开口向外
  备          └─────┘
  法          ┌─────┐   放入无菌物品,保持物品无菌,用无菌持物钳夹取无菌
              │ 放物 ├── 物品
              └─────┘
              ┌─────┐   双手捏住扇形折叠层治疗巾外面,遮盖于物品上,对齐
              │ 覆盖 ├── 上下层边缘,将开口处向上翻折两次,两侧边缘分别向
              └─────┘   下折一次,露出治疗盘边缘
              ┌─────┐
              │ 记录 ├── 注明铺盘日期及时间并签名
              └─────┘
```

✏ **重要小提示**

1.铺无菌盘区域必须清洁干燥,无菌巾避免潮湿。

2.非无菌物品不可触及无菌面。

3.铺盘时非无菌物品和身体应与无菌盘保持适当距离,不可跨越无菌区。

4.注明铺无菌盘的日期、时间,签全名;无菌盘有效期为 4 小时。

五、倒取无菌溶液法

（一）案例导入

患者，女，28岁，剖宫产术后3天。现要为其进行伤口换药，护士在准备无菌换药盘时要倒取无菌溶液。

（二）操作目的

保持无菌溶液的无菌状态，供治疗护理用。

（三）操作流程

操作流程	要点及说明
1.操作前准备	
（1）**环境准备**：清洁、宽敞、明亮、定期消毒	操作前半小时应停止清扫工作、减少走动、避免尘埃飞扬
（2）**护士准备**：着装整洁，修剪指甲，洗手，戴口罩	
（3）**用物准备**：无菌溶液、无菌容器、碘伏、无菌棉签、弯盘、笔等	
2.清洁 取盛有无菌溶液的密封瓶，擦净瓶外灰尘	
3.查对 检查并核对：①瓶签上的药名、剂量、浓度和有效期；②瓶盖有无松动；③瓶身有无裂缝；④溶液有无沉淀、浑浊、变色、变质及絮状物	确定溶液正确、质量可靠；对光检查溶液质量；同时需查对无菌持物钳、无菌纱布的有效期
4.开瓶 用启瓶器撬开瓶盖，消毒瓶盖和瓶口接缝处，待干打开瓶塞	按无菌原则打开瓶塞，手不可触及瓶口及瓶塞内面，防止污染
5.倒液 手握溶液瓶的瓶签面，使标签朝向手心，倒出少量溶液旋转冲洗瓶口，再由原处倒出溶液至无菌容器中	避免沾湿瓶签；倒溶液时高度适宜，勿使瓶口接触容器口周围，勿使溶液溅出
6.盖塞 溶液倒毕后立即塞好瓶塞并消毒	必要时消毒后盖好，以防溶液污染
7.记录 在瓶签上注明开瓶日期及时间并签名，放回原处	已开启的密封瓶内溶液，可保存24小时；余液只作清洁作用
8.操作后处理 按要求整理用物并处理	

> **重要小提示**
>
> 1.检查溶液时，应注意正面检查后再倒转溶液瓶，分层观察药液的质量。
>
> 2.无菌溶液只能倒取，不可蘸取；倾倒液体时不可直接接触无菌溶液瓶口；已倒出的溶液即使未使用，也不可再倒回瓶内以免污染剩余溶液。
>
> 3.无菌溶液打开使用后在未污染的情况下可以保存24小时，再次使用打开瓶塞时仍需消毒瓶塞与瓶颈。

（四）操作流程图

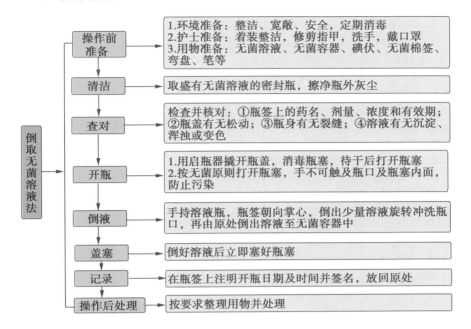

六、戴、脱无菌手套法

（一）案例导入

患者,女,28 岁,产后尿潴留。遵医嘱行一次性导尿术。护士在进行导尿术时需要戴无菌手套。

（二）操作目的

执行无菌操作或者接触患者的伤口、黏膜时,需要戴无菌手套,以保护患者和医务人员免受感染。

（三）操作流程

操作流程	要点及说明
1.操作前准备	
（1）**环境准备**:清洁、宽敞、明亮、定期消毒	操作前半小时应停止清扫工作、减少走动,避免尘埃飞扬
（2）**护士准备**:着装整洁、修剪指甲、取下手表、洗手、戴口罩、整理袖口	
（3）**用物准备**:号码合适的无菌手套、弯盘	选择适合操作者手掌大小的号码;确认在有效期内

续表

操作流程	要点及说明
2. 查对 检查手套的有效期及质量,有无破损	
3. 打开手套袋 将手套平放在清洁、干燥的桌面上打开	
4. 取、戴手套(一次性提取法) 两手同时掀起手套袋开口处,将两只手套对合(拇指相对),用一手拇指和示指同时捏住两只手套反折部分(手套内面)取出手套,将两手套五指对准,先戴左手,用戴着无菌手套的四指(拇指除外)插入另一只手套的翻折内面(手套外面),戴好右手,再用戴好手套的右手将另一只手套的翻折内面(手套外面)整理好	手不可触及手套外面(无菌面);手套取出时外面(无菌面)不可触及任何非无菌物品;已戴手套的手不可触及未戴手套的手及另一手套的内面(非无菌面);未戴手套的手不可触及手套的外面;戴好手套的手始终保持在腰部以上水平、视线范围内
5. 整理检查 将手套翻边扣套在工作服衣袖外面,双手贴合交叉,检查是否漏气,进行无菌操作	手套外面(无菌面)不可触及任何非无菌物品
6. 脱手套 用戴手套的右手拇指和示指捏住手套腕部外面,自手套口向下翻转脱下手套;已脱下手套的左手拇指再插入另一手套内,将其往下翻转脱下	勿使手套外面(污染面)接触到皮肤,不可强拉手套
7. 操作后处理 按要求整理用物,洗手,脱口罩	将手套弃置于黄色医疗垃圾袋内

（四）操作流程图

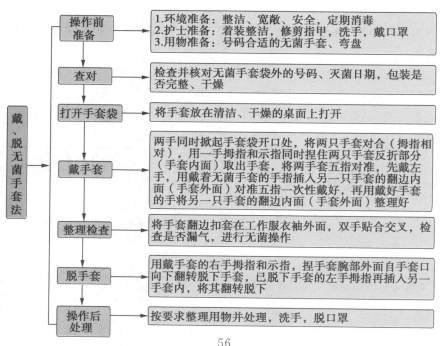

✎ **重要小提示**

1.戴无菌手套时,未戴手套的手不能接触手套的外面,已戴手套的手不能接触手套的内面。

2.戴手套时如发现有破损或可疑污染,应立即更换。

3.戴手套后双手应保持在腰部或操作台面以上视线范围内的水平。

4.脱手套时由上向下翻转脱下,避免强拉,勿使手套外面接触到皮肤;脱手套后洗手。

第三节　隔离技术

隔离是预防医院感染的重要措施之一,在隔离工作中护理人员应自觉遵守隔离制度,严格遵循隔离原则,认真执行隔离技术,同时应加强隔离知识教育,使出入医院的所有人员理解隔离的意义并能主动配合隔离工作。

项目十六　口罩的使用

医务人员在接触患者时须戴口罩,戴口罩可以保护医务人员和患者,避免交叉感染,可以防止飞沫污染无菌物品或清洁物品。常见的口罩类型有一次性外科手术口罩、N95 口罩、一次性使用医用口罩、活性炭口罩、棉纱口罩等。口罩的佩戴方式有耳挂式、头戴式。

（一）案例导入

患者,女,28 岁,产后尿潴留。遵医嘱行一次性导尿术。护士在进行导尿术时需要戴口罩。

（二）操作目的

阻止对人体有害的可见或不可见的物质吸入呼吸道,也能防止飞沫污染无菌物品或清洁物品。

（三）操作流程

操作流程	要点及说明
1.操作前准备	
（1）**环境准备**:清洁、宽敞、明亮、定期消毒	
（2）**护士准备**:着装整洁、修剪指甲、取下手表、洗手、戴口罩、整理袖口	

续表

操作流程	要点及说明
(3)**用物准备**:根据需要备合适的口罩	
2.**检查** 检查口罩类型、大小是否合适,有无破损、潮湿,符合隔离要求	
3.**洗手**	按七步洗手法洗手
4.**戴口罩**	根据用途及佩戴者脸型大小选择口罩,口罩要求干燥、无破损、无污渍
纱布口罩的戴法	
将口罩罩住鼻、口及下巴,口罩下方系带系于颈后,上方系带系于头顶中部	
外科口罩的戴法	
(1)将口罩罩住鼻、口及下巴,口罩下方系带系于颈后,上方系带系于头顶中部	如系带是耳套式,分别将系带系于左右耳后
(2)将双手指尖放在鼻夹上,从中间位置开始,用手指向内按压,并逐步向两侧移动,根据鼻梁形状塑造鼻夹	不应一只手按压鼻夹
(3)调整系带的松紧度,检查闭合性	确保不漏气
医用防护口罩的戴法	
(1)一手托住口罩,有鼻夹的一面向外	
(2)将口罩罩住鼻、口及下巴,鼻夹部位向上紧贴面部	
(3)用另一手将下方系带拉过头顶,放在颈后双耳下	
(4)将上方系带拉过头顶中部	
(5)将双手指尖放在金属鼻夹上,从中间位置开始,用手指向内按鼻夹,并分别向两侧移动和按压,根据鼻梁的形状塑造鼻夹	不应一只手按压鼻夹
(6)检查:将双手完全盖住口罩,快速呼气,检查密合性,如有漏气应调整鼻夹位置	应调整到不漏气为止
5.**脱口罩** 洗手后,先解开下面的系带,再解开上面的系带,用手指捏住系带将口罩取下,丢入医疗垃圾袋内	如是一次性口罩,脱下后放入污物袋;如是纱布口罩,每日更换,清洗消毒不要接触口罩外侧面(污染面)

（四）操作流程图

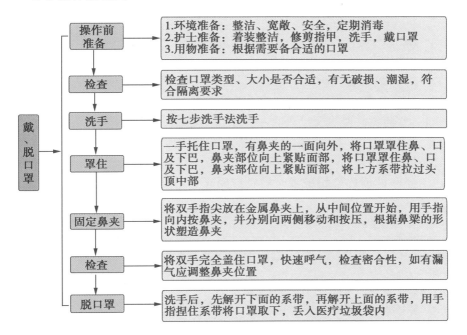

戴、脱口罩	操作前准备	1.环境准备：整洁、宽敞、安全，定期消毒 2.护士准备：着装整洁，修剪指甲，洗手，戴口罩 3.用物准备：根据需要备合适的口罩
	检查	检查口罩类型、大小是否合适，有无破损、潮湿，符合隔离要求
	洗手	按七步洗手法洗手
	罩住	一手托住口罩，有鼻夹的一面向外，将口罩罩住鼻、口及下巴，鼻夹部位向上紧贴面部，将口罩罩住鼻、口及下巴，鼻夹部位向上紧贴面部，将上方系带拉过头顶中部
	固定鼻夹	将双手指尖放在金属鼻夹上，从中间位置开始，用手指向内按鼻夹，并分别向两侧移动和按压，根据鼻梁的形状塑造鼻夹
	检查	将双手完全盖住口罩，快速呼气，检查密合性，如有漏气应调整鼻夹位置
	脱口罩	洗手后，先解开下面的系带，再解开上面的系带，用手指捏住系带将口罩取下，丢入医疗垃圾袋内

🖉 重要小提示

1.应根据不同的操作要求选用不同种类的口罩。

2.始终保持口罩的清洁、干燥；口罩潮湿后、受到患者血液或体液污染后，应及时更换。

3.纱布口罩应每天更换、清洁与消毒，遇污染时及时更换；医用外科口罩只能一次性使用。

4.正确佩戴口罩，不应只用一只手捏住鼻夹；戴上口罩后，不可悬于胸前，更不能用污染的手触摸口罩；每次佩戴医用防护口罩进入工作区域前，应进行密合性检查。

5.口罩用毕立即取下，污染面向内折叠放入清洁口袋内，不应挂在胸前。

6.脱口罩前后应洗手，使用后的一次性口罩应放入医疗垃圾袋内，以便集中处理。

项目十七　穿脱隔离衣

（一）案例导入

患者，男，37 岁，体温 38.8 ℃，脉搏 88 次/分，呼吸 22 次/分，血压 140/78 mmHg，患者主诉乏力、厌食、厌油、恶心、呕吐，查体可见皮肤巩膜黄染、肝大、肝区隐痛、有压痛和叩击痛，尿色变深，谷丙转氨磷（ALT）明显升高。临床诊断：急性黄疸型甲型肝炎。护士要为该患者进行静脉输液操作，需穿隔离衣。

（二）操作目的

在治疗和护理传染病患者时需要穿隔离衣，目的是保护医务人员和患者，避免交叉感染。

（三）操作流程

操作流程	要点及说明
穿隔离衣	
1.**评估患者**　患者的病情、治疗与护理、隔离的种类及措施、穿隔离衣的环境	根据隔离种类确定是否穿隔离衣
2.**操作前准备**	
（1）**环境准备**：清洁、宽敞、明亮、定期消毒	污染区、半污染区、清洁区标志明确
（2）**护士准备**：着装整洁、修剪指甲、取下手表、洗手、戴口罩、卷袖过肘	
（3）**用物准备**：挂衣架、刷手用品（刷子、肥皂或泡手消毒剂）、隔离衣一件	
3.**检查**　检查隔离衣是否符合隔离要求，长短是否合适，是否干燥、完好	选择隔离衣型号，应能遮住全部衣服和外露的皮肤；检查隔离衣是否干燥、完好，有无穿过；如隔离衣已被穿过，隔离衣的衣领和内面视为清洁面，外面视为污染面
4.**取衣**　右手持衣领取下隔离衣，清洁面向操作者（保护性隔离污染面向操作者）；右手将衣领两端向外折叠，对齐肩缝，露出肩袖内口	取衣时手持衣领，使清洁面朝向自己，露出肩袖内口
5.**穿袖**　左手伸入袖内穿袖，露出左手，持衣领的手向上拉衣领；换左手同法持衣领穿右手	
6.**系领**　两手持衣领，顺领子中央沿着边缘由前向后将领口系好（注意两袖勿触及面部）	系衣领时袖口不可触及衣领、面部和帽子
7.**系袖**　扎好袖口（手已被污染）	带松紧的袖口则不需系袖口

续表

操作流程	要点及说明
8.**系腰带** 一手捏住隔离衣的一边逐渐前拉,捏起隔离衣外面边缘(约在腰下 5 cm 处),同法捏住衣襟另一边,两手在背后对齐衣边(手勿触及衣内面),向一侧折叠,一手在背后按住衣襟,另一手将腰带拉至背后,两手在背后交叉,将腰带在腰前打结	后侧边缘须对齐,折叠处不能松散;如隔离衣被穿过,手不可触及隔离衣的内面;隔离衣后侧下部边缘如有衣扣,则扣上;穿好隔离衣后,双臂保持在腰部以上,视线范围内;不得进入清洁区,避免接触清洁物品
脱隔离衣	
9.**解腰带** 解开腰带,在前面打一个活结	如隔离衣后侧下部边缘有衣扣,则先解开
10.**解袖口** 解开袖口,在肘部将部分衣袖塞入工作服衣袖内,露出双手	不可使衣袖外侧塞入袖内
11.**消毒双手** 泡手一分钟,擦干	不能沾湿隔离衣
12.**解衣领** 双手解开领口	保持衣领清洁
13.**脱衣袖** 右手伸入左侧衣袖里拉下衣袖过手,用衣袖遮住左手,再在衣袖外面拉下右手衣袖过手,双手轮换拉下袖子,对齐双袖管,手在袖内退到袖中间	衣袖不可污染手及手臂;双手不可触及隔离衣外面;如还需使用,一手伸入另一侧袖口内,拉下衣袖过手(遮住手),再用衣袖遮住的手在外面握住另一衣袖的外面并拉下袖子,两手在袖内使袖子对齐,双臂逐渐退出
14.**挂衣钩** 左手拉住衣领,右手自衣内握住肩缝,对齐后襟边缘,找前襟中线,露出马蹄袖,两手提衣领对齐衣边,挂在衣钩上(挂在半污染区门橱内时清洁面向外,挂在污染区时清洁面向内,如隔离衣已被污染或一次性使用,可将隔离衣清洁面向外包裹放入污衣袋内)	如隔离衣还可使用,双手持领,将隔离衣两边对齐,挂在衣钩上;如挂在半污染区时清洁面向外,挂在污染区时则污染面向外
15.**操作后整理** 不再穿的隔离衣,脱下后清洁面向外卷好,投入污物袋中;洗手	

（四）操作流程图

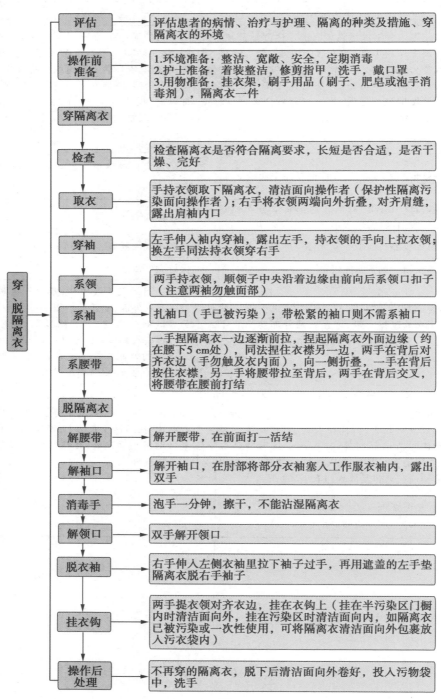

| 评估 | → | 评估患者的病情、治疗与护理、隔离的种类及措施、穿隔离衣的环境 |

| 操作前准备 | → | 1.环境准备：整洁、宽敞、安全，定期消毒
2.护士准备：着装整洁，修剪指甲，洗手，戴口罩
3.用物准备：挂衣架，刷手用品（刷子、肥皂或泡手消毒剂），隔离衣一件 |

穿隔离衣

穿、脱隔离衣

| 检查 | → | 检查隔离衣是否符合隔离要求，长短是否合适，是否干燥、完好 |

| 取衣 | → | 手持衣领取下隔离衣，清洁面向操作者（保护性隔离污染面向操作者）；右手将衣领两端向外折叠，对齐肩缝，露出肩袖内口 |

| 穿袖 | → | 左手伸入袖内穿袖，露出左手，持衣领的手向上拉衣领；换左手同法持衣领穿右手 |

| 系领 | → | 两手持衣领，顺领子中央沿着边缘由前向后系领口扣子（注意两袖勿触面部） |

| 系袖 | → | 扎袖口（手已被污染）；带松紧的袖口则不需系袖口 |

| 系腰带 | → | 一手捏隔离衣一边逐渐前拉，捏起隔离衣外面边缘（约在腰下5 cm处），同法捏住衣襟另一边，两手在背后对齐衣边（手勿触及衣内面），向一侧折叠，一手在背后按住衣襟，另一手将腰带拉至背后，两手在背后交叉，将腰带在腰前打结 |

脱隔离衣

| 解腰带 | → | 解开腰带，在前面打一活结 |

| 解袖口 | → | 解开袖口，在肘部将部分衣袖塞入工作服衣袖内，露出双手 |

| 消毒手 | → | 泡手一分钟，擦干，不能沾湿隔离衣 |

| 解领口 | → | 双手解开领口 |

| 脱衣袖 | → | 右手伸入左侧衣袖里拉下袖子过手，再用遮盖的左手垫隔离衣脱右手袖子 |

| 挂衣钩 | → | 两手提衣领对齐衣边，挂在衣钩上（挂在半污染区门橱内时清洁面向外，挂在污染区时清洁面向内，如隔离衣已被污染或一次性使用，可将隔离衣清洁面向外包裹放入污衣袋内） |

| 操作后处理 | → | 不再穿的隔离衣，脱下后清洁面向外卷好，投入污物袋中，洗手 |

✐ **重要小提示**

1.隔离衣只能在规定区域内穿脱,穿前检查有无潮湿、破损,长短须能全部遮盖工作服。

2.隔离衣应每日更换,如有潮湿或污染,应立即更换。

3.穿脱隔离衣过程中避免污染衣领、面部、帽子和清洁面,始终保持衣领清洁。

4.如为保护性隔离的患者进行护理操作时,隔离衣的清洁面应朝外,即隔离衣内面为污染面,隔离衣外面为清洁面。

5.穿好隔离衣后,双臂保持在腰部以上,视线范围以内。

6.如有条件应尽量使用一次性隔离衣。

第三章　身体活动管理

第一节　变换卧位法

因疾病或治疗的限制，患者若需长期卧床，容易出现精神萎靡、消化不良、便秘、肌肉萎缩等症状；由于局部组织持续受压、血液循环障碍，容易发生压疮；呼吸道分泌物不易排出，易发生坠积性肺炎。因此，护士应定时为患者变换体位，以保持舒适和安全以及预防并发症的发生。

项目十八　协助患者移向床头

（一）案例导入

患者，男，66岁，有高血压病史，视物不清，医生诊断为高血压病眼底微动脉瘤。医嘱：收住院治疗。病房护士将为患者安置床位并保持舒适的体位。

（二）操作目的

协助滑向床尾而不能自行移动的患者移向床头，恢复舒适而安全的卧位。

(三)操作流程

操作流程	要点及说明
1.评估并解释	注意观察患者的皮肤状况
(1)评估患者的年龄、病情、体重、治疗情况及心理状态	
(2)核对患者的床号、姓名、腕带,向患者解释操作目的和配合方法	
2.操作前准备	
(1)**环境准备**:整洁、安静、温湿度适宜,光线充足	
(2)**护士准备**:着装整洁,修剪指甲,七步洗手法洗手,戴口罩	
(3)**患者准备**:了解移向床头的目的、方法、注意事项及配合要点;情绪稳定,愿意合作	
(4)**用物准备**:晨间护理车、大单、被套、枕套、上衣、下衣、一次性中单、一次性床套、扫床刷;医疗垃圾袋、生活垃圾袋	
3.携用物至床旁 护士备齐用物携至患者床旁	注意观察患者的皮肤状况
4.核对 再次核对患者的床号、姓名、腕带	确认患者,避免差错
5.固定 床脚轮处于刹车状态	
6.安置 患者如有导管及输液装置应安置妥当,必要时将盖被折叠至床尾或一侧	避免导管脱落;视患者病情放平床头,将枕头横立于床头,避免撞伤患者头部
7.移动患者	
一人协助患者移向床头法	适用于有一定活动能力、体重较轻的患者
(1)协助患者仰卧屈膝,护士身体面向床头,两脚前后分开,屈膝屈髋,脚尖向床头方向;护士一手伸入患者肩下,另一只手托住患者的臀部,两臂用力抬起移动	减少患者与床之间的摩擦力,避免软组织挫伤
(2)如病情允许,患者仰卧屈膝,双手握住床头的栏杆,双脚用力蹬床面,挺身上移,护士一手稳住患者的双脚,另一只手放在臀部提供助力,使其移向床头	
二人协助患者移向床头法	适用于极度虚弱、昏迷等不能配合移动或体重较重的患者
(1)协助患者取仰卧屈膝位	

续表

操作流程	要点及说明
(2)护士两人分别站于床的两侧,交叉拖住患者的颈部和臀部,或一人托住肩颈、腰臀部,另一人托住臀部及腘窝部,两人同时抬起患者移向床头	①不可拖拉,以免损伤皮肤 ②患者的头部应给予支持
8.操作后处理	
(1)枕头枕于患者头下,视病情摇起床头,协助患者取舒适卧位,并整理好床单位	
(2)洗手,记录	

(四)操作流程图

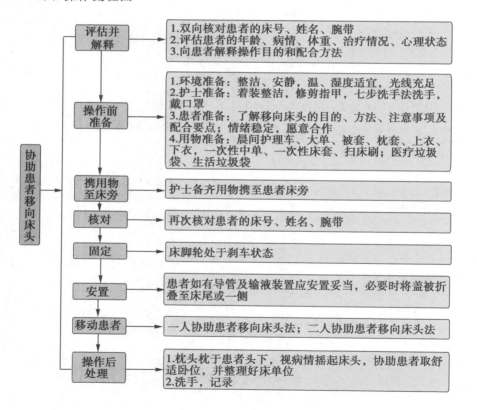

📎重要小提示

1.护士应注意灵活运用节力原则。在抬起和移动患者的过程中,护士应保持脊柱挺直,使用腿部或臀部肌肉的力量;避免采取弯腰、扭腰等姿势,以保护腰部肌肉,防止损伤。

2.操作前注意评估患者的病情和活动能力,在保证安全的情况下,尽量鼓励患者配合护士的移动。

3.移动患者时动作应轻、稳,协调一致,不可拖拉,以免擦伤皮肤。

4.移动患者时,若有导管或输液装置,应先安置妥当后,再移动患者。

5.移动患者后,检查患者皮肤情况,预防压疮发生。

6.对于手术后的患者,移动前应注意先固定好伤口处的敷料;如果敷料已经浸湿,应先更换敷料再移动,移动过程中注意保护伤口,避免受压。

7.对于行牵引术的患者,翻身时不可改变牵引的位置、力量和方向。

8.对于颅脑手术后的患者,移动过程中应避免头部的剧烈震动,防止发生脑疝。

项目十九 协助患者翻身侧卧

(一)案例导入

患者,男,80岁,有前列腺增生病史,一周前出现行动不便,排尿不畅,医生诊断为前列腺增生。医嘱:收入院治疗。病房护士将为患者安置床位并行持续导尿,加强皮肤护理,预防并发症的发生。

(二)操作目的

1.适用于卧床患者、外科手术后患者,协助其更换卧位,使其感觉舒适。

2.满足检查、治疗和护理的需要,如背部皮肤护理、更换床单或整理床单位等。

3.预防并发症,如压疮、坠积性肺炎等。

(三)操作流程

操作流程	要点及说明
1.评估并解释	注意观察患者的皮肤状况
(1)评估患者的年龄、病情、体重、治疗情况及心理状态	
(2)核对患者的床号、姓名、腕带,向患者解释操作目的和配合方法	

续表

操作流程	要点及说明
2.操作前准备	
(1)**环境准备**:整洁、安静、温湿度适宜,光线充足	
(2)**护士准备**:着装整洁,修剪指甲,七步洗手法洗手,戴口罩	
(3)**患者准备**:了解翻身侧卧的目的、方法、注意事项及配合要点;情绪稳定,愿意合作	
(4)**用物准备**:晨间护理车、大单、被套、枕套、上衣、下衣、一次性中单、一次性床套、扫床刷;医疗垃圾袋、生活垃圾袋	
3.携用物至床旁 护士备齐用物携至患者床旁	注意观察患者的皮肤状况
4.核对 核对患者的床号、姓名、腕带	确认患者,避免差错
5.固定 床脚轮处于刹车状态,在对侧加床档,防止在翻身过程中坠床	护士站于床的一侧,双脚前后分开,屈膝屈髋
6.安置 将各种导管及输液装置安置妥当,必要时将盖被折叠至床尾或一侧	防止翻身时引起导管连接处脱落或扭曲受压于床头
7.取卧位 协助患者仰卧,两手放于腹部,两腿屈曲	
8.翻身	
一人协助患者翻身侧卧 协助患者仰卧,嘱其将双手放于腹部,双腿屈曲	适用于身体瘦小、体重较轻、部分自理的患者
(1)先将患者双下肢移向靠近护士侧的床沿,再将患者肩、腰、臀部向护士侧移动	不可拖拉,以免擦破皮肤,注意应用节力原则
(2)护士一手托肩,一手托膝部,轻轻将患者推向对侧使其背向护士	必要时拉起床栏,防止坠床
二人协助患者翻身侧卧 协助患者仰卧,嘱其将双手放于腹部,双腿屈曲	适用于体重较重或病情较重的患者
(1)两名护士站在床的同一侧,一人托住患者颈肩部和腰部,另一人托住臀部和腘窝部,同时将患者抬起移向近侧	患者的头部应予以托持;两人的动作应协调平衡
(2)两人分别托住患者的肩、腰部和臀、膝部,轻推,使患者转向对侧	
9.摆体位 按侧卧位的要求,在患者背部、胸前及两膝间放置软枕,使患者安全舒适;必要时使用床档	扩大支撑面,确保患者卧位稳定、安全

续表

操作流程	要点及说明
10.**检查** 检查并安置患者肢体各关节处于功能位置,各种管道保持通畅	促进舒适,预防关节挛缩
11.**记录交班** 观察背部皮肤并进行护理,记录翻身时间及皮肤状况,做好交接班	快速手消毒,记录翻身时间
12.**操作后处理**	
(1)将枕头枕于患者头下,视病情摇起床头,协助患者取舒适卧位,并整理好床单位	
(2)洗手,记录	

> **重要小提示**
>
> 1.护士应注意节力原则。
>
> 2.翻身时让患者尽量贴近护士,使重力线通过支撑面来保持平衡,缩短重力臂而省力。
>
> 3.翻身时,应注意为患者保暖并防止坠床。
>
> 4.对颈椎或颅骨牵引的患者,翻身时不可放松牵引,并加以观察牵引的位置、方向及牵引力是否正确。石膏固定和伤口较大的患者,翻身后应将患处放于适当位置,并观察局部皮肤的颜色、温度,防止受压及影响机体的血液循环而造成局部坏死。
>
> 5.根据病情及皮肤受压情况,确定翻身间隔的时间,如发现皮肤发红或破损应及时处理,酌情增加翻身次数,同时记录在翻身记录卡上,并做好交接班。
>
> 6.为手术患者翻身前应先检查伤口敷料是否潮湿或脱落,如已脱落或被分泌物浸湿,应先更换敷料并固定妥当后再行翻身,翻身后注意伤口不可受压。

（四）操作流程图

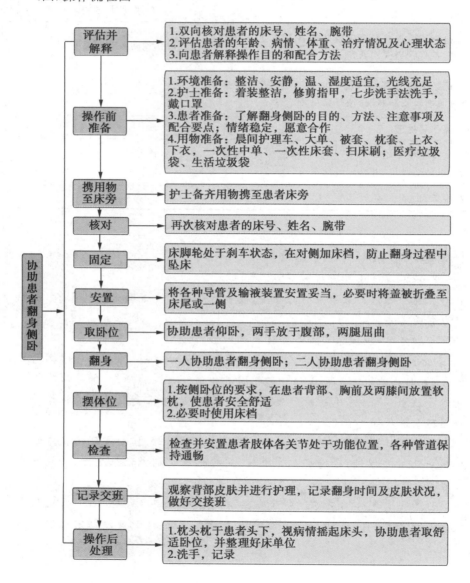

评估并解释	→	1.双向核对患者的床号、姓名、腕带 2.评估患者的年龄、病情、体重、治疗情况及心理状态 3.向患者解释操作目的和配合方法
操作前准备	→	1.环境准备：整洁、安静、温、湿度适宜，光线充足 2.护士准备：着装整洁，修剪指甲，七步洗手法洗手，戴口罩 3.患者准备：了解翻身侧卧的目的、方法、注意事项及配合要点；情绪稳定，愿意合作 4.用物准备：晨间护理车、大单、被套、枕套、上衣、下衣，一次性中单、一次性床套、扫床刷；医疗垃圾袋、生活垃圾袋
携用物至床旁	→	护士备齐用物携至患者床旁
核对	→	再次核对患者的床号、姓名、腕带
固定	→	床脚轮处于刹车状态，在对侧加床档，防止翻身过程中坠床
安置	→	将各种导管及输液装置安置妥当，必要时将盖被折叠至床尾或一侧
取卧位	→	协助患者仰卧，两手放于腹部，两腿屈曲
翻身	→	一人协助患者翻身侧卧；二人协助患者翻身侧卧
摆体位	→	1.按侧卧位的要求，在患者背部、胸前及两膝间放置软枕，使患者安全舒适 2.必要时使用床档
检查	→	检查并安置患者肢体各关节处于功能位置，各种管道保持通畅
记录交班	→	观察背部皮肤并进行护理，记录翻身时间及皮肤状况，做好交接班
操作后处理	→	1.枕头枕于患者头下，视病情摇起床头，协助患者取舒适卧位，并整理好床单位 2.洗手，记录

（左侧纵向标签：协助患者翻身侧卧）

项目二十 轴线翻身法

（一）案例导入

患者，男，18岁，从高处坠落致颈部外伤，颈部压痛明显，双上肢麻木无力，双下肢感觉消失，急症入院。病房护士将患者安置于硬板床位，急行颅骨牵引术。

(二)操作目的

1.协助颅骨牵引、脊椎损伤、脊椎手术、髋关节手术后的患者在床上翻身。

2.预防脊椎再损伤及关节脱位,预防压疮,增加患者的舒适感。

(三)操作流程

操作流程	要点及说明
1.评估并解释	注意观察患者的皮肤状况
(1)评估患者的年龄、病情、体重、治疗情况及心理状态	
(2)核对患者的床号、姓名、腕带,向患者解释操作目的和配合方法	
2.操作前准备	
(1)**环境准备**:整洁、安静、温湿度适宜,光线充足	
(2)**护士准备**:着装整洁,修剪指甲,七步洗手法洗手,戴口罩	
(3)**患者准备**:了解轴线翻身的目的、方法、注意事项及配合要点;情绪稳定,愿意合作	
(4)**用物准备**:晨间护理车、大单、被套、枕套、上衣、下衣、一次性中单、一次性扫床套、床刷;医疗垃圾袋、生活垃圾袋	
3.携用物至床旁 护士备齐用物携至患者床旁	注意观察患者的皮肤状况
4.**核对** 核对患者的床号、姓名、腕带	确认患者,避免差错
5.**固定** 床脚轮处于刹车状态,在对侧加床档,防止翻身过程中坠床	护士站于床的一侧,双脚前后分开,屈膝屈髋
6.**安置** 将各种导管及输液装置安置妥当,必要时将盖被折叠至床尾或一侧	防止翻身时引起导管连接处脱落或扭曲受压于床头
7.**取卧位** 患者取仰卧位	
8.翻身	
两人协助患者轴线翻身法	适用于脊椎受损或脊椎手术后改变卧位
(1)**移动患者**:两名护士站在病床同侧,小心地将大单置于患者身下,分别抓紧靠近患者肩、腰部、髋部、大腿等处的大单,将患者拉到近侧,拉起床档	
(2)**安置体位**:护士绕至对侧,将患者近侧手臂置在头侧,远端手臂置于胸前,两膝间放一软枕	翻转时勿让患者身体屈曲,以免脊柱错位
(3)**协助侧卧**:护士双脚前后分开,两人双手分别抓紧患者肩、腰背、髋部、大腿等处的远侧大单,由其中一名护士发口令,两人动作一致地将患者整个身体以圆滚轴式翻转至侧卧	

续表

操作流程	要点及说明
三人协助患者轴线翻身法	适用于颈椎骨折的患者
（1）**移动患者**：由三名护士完成。 第一名护士固定患者头部，纵轴向上略加牵引，使头、颈部随躯干一起慢慢移动； 第二名护士双手分别置于患者肩、背部； 第三名护士双手分别置于患者腰部、臀部，使患者头、颈、腰、髋保持在同一水平线上，移到近侧	
（2）**转向侧卧**：翻转至侧卧位，翻转角度不超过60°	保持患者脊椎平直
9.**放置软枕**　将软枕放于患者背部支撑身体，另一软枕置于两膝间	保持双膝处于功能位置
10.**检查安置**　检查患者肢体各关节保持功能位，各种管道保持通畅	
11.**记录交班**　观察背部皮肤并进行护理，记录翻身时间及皮肤状况，做好交接班	
12.**操作后处理**	
（1）将枕头枕于患者头下，视病情摇起床头，协助患者取舒适卧位，并整理好床单位	
（2）洗手，记录	

重要小提示

1.护士应注意节力原则，翻身时，让患者尽量贴近护士，使重力线通过支撑面来保持平衡，缩短重力臂而省力。

2.轴线翻身法翻转时，要维持躯干的正常生理弯曲，避免翻身时损伤脊髓。翻身后，需用软枕垫好肢体，以维持合适而安全的体位。

3.翻身时，应注意为患者保暖并防止坠床。

4.颈椎或颅骨牵引者，翻身时不可放松牵引，并使头、颈、躯干保持在同一水平位翻动；翻身后注意牵引方向、位置以及牵引力是否正确；颅脑手术者，头部转动过剧可引起脑疝，导致患者突然死亡，故应卧于健侧或平卧；石膏固定者，应注意翻身后患处位置及局部肢体的血运情况，防止受压。

5.轴线翻身可能发生的并发症有：坠床、继发性脊髓神经损伤、植骨块脱落、椎体关节突骨折、管路脱落、压疮等。

（四）操作流程图

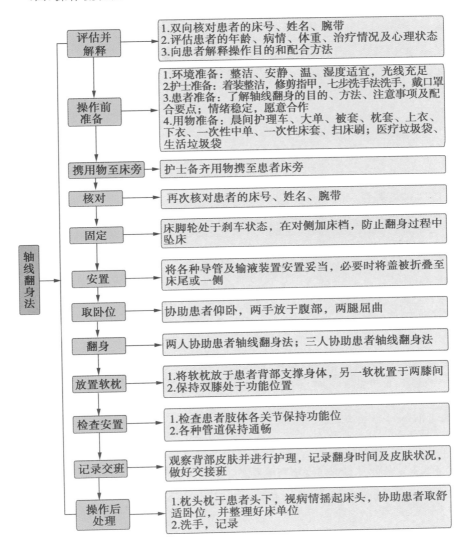

轴线翻身法

评估并解释
1.双向核对患者的床号、姓名、腕带
2.评估患者的年龄、病情、体重、治疗情况及心理状态
3.向患者解释操作目的和配合方法

操作前准备
1.环境准备：整洁、安静、温、湿度适宜，光线充足
2.护士准备：着装整洁，修剪指甲，七步洗手法洗手，戴口罩
3.患者准备：了解轴线翻身的目的、方法、注意事项及配合要点；情绪稳定，愿意合作
4.用物准备：晨间护理车、大单、被套、枕套、上衣、下衣、一次性中单、一次性床套、扫床刷；医疗垃圾袋、生活垃圾袋

携用物至床旁
护士备齐用物携至患者床旁

核对
再次核对患者的床号、姓名、腕带

固定
床脚轮处于刹车状态，在对侧加床档，防止翻身过程中坠床

安置
将各种导管及输液装置安置妥当，必要时将盖被折叠至床尾或一侧

取卧位
协助患者仰卧，两手放于腹部，两腿屈曲

翻身
两人协助患者轴线翻身法；三人协助患者轴线翻身法

放置软枕
1.将软枕放于患者背部支撑身体，另一软枕置于两膝间
2.保持双膝处于功能位置

检查安置
1.检查患者肢体各关节保持功能位
2.各种管道保持通畅

记录交班
观察背部皮肤并进行护理，记录翻身时间及皮肤状况，做好交接班

操作后处理
1.枕头枕于患者头下，视病情摇起床头，协助患者取舒适卧位，并整理好床单位
2.洗手，记录

第二节　运送患者法

在患者入院、接受检查或治疗、出院时，护士要根据患者的病情为不能自行移动的患者选用不同的运送工具，如用轮椅、平车或担架等运送患者。在转移或运送患者的过程中，护士将人体力学原理正确运用于操作中，可避免发生损

伤,减轻双方疲劳及患者痛苦,提高工作效率,并保证患者安全与舒适。

项目二十一　轮椅运送法

(一)案例导入

患者,男,70岁。下楼时不慎将右脚踝部扭伤,疼痛、肿胀明显。社区刘护士立即用轮椅将段老伯送往医院诊治。刘护士使用轮椅时,应如何进行操作才能让患者安全舒适?

(二)操作目的

1. 护送不能行走但能坐起的患者入院、出院、检查、治疗或室外活动。

2. 帮助患者下床活动,促进血液循环和体力恢复。

(三)操作流程

操作流程	要点及说明
1. 评估并解释	
(1)评估患者的年龄、病情、体重、治疗情况及心理状态	注意观察患者的皮肤状况
(2)核对患者的床号、姓名、腕带,向患者解释操作目的和配合方法	
2. 操作前准备	
(1)**环境准备**:整洁、安静、温湿度适宜,光线充足	
(2)**护士准备**:着装整洁,修剪指甲,七步洗手法洗手,戴口罩	
(3)**患者准备**:了解轮椅运送的目的、方法、注意事项及配合要点,能主动配合	
(4)**用物准备**:轮椅(各部件性能良好),毛毯(根据季节准备),别针,软枕(根据患者病情需要)	
3. 检查与核对　检查轮椅的性能,将轮椅推至患者床旁,核对患者姓名、床号、腕带	检查轮椅的车轮、椅座、椅背、脚踏板、制动闸等各部件性能,保证安全;确认患者,避免差错
4. 放置轮椅　使椅背与床尾平齐,椅面朝向床头,使用制动闸使轮椅制动,翻起脚踏板	缩短距离,便于患者坐入轮椅;防止轮椅滑动
5. 患者上轮椅前的准备	毛毯铺于轮椅,上端高过患者颈部 15 cm 左右
(1)撤掉盖被,扶患者坐起	询问、观察患者有无眩晕和不适
(2)协助患者穿衣、裤、袜子	寒冷季节注意患者保暖
(3)嘱患者以手掌撑在床面上,双足垂于床缘,维持坐姿	方便患者下床

续表

操作流程	要点及说明
（4）协助患者穿鞋坐起	
6.协助患者上轮椅	
（1）嘱患者将双手置于护士肩上，护士双手环抱患者腰部，协助患者下床	注意观察患者病情变化
（2）协助患者翻身，嘱患者用手扶住轮椅把手，坐于轮椅中	嘱患者抓紧轮椅扶手
（3）翻下脚踏板，协助患者将双足置于脚踏板上	若用毛毯，则将上端围在患者颈部，用别针固定；两侧围裹患者双臂，用别针固定；再用余下部分围裹患者上身、下肢和双足，避免患者受凉
（4）整理床单位，铺暂空床	
（5）观察患者，确定无不适后，放松制动闸，用轮椅运送患者至目的地	运送患者时密切观察患者病情变化；过门槛时，跷起前轮，避免震动过大；下坡时，嘱患者抓紧扶手，确保患者安全
7.协助患者下轮椅	
（1）将轮椅推至床尾，使椅背与床尾平齐，患者面向床头	
（2）扳制动闸使轮椅制动，翻起脚踏板	
（3）解除患者身上固定毛毯所用别针	防止患者摔倒
（4）协助患者站起、转身、坐于床缘	
（5）协助患者脱去鞋子及保暖外衣，躺卧舒适，盖好盖被	
（6）整理床单位	观察患者病情
8.操作后处理	
（1）推轮椅至原处放置	便于其他患者使用
（2）回治疗室洗手，准确记录检查、返回时间	

（四）操作流程图

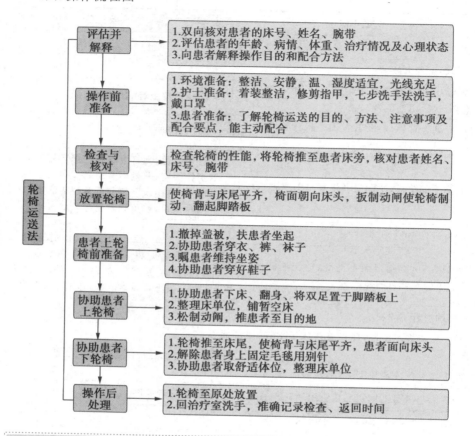

评估并解释	1.双向核对患者的床号、姓名、腕带 2.评估患者的年龄、病情、体重、治疗情况及心理状态 3.向患者解释操作目的和配合方法
操作前准备	1.环境准备：整洁、安静，温、湿度适宜，光线充足 2.护士准备：着装整洁，修剪指甲，七步洗手法洗手，戴口罩 3.患者准备：了解轮椅运送的目的、方法、注意事项及配合要点，能主动配合
检查与核对	检查轮椅的性能，将轮椅推至患者床旁，核对患者姓名、床号、腕带
放置轮椅	使椅背与床尾平齐，椅面朝向床头，扳制动闸使轮椅制动，翻起脚踏板
患者上轮椅前准备	1.撤掉盖被，扶患者坐起 2.协助患者穿衣、裤、袜子 3.嘱患者维持坐姿 4.协助患者穿好鞋子
协助患者上轮椅	1.协助患者下床、翻身，将双足置于脚踏板上 2.整理床单位，铺暂空床 3.松制动闸，推患者至目的地
协助患者下轮椅	1.轮椅推至床尾，使椅背与床尾平齐，患者面向床头 2.解除患者身上固定毛毯用别针 3.协助患者取舒适体位，整理床单位
操作后处理	1.轮椅至原处放置 2.回治疗室洗手，准确记录检查、返回时间

轮椅运送法

重要小提示

1.在运送过程中须系好保护带以确保患者安全、舒适，注意平稳、匀速前进。

2.根据室外温度适当地增加衣服，盖被（毛毯），避免患者受凉。

3.推车上下坡时注意提醒患者身体向后坐稳，下坡时注意将轮椅掉转方向，向后倒着走。

4.轮椅运送患者携带输液时，应保持输液畅通，准备好更换输液的必备物品、药品，途中注意观察输液穿刺处，询问患者有无不适。

5.注意携带引流患者应妥善固定引流管及引流袋，防止牵拉造成脱出。

项目二十二　平车运送法

（一）案例导入

患者，女，60岁。左侧乳房外侧洗澡时发现一肿块，无疼痛，局部皮肤似橘皮样。以左侧乳癌收入院，常规检查后行乳癌根治术，手术室护士使用平车运送患者手术。

（二）操作目的

运送不能起床的患者入院、做各种特殊检查、治疗、手术或转运。

（三）操作流程

操作流程	要点及说明
1. 评估并解释	
（1）评估患者的年龄、病情、体重、意识状态、躯体活动能力、损伤部位及理解合作程度	注意观察患者的病情
（2）核对患者的床号、姓名、腕带，向患者解释操作目的和配合方法	
2. 操作前准备	
（1）**环境准备**：环境宽敞，便于操作	
（2）**护士准备**：着装整洁，修剪指甲，七步洗手法洗手，戴口罩	
（3）**患者准备**：了解平车运送的目的、方法、注意事项及配合要点，能主动配合	
（4）**用物准备**：平车（各部件性能良好，车上置以被单和橡胶单包好的垫子和枕头），带套的毛毯或棉被	如为骨折患者，应有木板垫于车上，并将骨折部位固定稳妥；如为颈椎、腰椎骨折患者或病情较重的患者，应备有中单
3. 推车至患者床旁	
（1）检查平车的性能，将平车推至患者床旁，移开床旁桌、床旁椅	检查平车的车轮、车面、制动闸等各部件性能，保证安全；缩短搬运距离，省力
（2）使平车与床平行，大轮靠近床头，扳制动闸使平车制动，固定平车	平车贴近床缘便于搬运 防止平车滑动，保证安全
4. 再次核对　核对患者姓名、床号、腕带	确认患者，避免差错
5. 安置患者　安置好患者身上的导管等，松开盖被，协助患者穿好衣服	避免导管脱落、受压或液体逆流
6. 搬运患者	根据患者病情及体重，确定搬运方法
挪动法	适用于能在床上配合的患者

续表

操作流程	要点及说明
(1)协助患者将上身、臀部、下肢依次向平车移动	患者头部枕于大轮端;协助患者离开平车回床时,应协助患者先移动下肢,再移动上肢
(2)协助患者在平车上躺好,用被单或包被包裹患者,先足部,再身体两侧,头部盖被折成45°角	患者保暖、舒适;包裹整齐、美观
一人搬运法	适用于上肢活动自如,体重较轻的患者
(1)搬运者一臂从患者近侧腋下伸入至对侧肩部,另一臂伸入患者臀下;患者双臂过搬运者肩部,双手交叉在搬运者颈后;搬运者抱起患者,稳步移动将患者放于平车中央,盖好盖被	搬运者双下肢前后分开站立,扩大支撑面;略屈膝屈髋,降低重心,便于转身
二人搬运法	适用于不能活动,体重较重的患者
(1)站位:搬运者甲、乙二人站在患者同侧床旁,协助患者将上肢交叉于胸前	
(2)分工:搬运者甲一只手伸至患者头、颈、肩下方,另一只手伸至患者腰部下方;搬运者乙一只手伸至患者臀部下方,另一只手伸至患者膝部下方;两人同时抬起患者至近侧床缘,再同时抬起患者稳步向平车处移动,将患者放于平车中央,盖好盖被	搬运者甲应使患者头部处于较高位置,减轻不适;抬起患者时,应尽量使患者靠近搬运者身体,省力
三人搬运法	适用于不能活动,体重超重的患者
(1)站位:搬运者甲、乙、丙三人站在患者同侧床旁,协助患者将上肢交叉于胸前	
(2)分工:搬运者甲双手托住患者头、颈、肩及胸部;搬运者乙双手托住患者背、腰、臀部;搬运者丙双手托住患者膝部及双足;三人同时抬起患者至近侧床缘,再同时抬起患者稳步向平车处移动,将患者放于平车中央,盖好盖被	搬运者甲应使患者头部处于较高位置,减轻不适;三人同时抬起患者,应保持平稳移动,以免发生意外
四人搬运法	适用于颈椎、腰椎骨折和病情较重的患者
(1)站位:搬运者甲、乙分别站于床头和床尾;搬运者丙、丁分别站于病床和平车的一侧	搬运骨折患者,平车上应放置木板,固定好骨折部位
(2)将帆布兜或中单放于患者腰、臀部下方	帆布兜或中单能承受患者的体重
(3)分工:搬运者甲抬起患者的头、颈、肩;搬运者乙抬起患者的双足;搬运者丙、丁分别抓住帆布兜或者中单四角,四人同时抬起患者向平车处移动,将患者放于平车中央,盖好盖被	搬运者应协调一致,搬运者甲应随时观察患者的病情变化;患者平卧于平车中央,避免碰撞

续表

操作流程	要点及说明
7.操作后处理	
（1）整理床单位：将床改铺为暂空床	保持病室整齐、美观
（2）洗手，记录	

（四）操作流程图

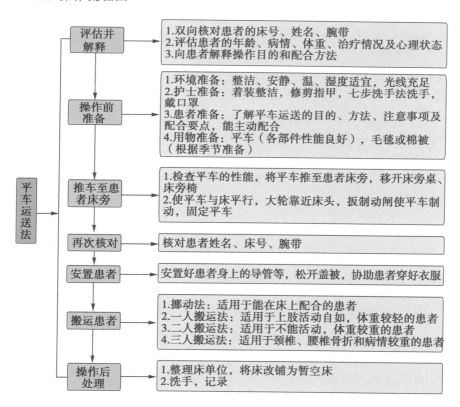

平车运送法

| 评估并解释 | 1.双向核对患者的床号、姓名、腕带
2.评估患者的年龄、病情、体重、治疗情况及心理状态
3.向患者解释操作目的和配合方法 |

| 操作前准备 | 1.环境准备：整洁、安静、温、湿度适宜，光线充足
2.护士准备：着装整洁，修剪指甲，七步洗手法洗手，戴口罩
3.患者准备：了解平车运送的目的、方法、注意事项及配合要点，能主动配合
4.用物准备：平车（各部件性能良好），毛毯或棉被（根据季节准备） |

| 推车至患者床旁 | 1.检查平车的性能，将平车推至患者床旁，移开床旁桌、床旁椅
2.使平车与床平行，大轮靠近床头，扳制动闸使平车制动，固定平车 |

| 再次核对 | 核对患者姓名、床号、腕带 |

| 安置患者 | 安置好患者身上的导管等，松开盖被，协助患者穿好衣服 |

| 搬运患者 | 1.挪动法：适用于能在床上配合的患者
2.一人搬运法：适用于上肢活动自如，体重较轻的患者
3.二人搬运法：适用于不能活动，体重较重的患者
4.三人搬运法：适用于颈椎、腰椎骨折和病情较重的患者 |

| 操作后处理 | 1.整理床单位，将床改铺为暂空床
2.洗手，记录 |

📎 **重要小提示**

1.运送时注意动作轻稳、准确，确保患者安全、舒适。

2.运送过程中，注意观察患者的病情变化，避免引起并发症。

3.各种管路、石膏或夹板、牵引固定牢靠，防止身体移动时脱出。

4.患者仰卧于平车正中，头枕于大轮端。推车上下坡时，患者的头部应保持在高处端，以免患者产生不适。

第四章　常用检测技术

第一节　生命体征的测量技术

生命体征（vital signs）是指体温（body temperature，T）、脉搏（pulse，P）、呼吸（respiration，R）及血压（blood pressure，BP）的总称。世界卫生组织将疼痛确定为继体温、脉搏、呼吸、血压之后的"第五大生命体征"。生命体征受大脑皮层控制，是机体内在活动的一种客观反映，是衡量机体身心状况的可靠指标。正常人生命体征在一定范围内相对稳定，而在病理情况下，其变化极其敏感。护士可以通过对生命体征的观察和测量，获得患者生理状态的基本资料，了解疾病的发生、发展及转归，为预防、诊断、治疗及护理提供依据。

项目二十三　体温的测量

（一）案例导入

患儿，2岁，因咳铁锈色痰，体温39.5 ℃伴气促而经门诊收入院。该患儿哭闹不止，持续高热，需要密切观察体温的变化。接到医嘱，病房护士为患儿测量体温。

(二)操作目的

1.通过体温的测量,能够判断体温有无异常。

2.动态检测体温变化。

3.协助诊断,为预防、治疗和护理提供依据。

(三)操作流程

操作流程	要点及说明
1.**核对医嘱** 护士接到医嘱,经双人核对准确无误后方可执行	
2.**评估并解释**	
(1)评估患者30分钟内是否有进食、饮水、吸烟、剧烈运动、情绪激动;评估患者的年龄、病情、意识及配合程度,皮肤黏膜有无异常	评估患者是否有腋下创伤、手术、炎症、肩关节受伤和过度消瘦等
(2)向患者解释目的及注意事项,取得患者配合	
3.**操作前准备**	
(1)**环境准备**:室温适宜、光线充足、环境安静,必要时拉上床帘或用屏风遮挡	保护患者隐私
(2)**护士准备**:着装整洁,修剪指甲,七步洗手法洗手,戴口罩	
(3)**患者准备**:了解体温测量的目的、方法、注意事项及配合要点;体位舒适(坐位、仰卧位或侧卧位),情绪稳定;测温前20～30分钟若有运动、进食、冷热饮、冷热敷、洗澡、坐浴、灌肠等,应休息30分钟后再测量	
(4)**用物准备**:治疗卡、治疗盘内备容器2个(一为清洁容器,盛放已消毒的体温计,另一个盛放测温后的体温计)、治疗碗1个(备消毒纱布2块)、弯盘、表(有秒针)、记录本、笔	
4.**携用物至床旁** 携用物至患者床旁	
5.**核对** 核对患者的床号、姓名、腕带	确认患者
6.**测量** 根据患者及病情选择合适的测温方法	①口温:测量方法方便,但消毒需严格 ②腋温:测量方法安全易接受,但准确性一般 ③肛温:测出的体温较可靠,但不方便,只适用于婴幼儿和昏迷的患者

续表

操作流程	要点及说明
口温测量法	舌下热窝是口腔中温度最高的部位,在舌系带两侧,左右各一,由舌动脉供血
(1)将口表汞端(水银端)斜放于舌下热窝,嘱患者闭口勿咬,用鼻呼吸,测量3分钟	嘱患者闭口勿咬,用鼻呼吸;测量过程中切勿用牙咬体温计,勿讲话,避免咬碎体温计造成损伤
腋温测量法	
(1)解开衣扣,取一块纱布,擦干腋下汗液	腋下有汗,导致散热增加,测量体温的数值会偏高
(2)将体温计汞端(水银端)放于腋窝,嘱患者保持姿势屈臂过胸,夹紧体温计,测量10分钟	小儿不合作者,需协助夹紧上臂
肛温测量法	
(1)协助患者取侧卧、俯卧或屈膝仰卧位,暴露臀部	测肛温前需用卫生纸擦净患者肛门处
(2)用棉签取润滑油润滑肛表汞端(水银端)	插肛表时应轻稳,以免损伤肛门或直肠黏膜
(3)一手分开臀部,另一手持肛表,轻轻插入肛门3~4 cm并固定;婴幼儿可取仰卧位,护士一手握患儿双踝,提起双腿,另一手将肛表插入肛门,测量3分钟	插入肛门深度:成人3~4 cm,婴儿1.25 cm,幼儿2.5 cm
7.**取表读数** 取出体温计,用消毒纱布擦拭后读数,评估体温是否异常;将体温计温度甩至35 ℃以下,浸于有消毒液的容器内	若体温与病情不相符,应复测,有异常及时处理;用腕部力量甩体温计,注意不要触及他物造成损坏
8.**操作后处理**	
(1)协助患者穿好衣、裤,取舒适体位,整理床单位,整理用物	
(2)再次核对患者信息,向患者合理解释体温结果,确认患者无任何不适	
(3)洗手,记录	将体温值记录在记录本上,回治疗室绘制体温单

（四）操作流程图

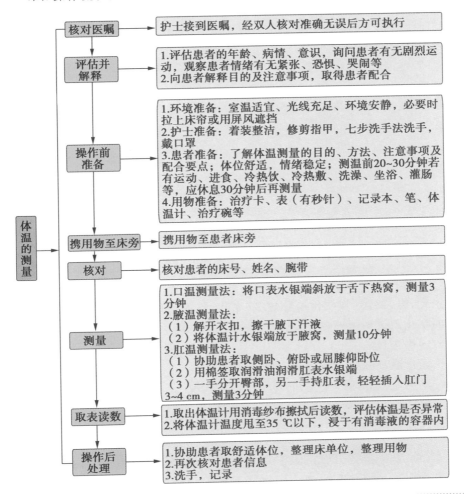

体温的测量

核对医嘱 → 护士接到医嘱，经双人核对准确无误后方可执行

评估并解释 →
1.评估患者的年龄、病情、意识，询问患者有无剧烈运动，观察患者情绪有无紧张、恐惧、哭闹等
2.向患者解释目的及注意事项，取得患者配合

操作前准备 →
1.环境准备：室温适宜、光线充足、环境安静，必要时拉上床帘或用屏风遮挡
2.护士准备：着装整洁，修剪指甲，七步洗手法洗手，戴口罩
3.患者准备：了解体温测量的目的、方法、注意事项及配合要点；体位舒适，情绪稳定；测温前20~30分钟若有运动、进食、冷热饮、冷热敷、洗澡、坐浴、灌肠等，应休息30分钟后再测量
4.用物准备：治疗卡、表（有秒针）、记录本、笔、体温计、治疗碗等

携用物至床旁 → 携用物至患者床旁

核对 → 核对患者的床号、姓名、腕带

测量 →
1.口温测量法：将口表水银端斜放于舌下热窝，测量3分钟
2.腋温测量法：
（1）解开衣扣，擦干腋下汗液
（2）将体温计水银端放于腋窝，测量10分钟
3.肛温测量法：
（1）协助患者取侧卧、俯卧或屈膝仰卧位
（2）用棉签取润滑油润滑肛表水银端
（3）一手分开臀部，另一手持肛表，轻轻插入肛门3~4 cm，测量3分钟

取表读数 →
1.取出体温计用消毒纱布擦拭后读数，评估体温是否异常
2.将体温计温度甩至35 ℃以下，浸于有消毒液的容器内

操作后处理 →
1.协助患者取舒适体位，整理床单位，整理用物
2.再次核对患者信息
3.洗手，记录

🖉重要小提示

1.腋表、口表、肛表应分别清洁消毒。

（1）腋表：可直接浸泡于消毒液中30分钟，取出后体温计甩至35℃以下，再放入另一消毒液容器中浸泡30分钟，取出用冷开水冲洗，纱布擦干放清洁容器内备用。

（2）口表、肛表：应清洁干净后，浸泡在消毒液中，其他同上。

2.注意不同病情时体温测量方法的选择。

(1)对腋下有创伤、手术、炎症、腋下出汗较多、极度消瘦的患者,不适用腋下测温。

(2)婴幼儿、精神异常、昏迷、不合作、口鼻手术或呼吸困难者,不可测口温。

(3)腹泻、直肠或肛门手术、心肌梗死及某些心脏病患者,不可做直肠测温。

3.为婴幼儿、意识不清或不合作患者测温时,护士需守护在旁或用手托扶体温计,以免发生意外。

4.发现体温与病情不相符合时,应重复测温,必要时可同时测量另一部位以对照,以便得到更为准确的体温数值。

项目二十四　脉搏的测量

(一)案例导入

患者,男,58岁,风湿性心脏病20余年,伴有心房纤颤,需密切观察心率和脉率的变化。接到医嘱,病房护士为患者测量脉搏。

(二)操作目的

1.通过测量脉搏,能够判断脉搏有无异常。

2.动态监测脉搏的变化,间接了解心脏情况。

3.协助诊断,为预防、治疗、康复、护理提供依据。

(三)操作流程

操作流程	要点及说明
1.**核对医嘱**　护士接到医嘱,经双人核对准确无误后方可执行	
2.**评估并解释**	测量前若有剧烈活动、情绪不稳定,会使脉搏加快,应嘱患者休息20～30分钟,精神放松,安静后再测量
(1)评估患者的年龄、病情、意识,询问患者有无剧烈运动,观察患者情绪有无紧张、恐惧、哭闹等	
(2)向患者解释操作目的及注意事项,取得患者的配合	

续表

操作流程	要点及说明
3.操作前准备	
(1)**环境准备**:室温适宜、光线充足、环境安静,必要时拉上床帘或用屏风遮挡	保护患者隐私
(2)**护士准备**:着装整洁,修剪指甲,七步洗手法洗手,戴口罩	
(3)**患者准备**:了解脉搏测量的目的、方法、注意事项及配合要点;体位舒适,情绪稳定;测温前若有运动、紧张、恐惧、哭闹等,应休息 20～30 分钟后再测量	
(4)**用物准备**:治疗卡、表(有秒针)、记录本、笔、听诊器(必要时)	
4.携用物至床旁 携用物至患者床旁	
5.核对 核对患者床号、姓名、腕带	确认患者
6.取体位 卧位时患者手臂平放或坐位;手腕伸展,手掌朝下;坐位时患者手臂自然下垂,肘部弯曲90°,手腕伸展,手掌朝下	偏瘫患者应选择健侧肢体测量
7.测量 护士以示指、中指、无名指的指端按压在桡动脉处,按压力量适中,以能清楚测得脉搏搏动为宜	不可用拇指诊脉,因拇指小动脉搏动易与患者的脉搏相混淆
8.计数 正常人脉搏测量30秒,所测数值乘以2;若发现患者脉搏短绌,应由 2 名护士同时测量,一人听心率,一人测脉率,由听心率者发出"起"或"停"口令,2 人同时计数 1 分钟;若脉搏细弱摸不清时,可用听诊器听心尖搏动 1 分钟代替诊脉	测量时注意脉率、脉搏强弱情况;心脏听诊的位置可选择左锁骨中线第 5 肋间内侧 1～2 cm 处
9.操作后处理	
(1)协助患者取舒适体位,整理床单位,整理用物	
(2)再次核对患者信息,向患者交代注意事项,确认患者无任何不适	将脉率记录在记录本上;脉搏短绌记录方式以分数式记录,如心率 200 次/分,脉率为 60 次/分,则记录为200/60 次/分
(3)洗手,记录	将脉搏数值记录在记录本上,回治疗室绘制体温单

（四）操作流程图

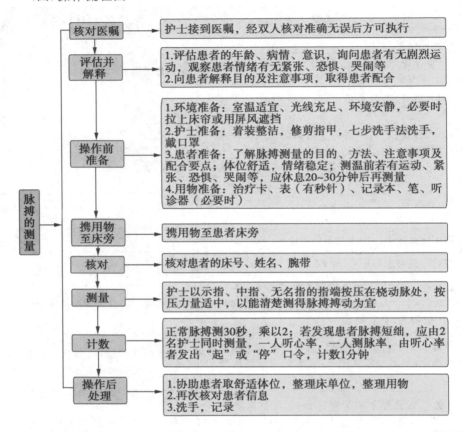

重要小提示

1. 勿用拇指诊脉,因拇指小动脉搏动易与患者的脉搏相混淆。

2. 异常脉搏应测量 1 分钟,脉搏细弱难以触诊时,应测心尖搏动 1 分钟。

3. 测量脉搏时需注意脉率、脉律、强弱变化以及动脉壁的弹性,并准确记录。

4. 正常人两侧脉搏差异很小,不易察觉。发生某些疾病时,如缩窄性大动脉炎或无脉症,两侧脉搏明显不同,应注意两侧均要测量以作对比。

项目二十五　呼吸的测量

（一）案例导入

患者,65 岁,是一位肺源性心脏病患者,神志恍惚,呼吸不规则,张口呼吸,端坐位,需密切观察呼吸频率、节律及深浅度的变化,接到医嘱,病房护士为患者测量呼吸。

（二）操作目的

1.通过测量呼吸,能够判断呼吸有无异常。

2.动态监测呼吸的变化,了解患者的呼吸功能。

3.协助诊断,为预防、治疗、康复、护理提供依据。

（三）操作流程

操作流程	要点及说明
1.核对医嘱　护士接到医嘱,经双人核对准确无误后方可执行	
2.评估并解释	测量前若有剧烈活动、情绪激动时,会使呼吸加快,应嘱患者休息 20～30 分钟,精神放松,安静后再测量
(1)评估患者的年龄、病情、意识及配合程度,询问患者有无剧烈运动,观察患者情绪有无紧张、恐惧、哭闹等	
(2)核对患者的床号、姓名、腕带,向患者及家属解释目的及注意事项	
3.操作前准备	
(1)**环境准备**:室温适宜、光线充足、环境安静,必要时拉上床帘或用屏风遮挡	保护患者隐私
(2)**护士准备**:着装整洁,修剪指甲,七步洗手法洗手,戴口罩	
(3)**患者准备**:了解呼吸测量的目的、方法、注意事项及配合要点;体位舒适,情绪稳定,保持自然呼吸状态;测温前若有剧烈运动、情绪激动等,应休息 20～30 分钟后再测量	
(4)**用物准备**:治疗卡、表(有秒针)、记录本、笔、棉花(必要时)	
4.携用物至床旁　携用物至患者床旁	
5.核对　核对患者床号、姓名、腕带	确认患者

续表

操作流程	要点及说明
6.**测量** 护士将手放在患者诊脉部位似诊脉状,眼睛观察患者胸部或腹部的起伏;呼吸微弱不易观察时,可用少许棉花置于患者鼻孔前,观察棉花被吹动的次数	女性以胸式呼吸为主;男性和儿童以腹式呼吸为主
7.**观察并计数** 观察患者的呼吸频率(一起一伏为一次呼吸)、深度、节律、音响、形态及有无呼吸困难;正常呼吸测 30 秒,将所测数值乘以 2 即为呼吸次数;异常呼吸患者或婴儿应测 1 分钟	异常呼吸患者测量时应注意观察呼吸的节律、深浅度、音响及呼吸困难的症状
8.**操作后处理**	
(1)协助患者取舒适体位,整理床单位,整理用物	将测量值记录在记录本上
(2)再次核对患者信息,向患者交代注意事项,确认患者无任何不适后方可离开	
(3)洗手、记录	将呼吸数值记录在记录本上,回治疗室绘制体温单

✎**重要小提示**

　　1.观察呼吸次数的同时应密切观察呼吸的深浅度、节律、声音、形态,是否有特殊气味,两侧胸廓起伏是否对称,有无鼻翼煽动、胸骨上窝凹陷等缺氧现象。

　　2.应在患者情绪稳定,安静环境中测量呼吸。

　　3.呼吸受意识控制,因此测量前不必解释,在测量过程中不使患者察觉,以免紧张,影响测量准确性。

（四）操作流程图

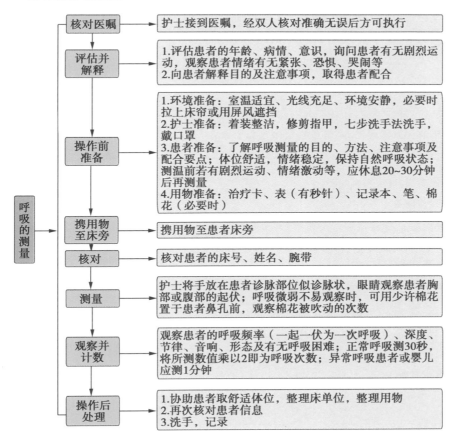

项目二十六　血压的测量

（一）案例导入

患者,57岁,2年前被诊断为原发性高血压,没有规律用药,血压一直控制不理想,近日来出现头痛、心悸症状加重,需密切观察患者血压变化。接到医嘱,病房护士为患者测量血压。

（二）操作目的

1.通过测量血压,能够判断血压有无异常。

2.动态监测呼吸的变化,分析血压异常类型及伴随症状。

3.辅助诊断,为预防、治疗、康复、护理提供依据。

(三)操作流程

操作流程	要点及说明
1.**核对医嘱** 护士接到医嘱,经双人核对准确无误后方可执行	
2.**评估并解释**	测量前若有剧烈活动、情绪激动时,会使呼吸加快,应嘱患者休息20~30分钟,精神放松,安静后再测量
(1)评估患者的年龄、病情、意识及配合程度,询问患者有无剧烈运动,观察患者情绪有无紧张、恐惧、哭闹等	
(2)核对患者床号、姓名、腕带,向患者解释目的及注意事项,取得患者的配合	
3.**操作前准备**	
(1)**环境准备**:室温适宜、光线充足、环境安静	
(2)**护士准备**:着装整洁,修剪指甲,七步洗手法洗手,戴口罩	
(3)**患者准备**:了解血压测量的目的、方法、注意事项及配合要点;体位舒适,情绪稳定;测温前若有吸烟、剧烈运动、情绪激动等,应休息20~30分钟后再测量	
(4)**用物准备**:血压计、听诊器、治疗卡、表(有秒针)、记录本、笔	若为汞柱血压计,应检查血压计:玻璃管无裂损,刻度清晰,加压气球和橡胶管无老化、不漏气,袖带宽窄合适,水银充足,无断裂;检查听诊器:橡胶管无老化、衔接紧密,听诊音传导正常
4.**携用物至床旁** 携用物至患者床旁	
5.**核对** 核对患者床号、姓名、腕带	确认患者
6.**测量血压** 根据患者病情选择测量部位	偏瘫患者测量健侧
测量肱动脉	
(1)**体位**:协助患者取舒适体位,坐位或仰卧位。被测肢体(肱动脉)与心脏同一水平;坐位时平第四肋软骨,仰卧位时平腋中线	若肱动脉高于心脏水平,测得血压值偏低;肱动脉低于心脏水平,测得血压值偏高
(2)**卷袖伸肘**:卷袖,露臂,手掌向上,肘部伸直	袖袋缠的太松,充气后呈气球状,有效面积变窄,使血压测量值偏高;袖袋缠的太紧,未注气已受压,使血压测量值偏低
(3)**打开血压计**:垂直放置血压计于上臂旁,开启水银血压计开关	避免听诊器胸件塞于袖带下,以免局部受压较大和听诊时出现干扰声

续表

操作流程	要点及说明
(4)**缠袖带**:驱尽袖带内空气,平整缠于上臂中部,下缘距肘窝 2～3 cm,松紧以能插入一指为宜	
(5)**戴听诊器**:将听诊器胸件放于肱动脉搏动最明显处,以一手稍加固定	
(6)**充气**:一手握加压气球,关闭气门,充气至肱动脉搏动消失再升高 2.6～4 kPa(20～30 mmHg)	充气不可过猛、过快,以免水银溢出和患者不适;充气不足或充气过度都会影响测量结果
(7)**放气**:缓慢放气,速度以水银柱下降 0.5 kPa(4 mmHg)/s 为宜,注意水银柱刻度和肱动脉声音的变化	放气太慢,使静脉充血,舒张压值偏高;放气太快,易错过听诊间隔,猜测血压
(8)**判断**:当听诊器听到的第一声搏动时,汞柱所指刻度即为收缩压;当搏动突然变弱或消失时,汞柱所指刻度即为舒张压	第一声搏动音出现表示袖带内压力降至与心脏收缩压相等,血流能通过受阻的肱动脉(WHO 规定,以动脉消失音作为判断舒张压的标准)
(9)**读数**	眼睛视线要保持与水银柱弯月面同一水平。视线低于水银柱弯月面读数偏高,反之,读数偏低
测量腘动脉	
(1)**体位**:协助患者取仰卧位、俯卧位、侧卧位,卷裤,露出大腿部	一般不采用屈膝仰卧位;必要时脱一侧裤子,暴露大腿,以免过紧影响血流,影响血压测量值的准确性
(2)**缠袖带**:将袖带缠于大腿下部,其下缘距腘窝 3～5 cm,听诊器置腘窝动脉最明显处	
(3)**其余操作同肱动脉**	
7.**整理血压计** 排尽袖带内余气,解开袖带,关紧压力活门,整理后放入盒内;血压计盒盖右倾 45°,待汞全部流入汞槽内,关闭水银槽开关,盖上盒盖,平稳放置	避免玻璃管破裂,水银溢出
8.**操作后处理**	
(1)协助患者穿好衣服,取舒适体位,整理床单位,整理用物	
(2)再次核对患者信息,向患者交代注意事项,确认患者无任何不适后方可离开	

续表

操作流程	要点及说明
(3)洗手、记录:洗手,将测量的血压值按收缩压/舒张压 mmHg(kPa)记录在体温单上	当变音与消失音之间有差异时,或危重者应记录两个读数,方式是收缩压/变音/消失音 mmHg,如 120/84/60 mmHg

(四)操作流程图

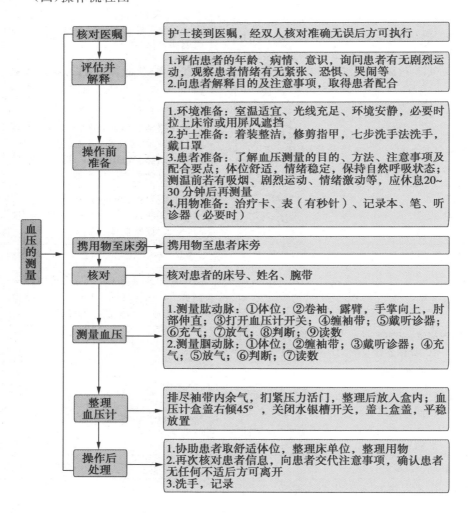

> ✑ **重要小提示**
>
> 　1. 定期检查、校对血压计。测量前,需检查血压计,包括玻璃管有无破裂,水银有无漏出,加压气球和橡胶管有无老化、漏气,听诊器是否完好。
>
> 　2. 对需密切观察血压的患者,应做到"四定",即定时间、定部位、定体位、定血压计,有助于测定的准确性和对照的可比性。
>
> 　3. 发现血压听不清或异常,应重测。重测时,待水银柱降至"0"点,稍等片刻后再测量。必要时,做双侧对照。
>
> 　4. 袖带充气时,不可用力过猛,以免血压计被损坏。
>
> 　5. 注意测压装置(血压计、听诊器)、测量者、受检者、测量环境等因素引起血压测量的误差,以保证测量血压的准确性。
>
> 　6. 读数时,汞柱零点、视线与心脏在同一水平。
>
> 　7.《中国高血压防治指南》对血压测量的要求:应间隔1~2分钟重复测量,取 2 次读数的平均值记录。如果收缩压或舒张压 2 次读数相差 5 mmHg 以上,应再次测量,取 3 次读数的平均值记录。首诊时要测量两上臂血压,以后通常测量较高读数一侧的上臂血压。

第二节　临床常用监测技术

心电监测是利用心电监护仪同时监测患者实时的、动态心电图的波形、心率、心律、血压、呼吸、血氧饱和度等生命体征参数变化。高精度的无创血压测量模块、精度高、重复性好;独特的血氧饱和测量装置,保证血氧饱和度和脉率测量更准确;另有丰富的报警上下限设置功能。

项目二十七　心电监测技术

(一)案例导入

患者,女,60 岁,既往冠心病史 2 年,有高血压,此次以"心前区疼痛 10 小时"拟急性心肌梗死收入 CCU。接到医嘱,护士需为患者监测连续心电和血氧饱和度。

(二)操作目的

1. 对危重患者进行连续心电监测,能够持续监测患者血压、呼吸、SPO_2、心率、心律等生命体征参数变化,为病情诊断及治疗提供信息支持。

2. 储存和记录心电图的各种信息,以便随时观察。

3. 发现和识别心律失常;观察起搏器功能;监测患者机体缺氧情况。

（三）操作流程

操作流程	要点及说明
1.**核对医嘱**　护士接到医嘱,经双人核对准确无误后方可执行	
2.**评估并解释**	选择合适的氧饱和度测量部位(手指、足趾、耳郭)
(1)评估患者的年龄、病情、意识及配合程度、吸氧流量;酒精过敏史、患者皮肤状况、指甲有无异常、双上肢有无偏瘫等疾患	
(2)核对患者床号、姓名、腕带,向患者解释目的及注意事项,取得患者的配合	
3.**操作前准备**	
(1)**环境准备**:室温适宜、光线充足、环境安静,无电磁波干扰;拉上床帘或屏风遮挡	保护患者隐私
(2)**护士准备**:着装整洁,修剪指甲,七步洗手法洗手,戴口罩	
(3)**患者准备**:了解心电和血氧饱和度监测的目的、方法、注意事项及配合要点;体位舒适,情绪稳定	
(4)**用物准备**:治疗卡、便携式心电监护仪 1 台、一次性电极片、75%酒精棉球或纱布、弯盘(用物准备齐全,仪器性能良好,摆放合理)、记录本、笔	通电检查监护仪,确定其性能良好评估周围环境有无电磁波干扰
4.**携用物至床旁**　携用物至患者床旁	
5.**核对**　核对患者床号、姓名、腕带	确认患者
6.**开机并检查**　检查导线连接是否正常,接通电源,打开监护仪,检查机器性能,根据不同仪器操作提示进入监护程序	根据监护的项目设置监护模块
7.**体位**　拉上床帘或屏风遮挡,协助患者取仰卧位,暴露操作区域	保证患者舒适安全,保护患者隐私
8.**擦拭**　正确定位,必要时先做局部剃毛,再用75%酒精纱布清洁皮肤,待干,以减少皮肤的电阻	酒精过敏者清洁皮肤时可换成清水
9.**连接电极片**　将电极片正确连接至监护仪导联线上;按照监护仪标识要求贴于患者胸部正确位置	贴电极片时避开伤口,必要时应避开除颤部位;需长时间进行监护者,应定期更换电极片的安放位置,防止皮肤过敏和溃烂

续表

操作流程	要点及说明
(1)如为**三导联**,电极片放置位置为: 　白色(RA):胸骨右缘锁骨中线第2肋间 　黑色(LA):胸骨左缘锁骨中线第2肋间 　红色(LL):左锁骨中线剑突水平处	当 ECG 采用三导联时,可用来监护Ⅰ、Ⅱ、Ⅲ
(2)如为**五导联**,电极片放置位置为: 　白色(RA):右锁骨中线第2肋间 　黑色(LA):左锁骨中线第2肋间 　红色(LL):左锁骨中线剑突水平处 　绿色(RL):右锁骨中线剑突水平处 　棕色(C):胸骨左缘第4肋间	当 ECG 采用五导联时,可用来监护Ⅰ、Ⅱ、Ⅲ、aVF、aVR、aVL、V
10.**连接血压袖带**　使被测肢体与心脏处于同一水平,伸肘并稍外展,缠绕并固定血压袖带,松紧以能放入一指为宜,袖带下缘应距肘窝2～3 cm,测量首次血压	对需要随时监测血压者,应定时松解袖带,避免频繁充气对肢体血液循环造成影响和不适感,必要时更换测量部位
11.**连接血氧饱和度监测指夹**	SpO_2 监测报警低限设置为 90%,发现异常及时通知医生;告知患者不可随意摘取传感器;怀疑 CO 中毒的患者不宜选用脉搏血氧检测仪
(1)**清洁**:75% 酒精清洁患者局部皮肤及指(趾)甲	定时观察患者局部皮肤及指(趾)甲情况,更换传感器的位置,以免皮肤受损或血液循环受阻
(2)**连接指夹**:将氧饱和度传感器红灯对准患者手指、足趾或耳郭处,使接触良好	避开测血压上肢,指甲过长或涂指甲油的手指
12.**调节各项参数**　选择合适导联,一般选择Ⅱ导联,调节振幅,保证监测波形清晰,无干扰;设置测量血压方式、间隔时间;根据患者心率、血压调节报警上、下限,打开报警系统	报警处于"ON"位置,设置报警上下限,切忌关闭报警声音,出现报警时,应查明原因及时处理
13.**观察记录**　观察患者及监测波形,记录监护参数	正确读取监护参数、正确识别心电图,如有异常及时报告医生处理
14.**操作后处理**	
(1)协助患者取舒适体位,整理床单位,整理用物	
(2)再次核对患者信息,向患者交代注意事项,确认患者无任何不适后方可离开	告知患者和家属避免在仪器附近使用手机,以免干扰监测波形
(3)洗手,记录	异常指标及时上报医生处理

（四）操作流程图

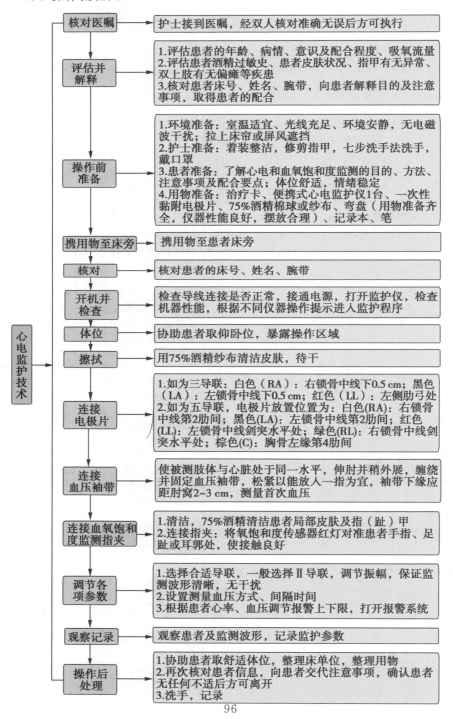

重要小提示

1. 注意电极片的粘贴位置,避开伤口、瘢痕、中心静脉插管、起搏器,必要时留出一定范围的空间,在患者出现室颤时进行电除颤。

2. 患者发生休克、体温过低、使用血管活性药物及贫血等情况;周围环境光照太强、电磁干扰及涂抹指甲油等都影响监测结果。

3. 需长时间进行监护者,应定期(24~48 小时)更换电极片的安放位置,防止皮肤过敏和溃烂;定时观察患者局部皮肤及指(趾)甲情况,更换传感器位置。

4. 对需要随时监测血压者,应定时松解袖带,避免频繁充气对肢体血液循环造成影响和不适感,必要时更换测量部位。

5. 报警系统应始终保持打开,出现报警时,应查明原因及时处理。

6. 监护仪的报警声音调节至合适分贝,避免过高或过低,过高影响患者休息,过低会让护士疏忽。

7. 密切监测患者异常心电波形,排除各种干扰和电极脱落,若心电波形为不规则杂波,最常见的原因是皮肤准备欠佳,可采取剔除汗毛,或用 75% 乙醇擦拭清洁皮肤上的油脂。

项目二十八　快速血糖监测技术

快速血糖监测是糖尿病管理中的重要手段之一,能够有效地监控患者病情变化和治疗效果,以利于及时调整治疗方案。指尖毛细血管血糖监测,通常称为指尖血糖监测,是指导患者血糖控制达标的重要措施,也是检查患者是否存在低血糖风险的重要手段。指尖血糖监测适用于所有糖尿病患者。自我血糖监测能够帮助患者严格控制血糖,同时减少低血糖的发生。

(一)案例导入

患者,男,48 岁,3 个月来多饮、多食,但体重明显减轻,伴有乏力症状,就诊于内分泌科,测得餐前血糖为 8.4 mmol/L,餐后 2 小时血糖为 14.8 mmoL/L,确诊为 2 型糖尿病。接到医嘱,病房护士需为患者密切监测血糖。

(二)操作目的

1. 快速血糖监测技术是糖尿病管理中的重要手段之一,能够有效地监测患者血糖水平,评价代谢指标。

2. 动态监测患者的血糖变化。

3. 对患者生活规律、活动、运动、饮食、治疗方案及用药具有重要的指导意义。

4.指尖毛细血管血糖监测,通常称为指尖血糖监测,适用于所有糖尿病患者。

(三)操作流程

操作流程	要点及说明
1.**核对医嘱**　护士接到医嘱,经双人核对准确无误后方可执行	
2.**评估并解释**	评估患者是否符合空腹或餐后 2 小时测定的要求
(1)评估患者的年龄、病情、意识及配合程度;了解患者近期血糖检验和化验结果	
(2)评估患者进食情况、服用降糖药情况;协助患者清洁双手	
(3)核对患者床号、姓名、腕带,向患者解释操作目的及注意事项,取得患者配合	
3.**操作前准备**	检查血糖仪的型号与试纸型号一致,检查采血针
(1)**环境准备**:室温适宜、光线充足、环境安静,无电磁波干扰	
(2)**护士准备**:着装整洁,修剪指甲,七步洗手法洗手,戴口罩	
(3)**患者准备**:了解快速血糖监测的目的、方法、注意事项及配合要点;体位舒适,情绪稳定	
(4)**用物准备**:治疗卡、一次性采血针头、75%酒精、棉签、快速血糖仪、试纸、弯盘、记录本、笔	
4.**携用物至床旁**　护士备齐用物携至患者床旁	
5.**核对**　核对患者床号、姓名、腕带	操作中查对
6.**取体位**　协助患者取舒适卧位,将患者手心向上,温暖穿刺手指并对其按摩,确定穿刺部位	由手腕向指尖按摩 2～3 次或手臂短暂下垂,增加血液循环;用肥皂水和温水清洁双手,擦干双手
7.**消毒**　用干棉签蘸取 75%乙醇消毒采血部位皮肤,待干	
8.**准备血糖试纸**　打开血糖仪,取出血糖试纸一条,确认试纸代码与血糖仪显示一致,将血糖试纸插入血糖仪中	屏幕上显示血滴符号
9.**采血**	

续表

操作流程	要点及说明
(1)确认患者手指消毒剂干透后实施采血,采血针紧压指腹,按动开关,针刺指腹,第一滴血用无菌棉签擦掉	采血点可选择在手指偏侧面,神经分布较手指正中少,痛感较轻
(2)轻压指尖,用试纸浸取血液使试纸区完全变红	采血时若挤压采血部位,会因组织液稀释血液,而使监测值偏低
10.**按压** 指导患者用棉签按压穿刺部位1～5分钟	试纸必须在采血的2分钟内插入血糖仪内,否则易影响结果
11.**读数** 等待血糖仪显示结果	若患者血糖低于或高于正常参考范围,可复测一次,并告知医生观察患者情况
12.**操作后处理**	
(1)取出试纸,清洁血糖仪,放好血糖仪	血糖仪要定期检查、清洁、校准 测试区清洁勿用酒精或其他有机溶剂,以免损坏仪器,可用棉签或软布蘸水擦拭后,再用干棉签擦干
(2)协助患者取舒适体位,整理床单位,整理用物	
(3)再次核对患者信息,向患者交代注意事项,确认患者无任何不适后方可离开	推治疗车离开病室,放于指定位置
(4)洗手,记录	异常指标及时上报医生处理

重要小提示

1.测血糖前,确认血糖仪上的号码与试纸一致。

2.确认患者酒精消毒手指干透后再实施采血。

3.刺破皮肤后勿用力挤压,以免组织液混入血样,造成检验结果偏差。

4.滴血量,应使试纸区完全变红。

5.避免试纸发生污染。

6.血糖正常值为:空腹血糖3.9～5.6 mmol/L(静脉血);3.9～6.1 mmol/L(末梢血);餐后2小时血糖正常值为<7.8 mmol/L。血糖异常可复测一次,并告知医生,给予及时处理。

（四）操作流程图

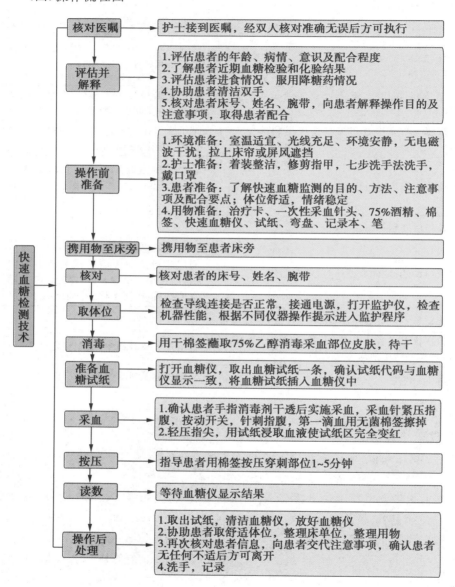

| 核对医嘱 | → | 护士接到医嘱，经双人核对准确无误后方可执行 |

快速血糖检测技术

| 评估并解释 | → | 1.评估患者的年龄、病情、意识及配合程度
2.了解患者近期血糖检验和化验结果
3.评估患者进食情况、服用降糖药情况
4.协助患者清洁双手
5.核对患者床号、姓名、腕带，向患者解释操作目的及注意事项，取得患者配合 |

| 操作前准备 | → | 1.环境准备：室温适宜、光线充足、环境安静，无电磁波干扰；拉上床帘或屏风遮挡
2.护士准备：着装整洁，修剪指甲，七步洗手法洗手，戴口罩
3.患者准备：了解快速血糖监测的目的、方法、注意事项及配合要点；体位舒适，情绪稳定
4.用物准备：治疗卡、一次性采血针头、75%酒精、棉签、快速血糖仪、试纸、弯盘、记录本、笔 |

| 携用物至床旁 | → | 携用物至患者床旁 |

| 核对 | → | 核对患者的床号、姓名、腕带 |

| 取体位 | → | 检查导线连接是否正常，接通电源，打开监护仪，检查机器性能，根据不同仪器操作提示进入监护程序 |

| 消毒 | → | 用干棉签蘸取75%乙醇消毒采血部位皮肤，待干 |

| 准备血糖试纸 | → | 打开血糖仪，取出血糖试纸一条，确认试纸代码与血糖仪显示一致，将血糖试纸插入血糖仪中 |

| 采血 | → | 1.确认患者手指消毒剂干透后实施采血，采血针紧压指腹，按动开关，针刺指腹，第一滴血用无菌棉签擦掉
2.轻压指尖，用试纸浸取血液使试纸区完全变红 |

| 按压 | → | 指导患者用棉签按压穿刺部位1~5分钟 |

| 读数 | → | 等待血糖仪显示结果 |

| 操作后处理 | → | 1.取出试纸，清洁血糖仪，放好血糖仪
2.协助患者取舒适体位，整理床单位，整理用物
3.再次核对患者信息，向患者交代注意事项，确认患者无任何不适后方可离开
4.洗手，记录 |

第五章　冷热疗法

☞**学习目标**

【知识目标】能掌握冷、热疗法的目的、方法、禁忌,理解冷、热疗法的生理效应、继发效应和影响因素,熟悉冷、热疗法使用的评估内容。

【能力目标】能够按照操作流程,正确选择并实施各种冷疗法(冰袋的使用、冰帽的使用、冷湿敷、温水拭浴或乙醇试浴)、热疗法(热水袋的使用、热湿敷、热水坐浴),操作规范、动作轻巧、全程观察患者反应、保证患者舒适安全。

【情感与思政目标】培养学生人文关怀意识,做到尊重体贴患者、态度和蔼、语言亲切、护患沟通有效,并引导学生养成爱伤观念、严谨务实的工作作风。

第一节　冷疗法

冷疗法(cold therapy)是通过用冷作用于人体的局部或全身,以达到减轻局部充血或出血、减轻疼痛、控制炎症扩散、降低体温的作用,是临床上常用的物理治疗方法。冷疗法可分为局部冷疗法和全身冷疗法,局部冷疗法包括冰袋(ice bags)、冰囊、冰帽(ice caps)、化学制冷袋(chemo refrigeration bag)的使用和冷湿敷法(cold moist compress)等;全身冷疗法包括温水擦浴(tepid water sponge bath)或酒精拭浴(alcohol sponge bath)等。

冷疗法适用于局部软组织损伤的初期、扁桃体摘除术后、鼻出血等患者;急性损伤初期、牙痛、烫伤等患者;炎症早期患者;高热、中暑患者。冷疗禁用于血液循环障碍者,如大面积组织受损、全身微循环障碍、休克、糖尿病、水肿等患者;有慢性炎症或深部化脓病灶者;有组织损伤、破裂或有开放性伤口者;对冷过敏者;昏迷、感觉异常、年老体弱者、婴幼儿、关节疼痛、心脏病、哺乳期产妇胀奶等。

在进行冷疗法的操作时,护士应了解冷疗法的效应,掌握正确的使用方法,观察患者的反应,并对治疗效果进行及时的评价,以达到促进疗效、减少损伤发生的目的。

项目二十九　冰袋的使用

(一)案例导入

患者,男,36 岁,因长时间户外工作中暑晕倒。患者躁动不安、神志模糊,体温(T)40.2℃,脉搏(P)98 次/分,呼吸(R)26 次/分,血压(BP)85/50 mmHg。医嘱:收治入院。给予患者吸氧,开通静脉通道,给予冰袋为患者冷敷,进行酒精擦浴。

(二)操作目的

降温、止血、消肿、镇痛、消炎。

(三)操作流程

操作流程	要点及说明
1.核对医嘱　护士接到医嘱,经双人核对准确无误后方可执行	
2.评估并解释	
(1)评估患者的年龄、病情、体温、治疗情况、意识状况、活动能力、疼痛情况及有无感觉障碍及冷过敏状况	
(2)评估冷疗部位的皮肤状况,如皮肤颜色、温度,有无硬结、伤口、淤血等	
(3)核对患者床号、姓名、腕带,向患者解释操作目的及注意事项,取得患者配合	
3.操作前准备	
(1)**环境准备**:病室安静、整洁,温湿度适宜,无对流风直吹患者;酌情关闭门窗,必要时用床帘或围帘遮挡患者	
(2)**护士准备**:着装整洁,修剪指甲,七步洗手法洗手,戴口罩	
(3)**患者准备**:了解冰袋使用的目的、方法、注意事项及配合要点;体位舒适,愿意合作	
(4)**用物准备**:冰袋或冰囊、治疗巾、记录本、笔	
4.准备冰袋　检查冰袋有无破损、漏气;将冰袋用一次性治疗巾包好	避免冰袋与患者皮肤直接接触,也可吸收冷凝水汽

续表

操作流程	要点及说明
5. 携用物至床旁 护士备齐用物携至患者床旁	
6. 核对 核对患者的姓名、床号、腕带	确认患者
7. 取体位 协助患者取舒适体位,使患者平卧	
8. 放置冰袋 将冰袋置于冷敷部位,根据不同的使用目的,把握好冷疗时间;高热降温置冰袋于前额、头顶部和体表大血管分布处(颈部两侧、腋窝、腹股沟等),鼻出血者将冰袋置于鼻部,扁桃体摘除术后将冰袋置于下颌下以防出血	冰袋放置于前额时,应将冰袋悬吊在支架上,以减轻局部压力;但冰袋必须与前额皮肤接触,才可保证治疗效果;冰袋使用时间一般为 10～30 分钟或遵医嘱执行,以防产生继发效应
9. 巡视观察 在冷疗实施过程中,每 10 分钟查看观察冷疗的效果、患者的反应以及局部皮肤颜色的变化,倾听患者主诉	如患者出现局部皮肤苍白、青紫或有麻木感等症状,应立即停止用冷
10. 操作后处理	
(1)撤去冰袋	
(2)协助患者取舒适体位,整理床单位,整理用物	整理床单位,使病室整齐、美观;冰袋消毒后备用
(3)再次核对患者信息,向患者交代注意事项,确认患者无任何不适后方可离开	推治疗车离开病室,放于指定位置
(4)洗手,记录	记录用冷的部位、时间、效果、反应,便于评价

📎**重要小提示**

1. 冰袋放置于前额时,应将冰袋悬吊在支架上,以减轻局部压力,但冰袋必须与前额皮肤接触。

2. 注意观察患者局部皮肤变化,每 10 分钟查看一次局部皮肤颜色,如出现苍白、青紫、麻木等情况,应立即停止用冷并给予相应处理。

3. 冰袋使用时间一般为 10～30 分钟或遵医嘱执行。用冷时间正确,最长不超过 30 分钟,需长时间用冷者应休息 1 小时后再重复使用,以防发生不良反应。

4. 如用以降温,冰袋使用 30 分钟后测量体温,当患者体温降至 39 ℃以下时,应取下冰袋并在体温单上做好记录。

5. 使用冰袋禁用于枕后、耳郭、心前区、腹部、阴囊及足底等部位。

6. 降温的同时可在足底置一热水袋,减轻脑组织充血,促进散热,增加舒适感。

（四）操作流程图

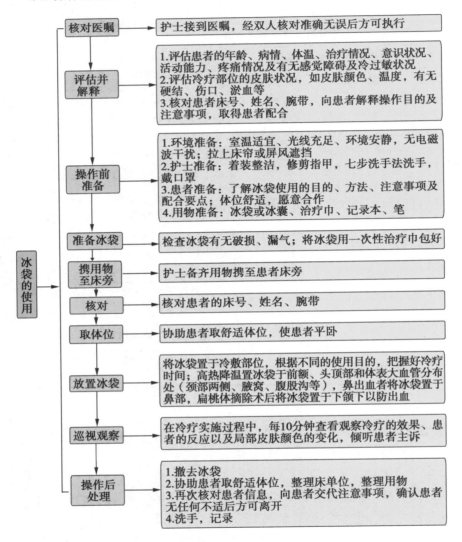

项目三十 冰帽的使用

冰帽是一种类似于帽子、可以装冰块的橡胶袋，戴在患者头部。

（一）案例导入

患者，女，32岁，骑共享单车上班时被汽车撞倒，头部着地，当即昏迷，约10分钟后清醒，自诉头痛、恶心。住院观察，频繁呕吐6次，两小时后发现昏迷；右侧瞳孔散大，对光反射迟钝，左侧肢体瘫痪。入院诊断：右侧硬脑膜外急性血肿。一经诊断即施行开颅血肿清除术,排出血肿以缓解颅内高压。为防止术后出现脑水肿,护士遵医嘱给予患者术后使用冰帽。

(二)操作目的

头部降温,预防脑水肿。

(三)操作流程

操作流程	要点及说明
1.核对医嘱 护士接到医嘱,经双人核对准确无误后方可执行	
2.评估并解释	
(1)评估患者的年龄、病情、体温、治疗情况、意识状况、活动能力、疼痛情况及有无感觉障碍及冷过敏状况	
(2)评估患者的头部状况;评估患者对使用冰帽的了解程度、心理反应及合作程度	
(3)向患者解释操作目的及注意事项,取得患者配合	
3.操作前准备	
(1)**环境准备**:病室安静、整洁,温湿度适宜,无对流风直吹患者	酌情关闭门窗,必要时用床帘或围帘遮挡患者
(2)**护士准备**:衣帽整洁,修剪指甲,七步洗手法洗手,戴口罩	
(3)**患者准备**:了解冰帽使用的目的、方法、注意事项及配合要点;体位舒适,愿意合作	
(4)**用物准备**: 治疗车上层:治疗盘内备冰帽、海绵、毛巾、肛表;治疗盘外备冰块、帆布袋、木槌、盆及冷水、勺、手消毒液;治疗车下层:水桶、生活垃圾桶、医用垃圾桶	
4.准备冰帽 将冰块装入帆布袋,用木槌将冰块敲成小块,将冰块放入盆中,用冷水冲去棱角;检查冰帽有无破损、漏水,用勺将冰块装入冰帽内	冰块装入约2/3满,驱除帽内空气,旋紧冰帽口,扎紧排水管,用毛巾擦干冰帽外水渍
5.携用物至床旁 护士备齐用物携至患者床旁	
6.核对 核对患者的姓名、床号、腕带	确认患者
7.取体位 协助患者取舒适体位,使患者平卧	

续表

操作流程	要点及说明
8.放置冰帽　在患者后颈部、双耳外侧与冰帽接触的部位垫海绵垫,外耳道塞不脱脂棉球,双眼覆盖凡士林纱布;将患者头部置于冰帽中,冰帽的引水管置于水桶中,注意水流情况	防止颈部、枕部、耳郭、眼睛等部位发生冻伤
9.巡视观察　在冷疗实施过程中,观察冷疗的效果、患者用冷的反应以及局部皮肤颜色的变化,倾听患者主诉;维持肛温在33 ℃左右,不可低于30 ℃	如患者出现局部皮肤苍白、青紫或有麻木感等症状,应立即停止用冷;密切观察患者病情、体温及心率变化,防止发生心房纤颤、房室传导阻滞等并发症
10.操作后处理	
(1)撤去冰帽	将冰帽中的冰水倒净,倒挂,晾于通风阴凉处,消毒后备用
(2)协助患者取舒适体位,整理病床单位,整理用物	整理病床单位,使病室整齐、美观;冰袋消毒后备用
(3)再次核对患者信息,向患者交代注意事项,确认患者无任何不适后方可离开	推治疗车离开病室,放于指定位置
(4)洗手,记录	记录用冷的部位、时间、效果、反应,便于评价

📎重要小提示

1.观察冰帽有无破损、漏水,冰帽内的冰块融化后,应及时更换或添加。

2.用冷时间不得超过30分钟,以防产生继发效应。如需再使用应休息一小时,让局部组织复原后再重复使用,以防发生不良反应。

3.注意观察患者局部皮肤变化,尤其注意患者耳郭部位有无发紫、麻木及冻伤发生。如出现局部皮肤苍白、青紫、麻木感等情况,应立即停止用冷并给予相应处理。

4.为患者戴冰帽后,应保护耳郭、枕部、颈部和眼睛。患者后颈部垫海绵垫,因椎动脉经过颈椎的横突孔,此处用冷可影响脑部的血液供应;耳郭处禁忌用冷,以防冻伤。

5.肛温最低不宜低于30 ℃,以防并发心室纤颤等。

6.局部有慢性炎症或深部有化脓病灶时,禁用冷疗法。

（四）操作流程图

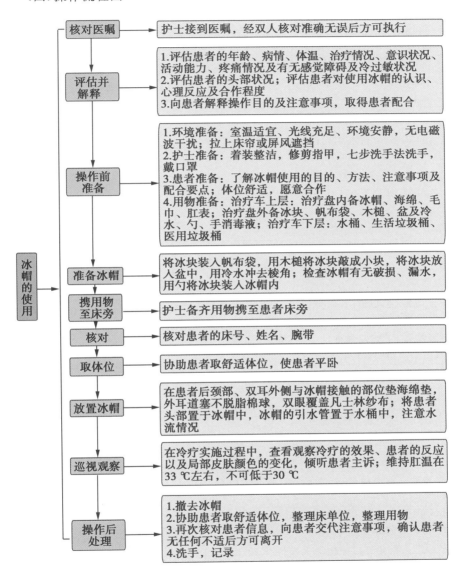

冰帽的使用	核对医嘱	护士接到医嘱，经双人核对准确无误后方可执行
	评估并解释	1.评估患者的年龄、病情、体温、治疗情况、意识状况、活动能力、疼痛情况及有无感觉障碍及冷过敏状况 2.评估患者的头部状况；评估患者对使用冰帽的认识、心理反应及合作程度 3.向患者解释操作目的及注意事项，取得患者配合
	操作前准备	1.环境准备：室温适宜、光线充足、环境安静，无电磁波干扰；拉上床帘或屏风遮挡 2.护士准备：着装整洁，修剪指甲，七步洗手法洗手，戴口罩 3.患者准备：了解冰帽使用的目的、方法、注意事项及配合要点；体位舒适，愿意合作 4.用物准备：治疗车上层：治疗盘内备冰帽、海绵、毛巾、肛表；治疗盘外备冰块、帆布袋、木槌、盆及冷水、勺、手消毒液；治疗车下层：水桶、生活垃圾桶、医用垃圾桶
	准备冰帽	将冰块装入帆布袋，用木槌将冰块敲成小块，将冰块放入盆中，用冷水冲去棱角；检查冰帽有无破损、漏水，用勺将冰块装入冰帽内
	携用物至床旁	护士备齐用物携至患者床旁
	核对	核对患者的床号、姓名、腕带
	取体位	协助患者取舒适体位，使患者平卧
	放置冰帽	在患者后颈部、双耳外侧与冰帽接触的部位垫海绵垫，外耳道塞不脱脂棉球，双眼覆盖凡士林纱布；将患者头部置于冰帽中，冰帽的引水管置于水桶中，注意水流情况
	巡视观察	在冷疗实施过程中，查看观察冷疗的效果、患者的反应以及局部皮肤颜色的变化，倾听患者主诉；维持肛温在33℃左右，不可低于30℃
	操作后处理	1.撤去冰帽 2.协助患者取舒适体位，整理床单位，整理用物 3.再次核对患者信息，向患者交代注意事项，确认患者无任何不适后方可离开 4.洗手，记录

项目三十一　冷湿敷法

（一）案例导入

患者，男，40岁，2小时前于运动中不慎扭伤右脚踝，局部红肿、疼痛，无破溃，予以冷湿敷。

（二）操作目的

止血、消炎、消肿、止痛。

（三）操作流程

操作流程	要点及说明
1.**核对医嘱**　护士接到医嘱,经双人核对准确无误后方可执行	
2.**评估并解释**	
(1)患者的年龄、病情、体温、治疗情况、意识状况、活动能力、疼痛情况及有无感觉障碍及冷过敏状况	
(2)评估冷疗部位的皮肤状况,如颜色、温度、有无硬结、伤口、淤血等	
(3)向患者及家属解释冷湿敷的目的、方法、注意事项及配合要点,取得患者的配合	
3.**操作前准备**	
(1)**环境准备**:病室安静、整洁,温湿度适宜,无对流风直吹患者	酌情关闭门窗,必要时用床帘或围帘遮挡患者
(2)**护士准备**:衣帽整洁,修剪指甲,七步洗手法洗手,戴口罩	
(3)**患者准备**:了解冷湿敷的目的、方法、注意事项及配合要点;体位舒适,愿意合作	
(4)**用物准备**: 治疗车上层:治疗盘内备敷布 2 块、凡士林、纱布、棉签、一次性治疗巾、手套、换药用物;治疗盘外备盛放冰水的容器,手消毒液 治疗车下层:生活垃圾桶、医用垃圾桶	
4.**携用物至床旁**　护士备齐用物携至患者床旁	
5.**再次核对**　再次核对患者的姓名、床号、住院号、腕带	
6.**取体位**　患者取舒适卧位,暴露患处,垫一次性治疗巾于受敷部位下,受敷部位涂凡士林,上盖一层纱布	保护皮肤及床单位;必要时屏风或床帘遮挡,维护患者隐私
7.**冷敷**　戴上手套,将敷布浸入冰水中后拧至半干;抖开敷布敷于患处;每 3～5 分钟更换一次敷布,持续 15～20 分钟;敷布须浸透,拧至不滴水为度	若冷敷部位为开放性伤口,须按无菌技术处理伤口;确保冷敷效果,以防产生继发效应
8.**巡视观察**　在冷疗实施过程中,查看观察冷疗的效果、患者的反应以及局部皮肤颜色的变化,倾听患者主诉	如患者出现局部皮肤苍白、青紫或有麻木感等症状,应立即停止用冷
9.**操作后处理**	

续表

操作流程	要点及说明
(1)撤掉敷布,擦干冷敷部位,擦掉凡士林,脱去手套	
(2)协助患者取舒适卧位,整理床单位,整理用物	使病室整齐、美观
(3)再次核对患者信息,向患者交代注意事项,确认患者无任何不适后方可离开	推治疗车离开病室,放于指定位置
(4)洗手,记录	记录用冷的部位、时间、效果、反应,便于评价

(四)操作流程图

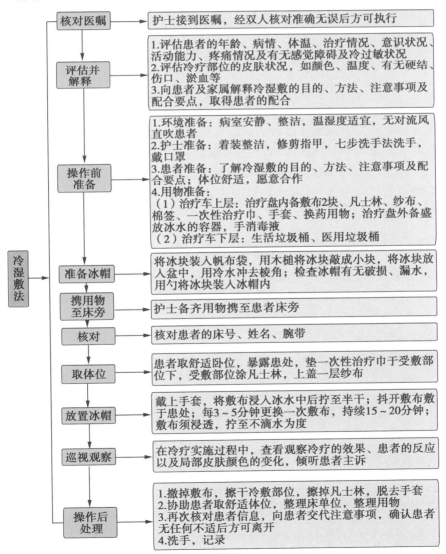

重要小提示

1. 注意观察局部皮肤情况及患者反应。

2. 敷布湿度得当,以不滴水为宜。

3. 若用于降温,除头部冷敷外,患者的腋下、肘窝、腹股沟、大腿根部等处可同时应用。使用冷湿敷 30 分钟后应测量体温,并将体温记录在体温单上。

4. 冷湿敷禁忌证:①血液循环障碍;②慢性炎症或深部化脓病灶;③组织损伤、破裂、水肿部位;④对冷过敏者;⑤昏迷、感觉异常、年老体弱者慎用;⑥枕后、耳郭、阴囊、心前区、腹部、足底禁忌用冷。

5. 冷湿敷部位下垫治疗巾,保护皮肤和床单位。

项目三十二　温水擦浴或酒精拭浴

温水擦浴是指利用低于患者皮肤温度的温水接触身体皮肤,通过温水的蒸发和传导作用来增加机体的散热,达到降温目的的方法。乙醇是一种挥发性的液体,拭浴时在皮肤上迅速蒸发,吸收和带走机体大量的热,而且乙醇又具有刺激皮肤使血管扩张的作用,因而散热能力较强。擦浴或拭浴适用于中暑、高热患者降低体温。

(一)案例导入

患者,男,51 岁,主诉咳嗽、咳痰伴发热 3 天来诊。患者于 3 天前受凉后出现咳嗽,咳黄痰,痰量较多,发热,体温最高为 39 ℃,伴胸闷气短,自服退热药物效果不佳。查体可见双肺呼吸音粗,闻及湿啰音。胸片提示肺炎,给予抗炎、化痰、退热等对症治疗,同时给予酒精擦浴。

(二)操作目的

为高热患者降温。

(三)操作流程

操作流程	要点及说明
1. 核对医嘱　护士接到医嘱,经双人核对准确无误后方可执行	
2. 评估并解释	
(1)患者的年龄、病情、体温、治疗情况、意识状况、活动能力、疼痛情况、有无感觉障碍及乙醇过敏史	

续表

操作流程	要点及说明
(2)评估环境温度、体温、皮肤的状况、循环状况、有无感觉障碍及对冷刺激的耐受性等	
(3)向患者及家属解释操作目的、方法、注意事项及配合要点,取得患者的配合	
3.操作前准备	
(1)**环境准备**:病室安静、整洁、舒适、安全,关好门窗,调节室温,用屏风遮挡患者	
(2)**护士准备**:衣帽整洁,修剪指甲,七步洗手法洗手,戴口罩	
(3)**患者准备**:了解温水擦浴的目的、方法、注意事项及配合要点;体位舒适,愿意合作	
(4)**用物准备**: 治疗车上层:治疗盘内备大毛巾(浴巾)、小毛巾2块、热水袋及套、冰袋及套;治疗盘外备治疗碗(内盛30 ℃、25%～35%乙醇200～300 mL)或脸盆(内盛32～34 ℃温水)、手消毒液、必要时备干净衣裤 治疗车下层:生活垃圾桶、医用垃圾桶、便器	
4.携用物至床旁 护士备齐用物携至患者床旁	
5.再次核对 再次核对患者的姓名、床号、腕带	
6.协助排便 护士协助患者排便,并洗手	保护皮肤及床单位,必要时屏风或围帘遮挡,维护患者隐私
7.安置冰袋 将冰袋置于头部;中暑患者可同时置冰袋于大血管丰富处	头部置冰袋,有助于降温,又可防止在擦浴时表皮血管收缩,使血液集中到头部引起充血
8.安置热水袋 将热水袋置于足底	促进足底血管扩张而减轻头部充血,并使患者感到舒适
9.擦拭前准备 松开床尾盖被,将患者移向操作者,协助患者脱去上衣、松解腰带;暴露擦拭部位,擦拭部位下垫浴巾,将小毛巾浸入温水或乙醇中,以备擦拭	便于擦拭
10.擦拭 将拧至半干的小毛巾缠在手上呈手套式,以离心方向边擦拭边按摩,然后用浴巾擦干皮肤	毛巾套成手套状可以保护床单位不受潮,也可增加患者舒适感;擦至大血管处要适当延长擦拭时间,促进散热

续表

操作流程	要点及说明
(1)**擦拭上肢**:患者平卧,露出一侧上肢,垫浴巾,按顺序擦浴 　　侧颈→肩部→上臂外侧→前臂外侧→手背; 　　侧胸→腋窝→上臂内侧→肘窝→前臂内侧→手心; 　　同法拭浴另一上肢,每侧上肢擦浴3分钟	擦至腋窝、肘窝、手心处稍用力并延长停留时间,以促进散热
(2)**背部**:协助患者侧卧,露出背部,垫浴巾,擦浴整个背部,顺序擦浴;颈下肩部→臀部;擦拭3分钟	
(3)**下肢**:协助患者穿好上衣,脱去裤子,平卧,露出一侧下肢,垫浴巾,按顺序擦拭; 　　髋部→下肢外侧→足背; 　　腹股沟→下肢内侧→内踝; 　　臀下沟→下肢后侧→腘窝→足跟; 　　同法擦拭另一下肢,每侧下肢擦拭3分钟	擦至腹股沟、腘窝处稍用力并延长停留时间,以促进散热;擦拭后为患者穿好裤子,撤去浴巾
11.**巡视观察**　在冷疗实施过程中,查看观察冷疗的效果、患者的反应以及局部皮肤颜色的变化,询问患者感受,倾听患者主诉	如患者出现寒战、面色苍白、脉搏及呼吸异常等症状,应立即停止拭浴
12.**操作后处理**	
(1)拭浴结束,撤去热水袋	嘱患者饮温开水
(2)根据需要更换干净衣裤,协助患者取舒适体位,盖好被子,整理床单位,整理用物;开窗,拉开床帘或撤去屏风	整理病床单位,使病室整齐、美观
(3)再次核对患者信息,向患者交代注意事项,确认患者无任何不适后方可离开	推治疗车离开病室,放于指定位置
(4)洗手,记录	记录温水拭浴或酒精擦浴的时间、效果、反应及体温情况,便于评价

（四）操作流程图

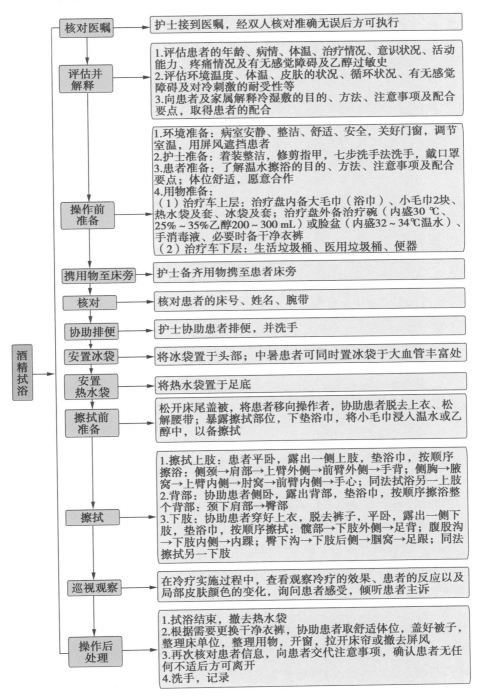

核对医嘱 → 护士接到医嘱，经双人核对准确无误后方可执行

评估并解释 →
1.评估患者的年龄、病情、体温、治疗情况、意识状况、活动能力、疼痛情况及有无感觉障碍及乙醇过敏史
2.评估环境温度、体温、皮肤的状况、循环状况、有无感觉障碍及对冷刺激的耐受性等
3.向患者及家属解释冷湿敷的目的、方法、注意事项及配合要点，取得患者的配合

操作前准备 →
1.环境准备：病室安静、整洁、舒适、安全，关好门窗，调节室温，用屏风遮挡患者
2.护士准备：着装整洁，修剪指甲，七步洗手法洗手，戴口罩
3.患者准备：了解温水擦浴的目的、方法、注意事项及配合要点；体位舒适，愿意合作
4.用物准备：
（1）治疗车上层：治疗盘内备大毛巾（浴巾）、小毛巾2块、热水袋及套、冰袋及套；治疗盘外备治疗碗（内盛30℃、25%～35%乙醇200～300 mL）或脸盆（内盛32～34℃温水）、手消毒液、必要时备干净衣裤
（2）治疗车下层：生活垃圾桶、医用垃圾桶、便器

携用物至床旁 → 护士备齐用物携至患者床旁

核对 → 核对患者的床号、姓名、腕带

协助排便 → 护士协助患者排便，并洗手

安置冰袋 → 将冰袋置于头部；中暑患者可同时置冰袋于大血管丰富处

安置热水袋 → 将热水袋置于足底

擦拭前准备 → 松开床尾盖被，将患者移向操作者，协助患者脱去上衣、松解腰带；暴露擦拭部位，下垫浴巾，将小毛巾浸入温水或乙醇中，以备擦拭

酒精擦浴

擦拭 →
1.擦拭上肢：患者平卧，露出一侧上肢，垫浴巾，按顺序擦浴：侧颈→肩部→上臂外侧→前臂外侧→手背；侧胸→腋窝→上臂内侧→肘窝→前臂内侧→手心；同法拭浴另一上肢
2.背部：协助患者侧卧，露出背部，垫浴巾，按顺序擦浴整个背部：颈下肩部→臀部
3.下肢：协助患者穿好上衣，脱去裤子，平卧，露出一侧下肢，垫浴巾，按顺序擦拭：髋部→下肢外侧→足背；腹股沟→下肢内侧→内踝；臀下沟→下肢后侧→腘窝→足跟；同法擦拭另一下肢

巡视观察 → 在冷疗实施过程中，查看观察冷疗的效果、患者的反应以及局部皮肤颜色的变化，询问患者感受，倾听患者主诉

操作后处理 →
1.拭浴结束，撤去热水袋
2.根据需要更换干净衣裤，协助患者取舒适体位，盖好被子，整理床单位，整理用物，开窗，拉开床帘或撤去屏风
3.再次核对患者信息，向患者交代注意事项，确认患者无任何不适后方可离开
4.洗手，记录

> **重要小提示**
>
> 1. 每侧(四肢、背腰部)3分钟,一般擦浴全过程在15～20分钟以内,以防产生继发效应。
>
> 2. 拭浴时,以拍拭方式进行,不用摩擦方式。用力均匀,不可过度用力。因摩擦易生热,在腋窝、腹股沟、腘窝等血管丰富处应稍用力擦拭,停留时间稍长些,以利散热。
>
> 3. 禁止擦拭胸前区、后颈、腹部、足底部位,因对冷的刺激较敏感,不宜擦浴,以免引起不良反应。
>
> 4. 拭浴过程中,应随时观察患者情况,如出现寒战、面色苍白、脉搏或呼吸异常时,应立即停止,并及时与医生联系,做好处理。
>
> 5. 拭浴后30分钟,测量体温并记录,如体温已降至39℃以下,取下头部冰袋。
>
> 6. 使用低于患者皮肤温度(32～34℃)的温水进行擦浴,这样可以很快将患者的皮肤温度传导发散。同时,皮肤接受冷刺激后,可使毛细血管收缩,继而又扩张,擦浴时又可用按摩手法刺激血管被动扩张,因而更促进了热的发散。
>
> 7. 体弱、寒战、风湿病患者,不宜温水擦浴。
>
> 8. 擦浴后取舒适卧位,并嘱患者多饮温开水。
>
> 9. 整个操作过程中,要注意环境的隐蔽,满足患者的心理需要,保护患者的隐私。

第二节 热疗法

热疗法(heat therapy)是通过用热作用于人体的局部或全身,以达到促进炎症的消散和局限、减轻疼痛、减轻深部组织的充血、保暖与舒适的作用,是临床上常用的物理治疗方法。热疗法包括热水袋(hot water bags)、红外线灯(infrared lamp)及烤灯(hot lamp)的使用、热湿敷(hot moist compress)、热水坐浴(hot site bath)等。

热疗法能够促进炎症的消散和局限,例如睑腺炎(麦粒肿)、乳腺炎等患者;帮助腰肌劳损、肾绞痛、胃肠痉挛等患者减轻疼痛;减轻深部组织的充血;为年老体弱、早产儿、危重、末梢循环不良患者做好保暖,营造舒适体验。禁用于未明确诊断的急性腹痛患者;面部危险三角区感染的患者;各种脏器出血、有出血性疾病的患者;软组织损伤或扭伤初期(48 小时内)的患者;心、肝、肾功能不全者;皮肤湿疹者;急性炎症者;孕妇;有金属移植物或人工关节者;有恶性病变部位者;麻痹、感觉异常者;婴幼儿,老年人等。

在进行热疗法的操作时,护士应了解热疗法的效应,掌握正确的使用方法,观察患者的反应,并对治疗效果进行及时的评价,以达到促进疗效、减少损伤发生的目的。

项目三十三　热水袋的使用

热水袋的使用是指用高于人体体温的热水,作用于机体的局部,以保暖、解痉、缓解局部疼痛和增加舒适为目的的方法。

(一)案例导入

患者,男,42 岁,于冬季醉酒后倒于室外,路人拨打"120",到达时患者周身湿冷,处于低体温状态,立即加盖棉被保暖,转运回院。查体:患者体温 35 ℃,双肺呼吸音清,未闻及干湿啰音,心音低钝,未闻及杂音。头颅 CT 示无脑出血,胸部 CT 提示双肺无明显肺炎表现。转运至监护室给予醒脑补液等对症治疗。加盖双层棉被,应用电热毯,足部应用热水袋等复温处理。

(二)操作目的

保暖、解痉、镇痛、舒适。

(三)操作流程

操作流程	要点及说明
1.**核对医嘱**　护士接到医嘱,经双人核对准确无误后方可执行	
2.**评估并解释**	
(1)评估患者的年龄、病情、体温、治疗情况、意识状况、活动能力、疼痛情况、有无感觉障碍及对热刺激的敏感状况	
(2)评估环境温度,热疗部位的皮肤状况,如皮肤颜色、温度,局部组织有无破损、开放性伤口等情况	
(3)向患者及家属解释热水袋使用的目的、方法、注意事项及配合要点	
3.**操作前准备**	
(1)**环境准备**:病室安静、整洁,温湿度适宜,无对流风直吹患者	酌情关闭门窗,必要时用床帘或围帘遮挡患者

续表

操作流程	要点及说明
(2)**护士准备**:衣帽整洁,修剪指甲,七步洗手法洗手,戴口罩	
(3)**患者准备**:了解热水袋使用的目的、方法、注意事项及配合要点;体位舒适,愿意合作	
(4)**用物准备:** 治疗车上层:治疗盘内备热水袋及套、治疗巾、水温计、毛巾;治疗盘外备盛水容器、热水、手消毒液; 治疗车下层:生活垃圾桶、医疗垃圾桶	
4.**准备热水袋**	
(1)**根据医嘱需要,测量并调节热水水温**:成人 60～70 ℃;昏迷、老人、婴幼儿、感觉迟钝,循环不良等患者,水温应低于 50 ℃	
(2)**灌水**:放平热水袋、去塞,一手提热水袋口,另一手将准备好的热水灌入袋中,灌水量为袋容积的 1/2～2/3;边灌边提高热水袋,使水不致溢出	灌水过多,使热水袋膨胀变硬,舒适感下降
(3)**排气**:将热水袋口端逐渐放平,排出袋内空气,以防影响热的传导	
(4)**检查**:拧紧塞子,用干毛巾擦干外壁;倒提热水袋,轻轻抖动,检查无漏水	
(5)**装套**:装入热水袋套内,系好系带	可避免热水袋与患者皮肤直接接触,增进舒适
(6)**放好、备用**	
5.**携用物至床旁**　护士备齐用物携至患者床旁	
6.**再次核对**　再次核对患者的姓名、床号、腕带	
7.**调整体位**　协助患者取舒适体位,使患者平卧	
8.**放置热水袋**　置热水袋于所需部位,袋口朝向身体外侧	袋口向外以避免烫伤
9.**严密观察疗效**　观察热水袋使用的效果、患者的反应、热水袋温度及局部皮肤颜色的变化,倾听患者主诉	保证热水温度,及时更换、保持温度,达到治疗效果;如患者出现局部皮肤潮红、疼痛等症状,应立即停止用热,并在局部涂抹凡士林
10.**操作后处理**	
(1)撤去热水袋,协助患者取舒适体位	将热水袋内的水倒净,倒挂晾干后,吹气,旋紧塞子,存放在阴凉处

续表

操作流程	要点及说明
(2)整理床单位,整理用物	清洗热水袋袋套,清洁、消毒后备用
(3)再次核对患者信息,向患者交代注意事项,确认患者无任何不适后方可离开	推治疗车离开病室,放于指定位置
(4)洗手,记录	记录使用热水袋的用热部位、皮肤状况、时间、效果、反应,便于评价

(四)操作流程图

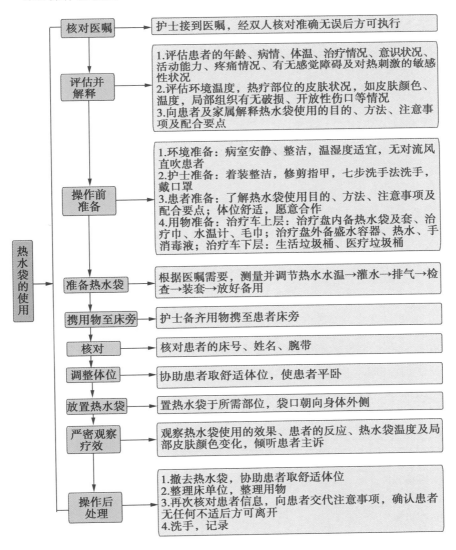

重要小提示

　　1. 热水袋水温:正常成人 60～70 ℃;老人、小儿、昏迷者、麻醉未清醒者和用热部位知觉麻痹者应调至 50 ℃;为手术患者的病床保温,热水袋放置于病床,其表面温度不超过 45 ℃;为缓解疼痛直接接触皮肤时,其表面温度不超过 43 ℃。

　　2. 热水袋须放入布袋中包裹方可接触患者皮肤。

　　3. 经常巡视观察用热水袋部位的皮肤颜色,如发现皮肤潮红则立即停止使用,局部涂凡士林,以防烫伤。

　　4. 急腹症患者禁止使用热水袋。

　　5. 软组织损伤或扭伤后 48 小时内禁用热水袋。

　　6. 每次使用热水袋时间不宜超过 30 分钟或遵医嘱执行。

　　7. 持续使用热水袋时,应每隔 30 分钟检查一次水温,及时更换热水,以保持一定温度。

　　8. 经常检查热水袋有无破损,热水袋与塞子是否配套,以防漏水。

　　9. 炎症部位热敷时,热水袋灌水 1/3 满,以免压力过大,引起患者疼痛。

　　10. 特殊患者使用热水袋,应再包一块大毛巾或放于两层毯子之间,以防烫伤。

　　11. 热水袋不可放在两面皮肤之间,如腋下、腹股沟等部位,以免发生烫伤。

　　12. 加强巡视,定期检查局部皮肤情况,必要时床边交班。

项目三十四　热湿敷法

(一)案例导入

　　患者,女,35 岁,直肠癌术后,进行化疗药静脉滴注后,左上肢出现静脉炎,遵医嘱应用硫酸镁进行局部湿热敷。

(二)操作目的

　　解痉、消炎、消肿、止痛。

(三)操作流程

操作流程	要点及说明
1.**核对医嘱**　护士接到医嘱,经双人核对准确无误后方可执行	
2.**评估并解释**	

续表

操作流程	要点及说明
(1)评估患者的年龄、病情、体温、治疗情况、意识状况、活动能力、疼痛情况、有无感觉障碍及对热刺激的敏感性状况	
(2)评估环境温度,热疗部位的皮肤状况,如皮肤颜色、温度,局部组织有无破损、开放性伤口等情况	
(3)向患者及家属解释热湿敷的目的、方法、注意事项及配合要点	
3.操作前准备	
(1)**环境准备**:病室安静、整洁,温湿度适宜,无对流风直吹患者	酌情关闭门窗,必要时用床帘或围帘遮挡患者
(2)**护士准备**:衣帽整洁,修剪指甲,七步洗手法洗手,戴口罩	
(3)**患者准备**:了解热湿敷的目的、方法、注意事项及配合要点;体位舒适,愿意合作	
(4)**用物准备**: 治疗车上层:治疗盘内备敷布 2 块、凡士林、纱布、棉签、一次性治疗巾、棉垫、水温计、手套;治疗盘外备热水瓶、脸盆(内盛热水)、手消毒液;必要时备大毛巾、热水袋等 治疗车下层:生活垃圾桶、医用垃圾桶	
4.携用物至床旁 护士备齐用物携至患者床旁	
5.再次核对 再次核对患者的姓名、床号、腕带	
6.患处准备 暴露患处,垫一次性治疗巾于受敷部位下,受敷部位涂凡士林,上盖一层纱布	保护皮肤及床单位;必要时屏风或床帘遮挡,维护患者隐私
7.取体位 协助患者取舒适体位,使患者平卧	
8.热湿敷 戴上手套,将敷布浸入热水中后拧至半干。护士用手腕掌侧试温,无烫感;抖开,折叠敷布敷于患处,并盖上棉垫以维持温度,控制湿敷水温 50~60 ℃;每 3~5 分钟更换一次敷布,持续 15~20 分钟;敷布须浸透,拧至不滴水为宜	若热敷部位为开放性伤口,须按无菌技术处理伤口;及时更换盆内热水维持水温,若患者感觉过热,可掀起敷布一角散热,确保热敷效果,以防产生继发效应
9.巡视观察 在热疗实施过程中,查看观察热疗的效果、患者的反应、全身状况及局部皮肤颜色的变化,倾听患者主诉	如患者出现局部皮肤潮红、疼痛等症状,应立即停止用热

续表

操作流程	要点及说明
10. 操作后处理	
(1)治疗结束后,轻轻拭干热敷部位,脱去手套,协助患者取舒适体位	勿用摩擦方法擦干,因皮肤长时间处于湿热状态中,容易破损
(2)整理床单位;整理用物	使病室整齐、美观
(3)再次核对患者信息,向患者交代注意事项,确认患者无任何不适后方可离开	推治疗车离开病室,放于指定位置
(4)洗手,记录	记录用热的部位、时间、效果、反应,便于评价

✎重要小提示

1. 若患者热敷部位不禁忌压力,可用热水袋放置在敷布上再盖以大毛巾,以维持温度。

2. 面部热敷者,应间隔30分钟后方可外出,以防感冒。

3. 有伤口、创面或结痂,需按无菌技术处理伤口。

4. 仔细观察患者皮肤颜色、全身情况,以防烫伤。

（四）操作流程图

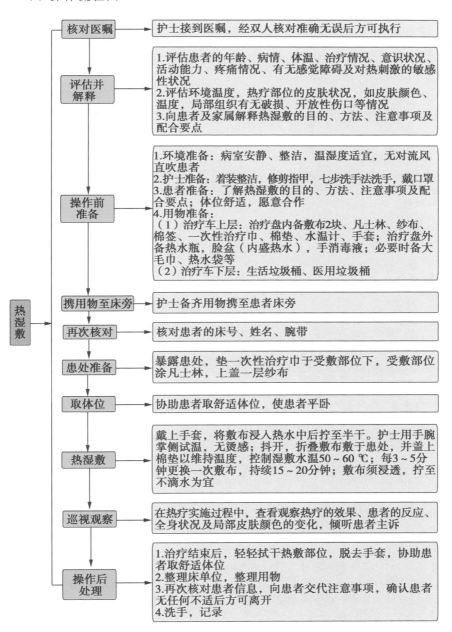

热湿敷	核对医嘱 →	护士接到医嘱，经双人核对准确无误后方可执行
	评估并解释 →	1.评估患者的年龄、病情、体温、治疗情况、意识状况、活动能力、疼痛情况、有无感觉障碍及对热刺激的敏感性状况 2.评估环境温度，热疗部位的皮肤状况，如皮肤颜色、温度，局部组织有无破损、开放性伤口等情况 3.向患者及家属解释热湿敷的目的、方法、注意事项及配合要点
	操作前准备 →	1.环境准备：病室安静、整洁，温湿度适宜，无对流风直吹患者 2.护士准备：着装整洁，修剪指甲，七步洗手法洗手，戴口罩 3.患者准备：了解热湿敷的目的、方法、注意事项及配合要点；体位舒适，愿意合作 4.用物准备： （1）治疗车上层：治疗盘内备敷布2块、凡士林、纱布、棉签、一次性治疗巾、棉垫、水温计、手套；治疗盘外备热水瓶，脸盆（内盛热水），手消毒液；必要时备大毛巾、热水袋等 （2）治疗车下层：生活垃圾桶、医用垃圾桶
	携用物至床旁 →	护士备齐用物携至患者床旁
	再次核对 →	核对患者的床号、姓名、腕带
	患处准备 →	暴露患处，垫一次性治疗巾于受敷部位下，受敷部位涂凡士林，上盖一层纱布
	取体位 →	协助患者取舒适体位，使患者平卧
	热湿敷 →	戴上手套，将敷布浸入热水中后拧至半干。护士用手腕掌侧试温，无烫感；抖开，折叠敷布敷于患处，并盖上棉垫以维持温度，控制湿敷水温50～60 ℃；每3～5分钟更换一次敷布，持续15～20分钟；敷布须浸透，拧至不滴水为宜
	巡视观察 →	在热疗实施过程中，查看观察热疗的效果、患者的反应、全身状况及局部皮肤颜色的变化，倾听患者主诉
	操作后处理 →	1.治疗结束后，轻轻拭干热敷部位，脱去手套，协助患者取舒适体位 2.整理床单位，整理用物 3.再次核对患者信息，向患者交代注意事项，确认患者无任何不适后方可离开 4.洗手，记录

项目三十五　热水坐浴

(一)案例导入

患者,男,48岁,有痔疮史12年。近期痔疮肿大疼痛,大便出血,采用手术治疗。术后,遵医嘱行热水坐浴。

(二)操作目的

消炎、消肿、止痛,促进引流等,可用于会阴部、肛门、外生殖器疾病及手术后。

(三)操作流程

操作流程	要点及说明
1.核对医嘱　护士接到医嘱,经双人核对准确无误后方可执行	
2.评估并解释	
(1)评估患者的年龄、病情、体温、治疗情况、意识状况、活动能力、伤口状况、有无感觉障碍及对热刺激的敏感性状况	
(2)评估环境温度,热疗部位的皮肤状况,如皮肤颜色、温度,局部组织有无破损、开放性伤口等情况	
(3)向患者及家属解释热水坐浴的目的、方法、注意事项及配合要点	
3.操作前准备	
(1)**环境准备**:病室安静、整洁,温湿度适宜,无对流风直吹患者;关闭门窗,用床帘或围帘遮挡患者	
(2)**护士准备**:衣帽整洁,修剪指甲,七步洗手法洗手,戴口罩	
(3)**患者准备**:了解热水坐浴的目的、方法、注意事项及配合要点;体位舒适,愿意合作	
(4)**用物准备**: 治疗车上层:治疗盘内备水温计、药液(遵医嘱配制)、毛巾、无菌纱布;治疗盘外备消毒坐浴盆、热水瓶、手消毒液。必要时备换药用物 治疗车下层:生活垃圾桶、医用垃圾桶 另备:坐浴椅	
4.携用物至床旁　护士备齐用物携至患者床旁	

续表

操作流程	要点及说明
5.再次核对 再次核对患者的姓名、床号、腕带	
6.配药 遵医嘱配置药液置于浴盆内 1/2 满,调节水温为 40～45 ℃	避免烫伤
7.放置坐浴盆 放置坐浴盆于坐浴椅上	
8.热水坐浴	
(1)暴露患处,用屏风或床帘遮挡	保护患者隐私
(2)协助患者将裤子脱至膝部后取坐位;嘱患者用纱布蘸药液清洗外阴部皮肤;待适应水温后,坐入浴盆中,持续 15～20 分钟	便于操作,促进舒适;臀部完全泡入水中;随时调节水温,尤其冬季注意室温与保暖,防止患者着凉
9.巡视观察 观察热水坐浴的效果、患者的反应,倾听患者主诉	如患者出现面色苍白、脉搏加快、眩晕、软弱无力等症状,应停止坐浴
10.操作后处理	
(1)治疗结束后,用纱布擦干臀部,协助患者穿裤,取舒适体位,卧床休息;开窗,拉开床帘或撤去屏风	
(2)整理床单位,整理用物	使病室整齐、美观
(3)再次核对患者信息,向患者交代注意事项,确认患者无任何不适后方可离开	推治疗车离开病室,放于指定位置
(4)洗手,记录	记录热水坐浴的药液、时间、效果、反应,便于评价

📎**重要小提示**

1.热水坐浴前先排尿、排便,因热水可刺激肛门、会阴部易引起排尿、排便反射。

2.坐浴部位若有伤口,坐浴盆、药液及用物必须无菌;坐浴后应用无菌技术处理伤口。

3.女性患者经期、妊娠后期、产后 2 周内、阴道出血和盆腔急性炎症不宜坐浴,以免引起感染。

4.坐浴过程中,注意观察患者的面色、脉搏、呼吸,倾听患者主诉。如患者出现面色苍白、脉促、呼吸急促、头晕等症状,应立即停止坐浴,协助患者上床休息,并报告医生。

（四）操作流程图

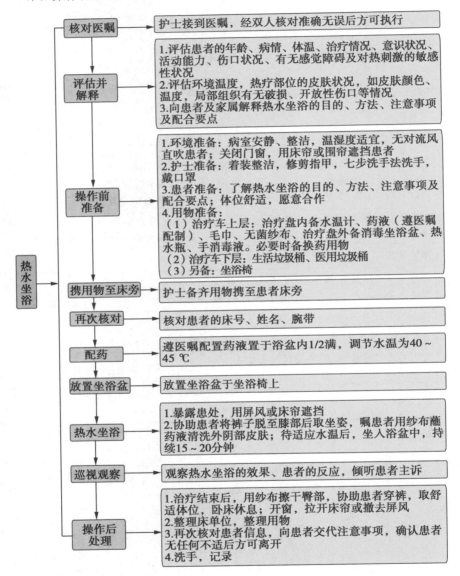

热水坐浴

核对医嘱	护士接到医嘱，经双人核对准确无误后方可执行
评估并解释	1.评估患者的年龄、病情、体温、治疗情况、意识状况、活动能力、伤口状况、有无感觉障碍及对热刺激的敏感性状况 2.评估环境温度，热疗部位的皮肤状况，如皮肤颜色、温度，局部组织有无破损、开放性伤口等情况 3.向患者及家属解释热水坐浴的目的、方法、注意事项及配合要点
操作前准备	1.环境准备：病室安静、整洁，温湿度适宜，无对流风直吹患者；关闭门窗，用床帘或围帘遮挡患者 2.护士准备：着装整洁，修剪指甲，七步洗手法洗手，戴口罩 3.患者准备：了解热水坐浴的目的、方法、注意事项及配合要点；体位舒适，愿意合作 4.用物准备： （1）治疗车上层：治疗盘内备水温计、药液（遵医嘱配制）、毛巾、无菌纱布、治疗盘外备消毒坐浴盆、热水瓶、手消毒液。必要时备换药用物 （2）治疗车下层：生活垃圾桶、医用垃圾桶 （3）另备：坐浴椅
携用物至床旁	护士备齐用物携至患者床旁
再次核对	核对患者的床号、姓名、腕带
配药	遵医嘱配置药液置于浴盆内1/2满，调节水温为40～45℃
放置坐浴盆	放置坐浴盆于坐浴椅上
热水坐浴	1.暴露患处，用屏风或床帘遮挡 2.协助患者将裤子脱至膝部后取坐姿，嘱患者用纱布蘸药液清洗外阴部皮肤；待适应水温后，坐入浴盆中，持续15～20分钟
巡视观察	观察热水坐浴的效果、患者的反应，倾听患者主诉
操作后处理	1.治疗结束后，用纱布擦干臀部，协助患者穿裤，取舒适体位，卧床休息；开窗，拉开床帘或撤去屏风 2.整理床单位，整理用物 3.再次核对患者信息，向患者交代注意事项，确认患者无任何不适后方可离开 4.洗手，记录

第六章 营养与排泄

第一节 饮食护理

合理的饮食可以保证机体正常生长发育,维持机体各种生理功能,促进组织的修复,提高免疫力。而不良的饮食可以引起人体各种营养物质失衡,甚至导致各种疾病的发生。当机体患病时,通过恰当的途径给予患者均衡的饮食、充足的营养也是促进患者康复的有效手段。临床上常根据患者的不同情况采用不同的特殊饮食护理,包括胃肠内营养(enteral nutrition,EN)和胃肠外营养(parenteral nutrition,PN)。胃肠内营养包括要素饮食(elemental diet)、鼻饲法(nasogastric gavage)和肠内营养泵输注法等。

因此,护士应正确评估患者,制订科学的饮食治疗计划,并采取适宜的供给途径实施饮食治疗计划,促进患者尽快康复,临床上常根据患者的不同情况采用不同的特殊饮食护理。

项目三十六　鼻饲法

鼻饲法是将导管经鼻腔插入胃内,从管内灌注流质食物、水分和药物的方法。

（一）案例导入

患者,男,62 岁,有 10 年高血压病史,2 小时前因与老伴吵架突然头痛、头晕、跌倒,左侧肢体活动受限,伴恶心、呕吐两次,随后出现意识不清,即送医院就诊。经头部 CT 示:右侧基底节区出血。医嘱给予脱水、止血、吸氧等对症治疗,并予心电监护、留置胃管。

（二）操作目的

对下列不能自行经口进食患者以鼻导管供给食物和药物,以维持患者营养和治疗的需要。

1. 昏迷患者。

2. 口腔疾患或口腔术后患者,上消化道肿瘤引起吞咽困难者。

3. 不能张口的患者,如破伤风患者。

4. 其他患者,如早产儿、病情危重者、精神异常拒绝进食者等。

（三）操作流程

操作流程	要点及说明
插管	
1.**核对医嘱**　护士接到医嘱,经双人核对准确无误后方可执行	
2.**评估并解释**	
（1）患者的年龄、意识、病情、鼻腔通畅性（有无炎症、肿胀、息肉、鼻中隔偏曲等）、心理状态与合作程度,了解有无鼻饲的经历、其他治疗情况	
（2）向患者及家属解释操作目的、过程及配合方法	消除疑虑和不安全感,缓解紧张情绪,取得合作
3.**操作前准备**	
（1）**环境准备**:病室整洁、无异味、安静、光线适宜	
（2）**护士准备**:着装整洁,修剪指甲,七步洗手法洗手,戴口罩	
（3）**患者准备**:了解鼻饲法的目的、方法、注意事项及配合要点;愿意配合,鼻孔通畅	

续表

操作流程	要点及说明
(4)用物准备: 治疗车上层:插管时治疗盘内放置治疗碗,胃管,镊子,止血钳,纱布,压舌板,治疗巾,50 mL 注射器,一次性无菌手套,胃管可选用橡胶、硅胶或新型胃管,液状石蜡,棉签,胶布,橡皮圈,别针,听诊器,手电筒,弯盘,流质饮食(38～40 ℃),水温计,温开水适量;拔管时治疗盘内放置治疗碗(内放纱布),治疗巾,弯盘,棉签,松节油,乙醇,漱口杯(内盛温开水);治疗盘外备手消毒剂 治疗车下层:医疗垃圾桶、生活垃圾桶	便于拿取鼻饲用物,提高工作效率
4.**携用物至床旁**　护士备齐用物携至患者床旁	
5.**再次核对**　再次核对患者的姓名、床号、腕带	确认患者,避免差错
6.**安置卧位**　协助患者采取半坐卧位或坐位,病情较重者采取右侧卧位,昏迷患者去枕平卧,头向后仰	半坐卧位可减轻插管的不适;右侧卧位可使胃管易于插入;头向后仰有利于昏迷患者胃管插入
7.**铺巾放盘**　铺治疗巾在患者颌下,弯盘置于口角处	保护患者床单位,便于操作
8.**清洁鼻腔**　选择通畅一侧鼻腔,并用湿棉签清洁鼻腔,备好两小段胶布,戴手套	鼻腔通畅,便于插管
9.**测量长度**　测量胃管插入的长度,并做好标记	测量方法:前额发际至剑突的距离或鼻尖经耳垂至剑突的距离,成人 45～55 cm,为防止反流、误吸,插管长度可在 55 cm 以上;若需经胃管注入刺激性药物,可将胃管向深部再插入 10 cm;小儿插管长度为眉间至剑突与脐中点的距离
10.**润滑胃管**　倒少许液状石蜡在纱布上,润滑胃管前端	可减少胃管插入时的摩擦阻力
11.**插胃管**	
(1)一手持纱布托住胃管,一手持镊子夹住胃管前端,轻轻插入一侧鼻孔	插入动作要轻柔
(2)清醒患者插入 10～15 cm(咽喉部)时,嘱其做吞咽动作,顺势将胃管插至预定长度	吞咽动作有利于胃管迅速插入食管,可随患者"咽"的动作边咽边插

续表

操作流程	要点及说明
(3)昏迷患者插管前先去枕,头向后仰,当插入 10～15 cm 时,左手将患者头托起,使下颌靠近胸骨柄,缓缓插至预定的长度	头向后仰可避免胃管误入气管;下颌靠近胸骨柄,可增加咽后壁的弧度,提高插管成功率
(4)插管不畅时应用压舌板检查口腔,判断胃管是否盘曲在口腔内	插管中若出现恶心、呕吐可暂停插入,嘱患者深呼吸;如出现呛咳、发绀、呼吸困难,则胃管可能误入气管,应立即拔出,休息片刻后重新插入
12.**确认胃管是否在胃内**	确认胃管在胃内的方法: (1)在胃管末端连接注射器抽吸,能抽出胃液 (2)置听诊器于患者胃部,快速经胃管向胃内注入 10 mL 空气,听到气过水声 (3)将胃管末端置于盛水的治疗碗中,无气泡逸出
13.**固定胃管**　确认胃管在胃内后,将胃管用一小段胶布蝶形粘贴于鼻侧,用另一小段胶布将胃管固定在同侧面颊,贴胃管标签	防止胃管脱出
14.**灌注流质饮食或药物**	
(1)在胃管末端连接注射器,再注入少量温开水	每次灌注前应回抽胃液以确认胃管在胃内,温开水可润滑管腔,防止鼻饲液附着于管壁
(2)缓慢灌注流质饮食或药物,药片应研碎溶解后灌入;每次灌入量不超过 200 mL,间隔时间大于 2 小时	每次灌注流质饮食前应测量温度,灌注过程中应询问患者感受以调节注入速度,避免注入空气导致腹胀
(3)灌注完毕,再注入少量温开水	冲净胃管,避免鼻饲液存积在管腔中变质,引起胃肠炎
15.**处理末端**　将胃管末端反折,用纱布包好,再用橡皮圈扎紧,用别针固定于衣领、大单或枕旁	防止食物反流;防止胃管脱落
16.**清洁整理**	
(1)清洁患者鼻孔、口腔,撤去治疗巾,整理患者床单位,嘱患者维持原卧位 20～30 分钟	保持原卧位可防止呕吐
(2)冲净注射器,用纱布盖好放于治疗盘内备用	鼻饲用物应每日更换消毒

续表

操作流程	要点及说明
17.操作后处理	
(1)协助患者取舒适卧位,整理床单位,整理用物	使病室整齐、美观
(2)再次核对患者信息,向患者交代注意事项,确认患者无任何不适后方可离开,推治疗车离开病室	推治疗车离开病室,放于指定位置
(3)洗手,记录	记录鼻饲时间、鼻饲液的种类和量、患者反应;便于安排下一次灌注时间
拔管	
1.拔管　用于停止鼻饲或长期鼻饲需要更换胃管时	长期鼻饲应定期更换胃管,晚间拔管,次晨从另一侧鼻腔插入
(1)**核对并解释**:备齐用物至床旁,核对、解释,置弯盘于患者颌下,去除胶布,反折胃管末端或夹紧胃管	取得患者合作,使患者精神放松;夹紧胃管,以免胃管内液体滴入气管
(2)**拔出胃管**:用纱布包裹鼻孔处的胃管,嘱患者深呼吸,在患者呼气时拔管,边拔边用纱布擦管,至咽喉处快速拔出,置胃管于弯盘内,撤去弯盘	至咽喉处快速拔出,以免管内残留液体滴入气管;减少对患者的视觉刺激
(3)**清洁整理**:用纱布清洁患者口腔、面部,用松节油去除胶布痕迹,协助漱口,取舒适体位,再次核对,整理患者床单位	用松节油去除胶布痕迹,再用乙醇擦去松节油,使患者感觉舒适
2.操作后处理	
(1)协助患者取舒适卧位,整理床单位,整理用物	将用物送至处置室,垃圾分类处理
(2)再次核对患者信息,向患者交代注意事项,确认患者无任何不适后方可离开	推治疗车离开病室,放于指定位置
(3)洗手,记录拔管时间和患者反应	

（四）操作流程图

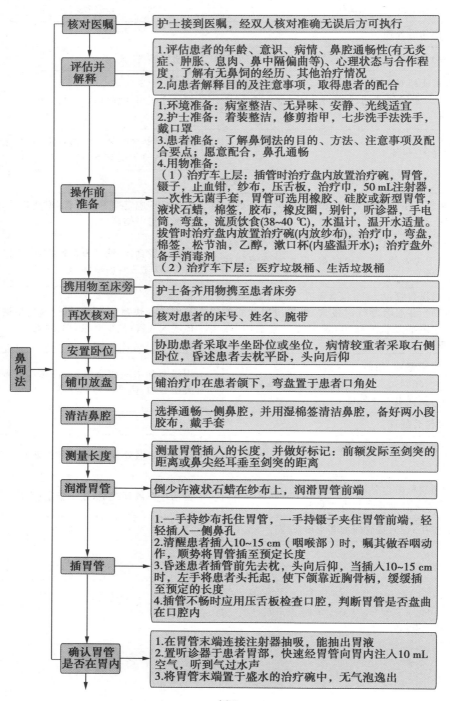

	核对医嘱	护士接到医嘱，经双人核对准确无误后方可执行
	评估并解释	1.评估患者的年龄、意识、病情、鼻腔通畅性(有无炎症、肿胀、息肉、鼻中隔偏曲等)、心理状态与合作程度，了解有无鼻饲的经历、其他治疗情况 2.向患者解释目的及注意事项，取得患者的配合
	操作前准备	1.环境准备：病室整洁、无异味、安静、光线适宜 2.护士准备：着装整洁，修剪指甲，七步洗手法洗手，戴口罩 3.患者准备：了解鼻饲法的目的、方法、注意事项及配合要点；愿意配合，鼻孔通畅 4.用物准备： （1）治疗车上层：插管时治疗盘内放置治疗碗，胃管，镊子，止血钳，纱布，压舌板，治疗巾，50 mL注射器，一次性无菌手套，胃管可选用橡胶、硅胶或新型胃管，液状石蜡，棉签，胶布，橡皮圈，别针，听诊器，手电筒，弯盘，流质饮食(38~40 ℃)，水温计，温开水适量。拔管时治疗盘内放置治疗碗(内放纱布)，治疗巾，弯盘，棉签，松节油，乙醇，漱口杯(内盛温开水)；治疗盘外备手消毒剂 （2）治疗车下层：医疗垃圾桶、生活垃圾桶
鼻饲法	携用物至床旁	护士备齐用物携至患者床旁
	再次核对	核对患者的床号、姓名、腕带
	安置卧位	协助患者采取半坐卧位或坐位，病情较重者采取右侧卧位，昏迷患者去枕平卧，头向后仰
	铺巾放盘	铺治疗巾在患者颌下，弯盘置于患者口角处
	清洁鼻腔	选择通畅一侧鼻腔，并用湿棉签清洁鼻腔，备好两小段胶布，戴手套
	测量长度	测量胃管插入的长度，并做好标记：前额发际至剑突的距离或鼻尖经耳垂至剑突的距离
	润滑胃管	倒少许液状石蜡在纱布上，润滑胃管前端
	插胃管	1.一手持纱布托住胃管，一手持镊子夹住胃管前端，轻轻插入一侧鼻孔 2.清醒患者插入10~15 cm（咽喉部）时，嘱其做吞咽动作，顺势将胃管插至预定长度 3.昏迷患者插管前先去枕，头向后仰，当插入10~15 cm时，左手将患者头托起，使下颌靠近胸骨柄，缓缓插至预定的长度 4.插管不畅时应用压舌板检查口腔，判断胃管是否盘曲在口腔内
	确认胃管是否在胃内	1.在胃管末端连接注射器抽吸，能抽出胃液 2.置听诊器于患者胃部，快速经胃管向胃内注入10 mL空气，听到气过水声 3.将胃管末端置于盛水的治疗碗中，无气泡逸出

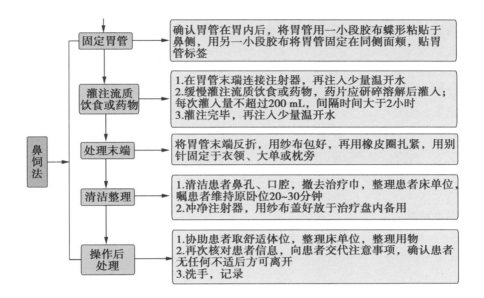

重要小提示

1. 插胃管时动作要轻柔,尤其在通过食管三个狭窄部位时(环状软骨水平处、平气管分叉处、食管穿过膈肌处),要特别注意,避免损伤食管黏膜。

2. 每次喂食前必须先证实胃管在胃内,检查胃管是否通畅,先注入少量温开水冲管后再灌注食物,灌注完后再注入少量温开水,防止鼻饲液残留在管腔内面致凝结、变质,同时要避免注入空气而致腹胀。

3. 鼻饲液温度应为 38~40 ℃,避免过热或过冷;每次鼻饲量不超过200 mL,间隔不少于 2 小时;牛奶与果汁应分开灌注,防止产生凝块;药片需研碎溶解后再注入。

4. 长期鼻饲者每天应进行口腔护理,并定期更换胃管。硅胶胃管每月更换一次,普通胃管每周更换一次,在晚间末次灌食后拔出,次晨再从另一侧鼻孔插入。

5. 食管静脉曲张和食管梗阻的患者禁忌使用鼻饲法。

项目三十七　肠内营养泵输注法

用于昏迷状态或需要准确控制营养输入的管饲饮食患者,如严重创伤、大手术后的患者等,维持患者生命,促进术后康复。

（一）案例导入

患者，男，62 岁，因脑出血昏迷收治入院，为维持患者的生命，遵医嘱为其行肠内营养泵输注法。

（二）操作目的

按照需要定时、定量对患者进行肠道营养液输入，达到维持患者生命、促进术后康复的目的。

（三）操作流程

操作流程	要点及说明
1.核对医嘱　护士接到医嘱，经双人核对准确无误后方可执行	
2.评估并解释	
（1）患者的年龄、意识、病情、合作程度、置管情况	
（2）向患者及家属解释操作目的、过程及配合方法	消除疑虑和不安全感，缓解紧张情绪，取得合作
3.操作前准备	
（1）**环境准备**：病室整洁、无异味、安静、光线适宜	
（2）**护士准备**：着装整洁，修剪指甲，七步洗手法洗手，戴口罩	
（3）**患者准备**：了解肠内营养泵输注法的目的、方法、注意事项及配合要点；体位舒适，愿意合作	
（4）**用物准备**： 治疗车上层：治疗盘、营养液（根据医嘱选择营养液的种类）、肠内营养泵、输注泵管、一次性 20 mL、50 mL 注射器、少量温开水、治疗巾、纱布、橡胶圈、输液架、手消毒剂 治疗车下层：医疗垃圾桶、生活垃圾桶	便于拿取用物，提高工作效率
4.携用物至床旁　护士备齐用物携至患者床旁	
5.再次核对　再次核对患者的姓名、床号、腕带	确认患者，避免差错
6.安置卧位　协助患者采取半卧位或坐位，抬高床头 30°～40°	防止误吸
7.铺巾放盘　铺治疗巾在患者颌下，弯盘置于口角处	保护患者床单位
8.准备营养管　检查营养管长度是否合适，用 50 mL 注射器抽取温开水，冲洗营养管，检查营养管是否通畅	营养管通畅，便于连接

续表

操作流程	要点及说明
9.**连接营养液** 将营养液套好瓶套,启瓶盖后,连接输注泵管,挂于输液架上	营养液温度为 38～40 ℃
10.**连接输注泵管** 接通电源,打开泵门,插入输注泵管,关上泵门,按开机键,设置总量,按住"FILL SET"键自动排气,调至所需速度,与鼻胃管相连,按"START"键开始输注,再次核对	速度为 20～100 mL/h,根据患者情况逐步递增调节
11.**挂标识** 输液架上挂肠内营养液输注的标识	
12.**操作后处理**	
(1)协助患者取舒适卧位,整理床单位,整理用物	
(2)再次核对患者信息,向患者交代注意事项,确认患者无任何不适后方可离开,推治疗车离开病室	推治疗车离开病室,放于指定位置
(3)洗手,记录	记录开始时间、速度,营养液的种类、量
13.**输注完毕**	
(1)冲洗管道:关闭输注泵,用温开水冲洗管道至管腔内无营养液	防止营养液附着于管壁
(2)固定:用纱布包裹鼻导管末端,橡胶圈缠绕固定	防止食物反流
(3)协助患者取舒适卧位,整理床单位,整理用物	询问患者感受
(4)再次核对患者信息,向患者交代注意事项,确认患者无任何不适后方可离开	推治疗车离开病室,放于指定位置
(5)洗手,记录	记录结束时间和患者反应

📎**重要小提示**

　　1.为防止管道堵塞,应在持续滴注时每2～4小时用温开水冲洗一次。

　　2.营养液温度应为38～40 ℃,避免过热或过冷。

　　3.输注原则:浓度先低后高,数量先少后多,速度先慢后快。

　　4.若肠内营养泵报警,其原因可能为管道堵塞、液体滴空、电源不足等,应排除报警原因使输注通畅。

　　5.食管静脉曲张和食管梗阻的患者禁忌使用鼻饲法。

（四）操作流程图

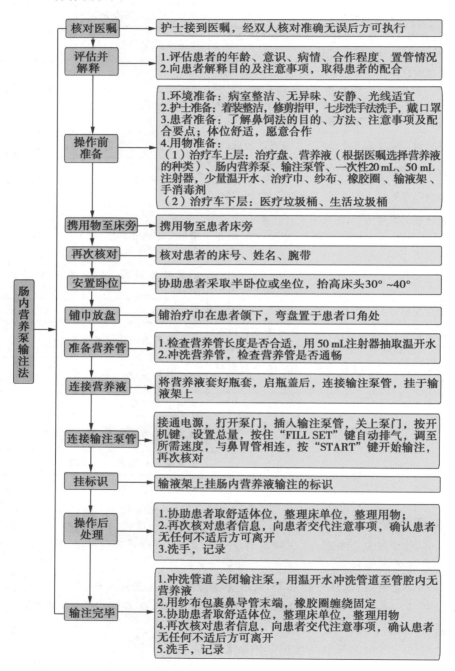

第二节　排尿护理

　　排尿是人体的基本生理需要之一,通过排尿活动将机体代谢的终末产物、过剩盐类、有毒物质和废物排出体外,同时调节水、电解质及酸碱平衡,维持人体内环境的相对稳定。当排尿功能受到损害时,个体的身心健康将会受到影响。与排尿有关的技术包括导尿术(catheterization)、留置导尿管术(retention catheterization)、膀胱冲洗(bladder irrigation)等。因此护士在工作中要密切观察患者的排泄状况,了解患者的身心需要,提供适宜的护理措施,解决患者存在的排尿问题,促进其身心健康。

项目三十八　女患者导尿术

　　导尿术是在严格无菌操作下,用无菌导尿管经尿道插入膀胱引出尿液的方法。

　　(一)案例导入

　　患者,女,24 岁,因顺产后会阴疼痛不敢排尿,经护士护理后仍不能自行排尿,遵医嘱采用导尿术引流出尿液。

　　(二)操作目的

　　1.为尿潴留患者引流出尿液,减轻其痛苦。

　　2.协助临床诊断:如留取未受污染的尿标本做细菌培养;测量膀胱容量、压力及检查残余尿液;进行尿道或膀胱造影等。

　　3.为膀胱肿瘤患者进行膀胱化疗。

　　(三)操作流程

操作流程	要点及说明
1.核对医嘱　护士接到医嘱,经双人核对准确无误后方可执行	
2.评估并解释	
(1)评估患者的年龄、病情、临床诊断、导尿的目的、意识状态、生命体征、心理状况、合作程度及生活自理能力	
(2)评估患者的卧位、膀胱充盈度及会阴部皮肤黏膜情况及清洁度	可通过叩诊了解患者的膀胱充盈度
(3)向患者及家属解释操作目的、过程及配合方法,指导患者清洁会阴	消除疑虑和不安全感,缓解紧张情绪,取得合作

续表

操作流程	要点及说明
3.操作前准备	
(1)**环境准备**:病室整洁、无异味、安静、光线适宜,关闭门窗,用围帘或屏风遮挡患者	注意保暖,保护患者隐私
(2)**护士准备**:着装整洁,修剪指甲,七步洗手法洗手,戴口罩	
(3)**患者准备**:了解导尿术的目的、方法、注意事项及配合要点;护士协助患者清洁外阴,做好导尿准备	
(4)**用物准备**: 治疗车上层:治疗盘、一次性导尿包、一次性治疗巾、弯盘,手消毒液、浴巾。一次性导尿包内置有初步消毒、再次消毒和导尿用物。初步消毒用物:小方盘、镊子1把、纱布、清毒棉球、单只手套;再次消毒和导尿用物:外包治疗巾、手套、洞巾、弯盘、碘伏棉球、气囊导尿管、自带无菌液体的10 mL注射器、镊子2把、标本瓶、纱布、润滑油棉球、集尿袋、方盘 治疗车下层:便盆及便盆巾,生活垃圾桶,医疗垃圾桶	导尿管的种类:一般分为单腔导尿管(用于一次性导尿)、双腔导尿管(用于留置导尿)、三腔导尿管(用于膀胱冲洗或向膀胱给药)三种。临床操作时,选择合适型号的导尿管(成人导尿选择16~18号的双腔导尿管,小儿导尿选择8~14号的导尿管),如果选择的导尿管型号过大会对患者造成损伤,过小则会导致漏尿
4.携用物至床旁 护士备齐用物携至患者床旁	
5.再次核对 再次核对患者的姓名、床号、住院号、腕带	确认患者,避免差错
6.移椅放盆 床旁椅移至操作同侧的床尾,便盆放床尾床旁椅上,打开便盆巾	便于操作,节省时间
7.取体位 关闭门窗,用围帘或屏风遮挡患者,请无关人员回避;松开床尾盖被,帮助患者脱下对侧裤腿,盖在近侧腿部,并盖上浴巾,对侧腿盖被遮住;协助患者取屈膝仰卧位,两腿略外展,暴露外阴	注意保暖,保护患者隐私
8.铺巾放盘 将治疗巾铺于患者臀下,放置弯盘于会阴处	
9.打开导尿包 检查并打开导尿包,取出初步消毒用物,撕开碘伏棉球包装,将碘伏棉球用镊子夹入小弯盘内	防止床单污染
10.初步消毒	

续表

操作流程	要点及说明
(1)护士一手带手套,一手持镊子夹碘伏棉球初步消毒会阴部	
(2)消毒顺序:阴阜部→对侧大阴唇→近侧大阴唇→对侧小阴唇(用戴手套拇指、示指分开大阴唇)→近侧小阴唇→尿道口→尿道口至肛门	消毒顺序由上到下,由外到内,每个棉球只能用一次
(3)消毒完毕,脱下手套至弯盘内,将污染用物放置于治疗车下层	
11.**洗手** 用七步洗手法洗手	快速消毒双手,保持无菌
12.**开包铺洞巾** 将导尿包置于患者两腿之间,按无菌要求打开导尿包;戴无菌手套,铺洞巾于患者的外阴处,暴露会阴部,使洞巾与治疗巾内层形成一个连续无菌区域,按操作顺序摆放用物	嘱患者勿移动体位,以免污染无菌区
13.**润滑尿管** 检查尿管是否通畅,撕开石蜡油棉球,并用石蜡棉球润滑尿管前端,将尿管前端放在纱布内;撕开碘伏棉球,用镊子夹取碘伏棉球放于无菌弯盘内备用	选择合适的导尿管
14.**二次消毒** 弯盘置于外阴处,一手拇指、示指分开并固定小阴唇,一手持镊子夹碘伏棉球消毒;消毒完毕后,将消毒用物移至床尾;左手依旧固定小阴唇	消毒顺序:尿道口→对侧小阴唇→近侧小阴唇→尿道口;注意不要跨越无菌区
15.**插入导尿管** 将放有导尿管的方盘移至操作区,嘱患者张口呼吸,一手持镊子将尿管缓缓插入尿道4~6 cm,见尿后再插入1~2 cm	不可松开固定小阴唇的手,不然会污染已消毒的尿道口;插管时动作轻柔,与患者沟通,插管时嘱患者张口呼吸,利于腹肌和尿道括约肌放松;若导尿管误入阴道,应重新更换导尿管
16.**引流尿液** 松开固定小阴唇的手并下移固定导尿管,将尿液引入弯盘内,倒入弯盘内;若做尿培养,用无菌培养瓶接取中段尿5 mL,盖好瓶盖,置于合适位置	询问患者,观察其反应
17.**操作后处理**	
(1)协助患者穿好裤子,整理床单位,整理用物	将用物送至处置室,分类处理
(2)再次核对患者信息,向患者交代注意事项,确认患者无任何不适后方可离开	推治疗车离开病室,放于指定位置

续表

操作流程	要点及说明
(3)洗手,记录	记导尿的时间、导出尿量、患者的情况及反应
18. 拔出尿管	
(1)导尿毕,戴手套,轻轻拔出导尿管,擦净会阴,撤去洞巾,整理用物,撤去治疗巾,记录拔管时间	
(2)协助患者取舒适卧位,指导患者自主排尿,询问患者无不适后方可离开	

 重要小提示

1. 严格执行无菌技术操作,预防感染。

2. 尽量少暴露患者,以减少紧张和窘迫心理,保护患者隐私。操作过程中注意保暖和保护患者的隐私,注意与患者的交流,询问其感受。

3. 选择合适的导尿管,插入和拔出导尿管时动作要轻柔,切勿用力过重,以免损伤尿道黏膜。

4. 对膀胱高度膨胀且极度虚弱的患者,第一次导尿的量不可超过1000 mL,以防止大量放尿,导致腹腔内压突然降低,大量血液滞留于腹腔血管内,造成血压下降,产生虚脱;亦可因膀胱突然减压,导致膀胱黏膜急剧充血,引起血尿。

5. 年老体弱长期卧床的女性患者尿道口松弛,应选择型号较大、管腔较粗的导尿管;前列腺增生的患者,由于尿道黏膜弹性差,比较薄脆,导尿时容易引起尿道黏膜损伤,应选择管腔较细的导尿管;膀胱肿瘤手术后需要通畅引流,以防止导尿管堵塞引起继发性出血,应选择18～22 F 的双腔或三腔导尿管。

6. 老年女性尿道口回缩,插管时应仔细观察、辨认,避免误入阴道,如误入阴道,应另换无菌导尿管重新插管。导尿管一经污染或拔出不得再次使用,需更换导尿管。

7. 一个棉球只用一次,避免已消毒的部位再污染。消毒尿道口时稍停片刻,充分发挥消毒液的消毒效果。

8. 若尿液引流不畅,可用手轻轻按压膀胱,以助膀胱排空。

9. 急性尿道炎、急性前列腺炎、附睾炎、女性月经期、尿道损伤已完全断裂者、尿道狭窄使导尿管无法插入者等禁忌导尿。

（四）操作流程图

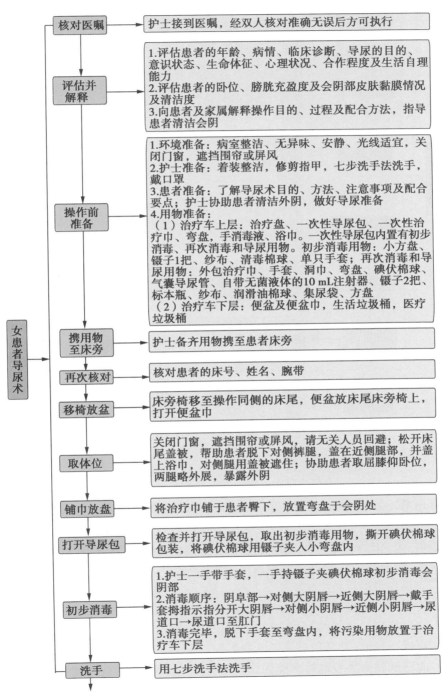

核对医嘱 → 护士接到医嘱，经双人核对准确无误后方可执行

评估并解释 →
1.评估患者的年龄、病情、临床诊断、导尿的目的、意识状态、生命体征、心理状况、合作程度及生活自理能力
2.评估患者的卧位、膀胱充盈度及会阴部皮肤黏膜情况及清洁度
3.向患者及家属解释操作目的、过程及配合方法，指导患者清洁会阴

操作前准备 →
1.环境准备：病室整洁、无异味、安静、光线适宜，关闭门窗，遮挡围帘或屏风
2.护士准备：着装整洁，修剪指甲，七步洗手法洗手，戴口罩
3.患者准备：了解导尿术目的、方法、注意事项及配合要点；护士协助患者清洁外阴，做好导尿准备
4.用物准备：
（1）治疗车上层：治疗盘、一次性导尿包、一次性治疗巾、弯盘，手消毒液、浴巾。一次性导尿包内置有初步消毒、再次消毒和导尿用物。初步消毒用物：小方盘、镊子1把、纱布、清毒棉球、单只手套；再次消毒和导尿用物：外包治疗巾、手套、洞巾、弯盘、碘伏棉球、气囊导尿管、自带无菌液体的10 mL注射器、镊子2把、标本瓶、纱布、润滑油棉球、集尿袋、方盘
（2）治疗车下层：便盆及便盆巾，生活垃圾桶，医疗垃圾桶

携用物至床旁 → 护士备齐用物携至患者床旁

再次核对 → 核对患者的床号、姓名、腕带

移椅放盆 → 床旁椅移至操作同侧的床尾，便盆放床尾床旁椅上，打开便盆巾

取体位 → 关闭门窗，遮挡围帘或屏风，请无关人员回避；松开床尾盖被，帮助患者脱下对侧裤腿，盖在近侧腿部，并盖上浴巾，对侧腿用盖被遮住；协助患者取屈膝仰卧位，两腿略外展，暴露外阴

铺巾放盘 → 将治疗巾铺于患者臀下，放置弯盘于会阴处

打开导尿包 → 检查并打开导尿包，取出初步消毒用物，撕开碘伏棉球包装，将碘伏棉球用镊子夹入小弯盘内

初步消毒 →
1.护士一手带手套，一手持镊子夹碘伏棉球初步消毒会阴部
2.消毒顺序：阴阜部→对侧大阴唇→近侧大阴唇→戴手套拇指示指分开大阴唇→对侧小阴唇→近侧小阴唇→尿道口→尿道口至肛门
3.消毒完毕，脱下手套至弯盘内，将污染用物放置于治疗车下层

洗手 → 用七步洗手法洗手

（左侧纵向标签）女患者导尿术

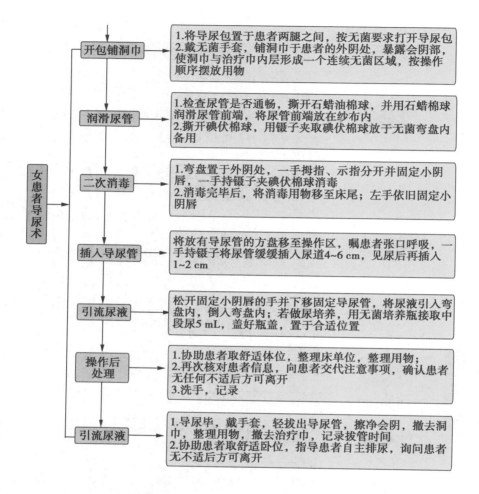

开包铺洞巾	1.将导尿包置于患者两腿之间，按无菌要求打开导尿包 2.戴无菌手套，铺洞巾于患者的外阴处，暴露会阴部，使洞巾与治疗巾内层形成一个连续无菌区域，按操作顺序摆放用物
润滑尿管	1.检查尿管是否通畅，撕开石蜡油棉球，并用石蜡棉球润滑尿管前端，将尿管前端放在纱布内 2.撕开碘伏棉球，用镊子夹取碘伏棉球放于无菌弯盘内备用
二次消毒	1.弯盘置于外阴处，一手拇指、示指分开并固定小阴唇，一手持镊子夹碘伏棉球消毒 2.消毒完毕后，将消毒用物移至床尾；左手依旧固定小阴唇
插入导尿管	将放有导尿管的方盘移至操作区，嘱患者张口呼吸，一手持镊子将尿管缓缓插入尿道4~6 cm，见尿后再插入1~2 cm
引流尿液	松开固定小阴唇的手并下移固定导尿管，将尿液引入弯盘内，倒入弯盘内；若做尿培养，用无菌培养瓶接取中段尿5 mL，盖好瓶盖，置于合适位置
操作后处理	1.协助患者取舒适体位，整理床单位，整理用物； 2.再次核对患者信息，向患者交代注意事项，确认患者无任何不适后方可离开 3.洗手，记录
引流尿液	1.导尿毕，戴手套，轻拔出导尿管，擦净会阴，撤去洞巾，整理用物，撤去治疗巾，记录拔管时间 2.协助患者取舒适卧位，指导患者自主排尿，询问患者无不适后方可离开

（左侧竖排：女患者导尿术）

项目三十九　男患者导尿术

导尿术是在严格无菌操作下,用无菌导尿管经尿道插入膀胱引出尿液的方法。

（一）案例导入

患者,男,主诉下腹胀痛,排尿困难,体检可见耻骨上膨隆,扪及囊样包块,叩诊呈实音,有压痛。现遵医嘱为其行导尿术。

（二）操作目的

1.为尿潴留患者引流出尿液,减轻其痛苦。

2.协助临床诊断:如留取未受污染的尿标本做细菌培养;测量膀胱容量、压力及检查残余尿液;进行尿道或膀胱造影等。

3.为膀胱肿瘤患者进行膀胱化疗。

（三）操作流程

操作流程	要点及说明
1～9 同女患者导尿术	
10. 初步消毒 左手用无菌纱布裹住阴茎后提起，将包皮向后推以暴露尿道口，右手持镊子夹取消毒棉球，自尿道口由内向外向后螺旋式擦拭尿道→龟头→冠状沟→阴茎→阴囊	
11～13 同女患者导尿术	
14. 二次消毒 弯盘置于外阴处，一手用纱布包住阴茎将包皮向后推，暴露尿道口；一手持镊子夹碘伏棉球消毒。消毒完毕后，将消毒用物移至床尾；一手依旧持纱布固定阴茎，暴露尿道口	消毒顺序：尿道口→龟头→冠状沟 消毒时由内向外，消毒尿道口时停顿片刻，充分发挥消毒液的消毒效果
15. 插入导尿管 将放有导尿管的方盘移至操作区，嘱患者张口呼吸，固定阴茎的手将阴茎提起，使阴茎与腹壁呈 60°角，另一手持镊子将尿管缓缓插入尿道 20～22 cm，见尿后再插入 1～2 cm	插管时动作轻柔，与患者沟通 阴茎上提，使耻骨前弯消失，便于插管；插管时动作轻柔，与患者沟通，插管时嘱患者张口呼吸，利于腹肌和尿道括约肌放松
同女患者导尿术 16～18	

> **重要小提示**
>
> 1. 严格执行无菌技术操作，预防感染。
>
> 2. 选择合适的导尿管，插入和拔出导尿管时动作要轻柔，切勿用力过重，以免损伤尿道黏膜。
>
> 3. 对膀胱高度膨胀且极度虚弱的患者，第一次导尿的量不可超过 1000 mL，以防因大量放尿，导致腹腔内压突然降低，大量血液滞留于腹腔血管内，造成血压下降，产生虚脱；亦可因膀胱突然减压，导致膀胱黏膜急剧充血，引起血尿。
>
> 4. 操作过程中注意保暖和保护患者的隐私，注意与患者的交流，询问其感受。
>
> 5. 一个棉球只用一次，避免已消毒的部位再污染。消毒尿道口时稍停片刻，充分发挥消毒液的消毒效果。
>
> 6. 男性尿道较长，有三个狭窄，插管时略有阻力，在插管过程中受阻时，稍停片刻，嘱患者深呼吸，以减轻尿道括约肌的紧张，再缓缓插入导尿管，切忌用力过猛过快导致尿道黏膜损伤。
>
> 7. 一般的男性患者都容易插入，比较困难的情况有前列腺增生症、尿道狭窄、尿道异物、结石等。前列腺增生症的患者最为常见，可将利多卡因注入尿道内，局麻后再插入，若再受阻就借用导丝将尿管送入；尿道狭窄局麻后才能插入者，可先行尿道扩张，再插入导尿管；当尿道有异物、结石存在时，最好在膀胱镜直视下清除异物、结石，再在导管的指引下插入导尿管。

（四）操作流程图

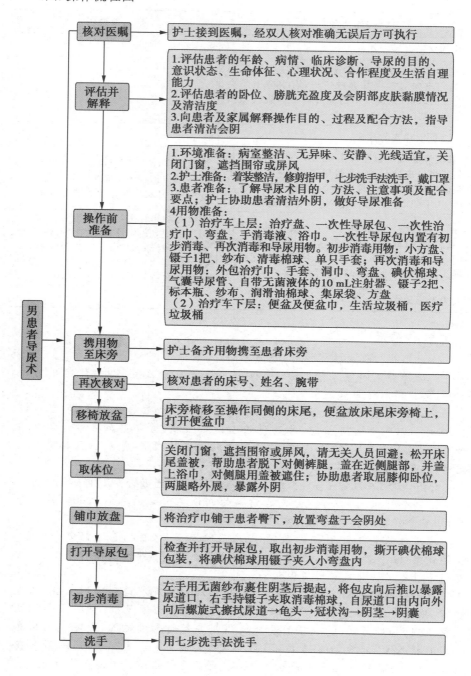

男患者导尿术

| 核对医嘱 | → | 护士接到医嘱，经双人核对准确无误后方可执行 |

评估并解释 →
1.评估患者的年龄、病情、临床诊断、导尿的目的、意识状态、生命体征、心理状况、合作程度及生活自理能力
2.评估患者的卧位、膀胱充盈度及会阴部皮肤黏膜情况及清洁度
3.向患者及家属解释操作目的、过程及配合方法，指导患者清洁会阴

操作前准备 →
1.环境准备：病室整洁、无异味、安静、光线适宜，关闭门窗，遮挡围帘或屏风
2.护士准备：着装整洁，修剪指甲，七步洗手法洗手，戴口罩
3.患者准备：了解导尿术目的、方法、注意事项及配合要点；护士协助患者清洁外阴，做好导尿准备
4用物准备：
（1）治疗车上层：治疗盘、一次性导尿包、一次性治疗巾、弯盘，手消毒液、浴巾。一次性导尿包内置有初步消毒、再次消毒和导尿用物。初步消毒用物：小方盘、镊子1把、纱布、清毒棉球、单只手套；再次消毒和导尿用物：外包治疗巾、手套、洞巾、弯盘、碘伏棉球、气囊导尿管、自带无菌液体的10 mL注射器、镊子2把、标本瓶、纱布、润滑油棉球、集尿袋、方盘
（2）治疗车下层：便盆及便盆巾，生活垃圾桶，医疗垃圾桶

携用物至床旁 → 护士备齐用物携至患者床旁

再次核对 → 核对患者的床号、姓名、腕带

移椅放盆 → 床旁椅移至操作同侧的床尾，便盆放床尾床旁椅上，打开便盆巾

取体位 → 关闭门窗，遮挡围帘或屏风，请无关人员回避；松开床尾盖被，帮助患者脱下对侧裤腿，盖在近侧腿部，并盖上浴巾，对侧腿用盖被遮住；协助患者取屈膝仰卧位，两腿略外展，暴露外阴

铺巾放盘 → 将治疗巾铺于患者臀下，放置弯盘于会阴处

打开导尿包 → 检查并打开导尿包，取出初步消毒用物，撕开碘伏棉球包装，将碘伏棉球用镊子夹入小弯盘内

初步消毒 → 左手用无菌纱布裹住阴茎后提起，将包皮向后推以暴露尿道口，右手持镊子夹取消毒棉球，自尿道口由内向外向后螺旋式擦拭尿道→龟头→冠状沟→阴茎→阴囊

洗手 → 用七步洗手法洗手

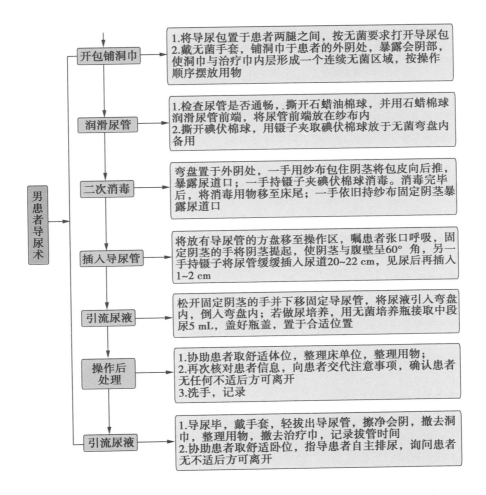

男患者导尿术	开包铺洞巾	1.将导尿包置于患者两腿之间，按无菌要求打开导尿包 2.戴无菌手套，铺洞巾于患者的外阴处，暴露会阴部，使洞巾与治疗巾内层形成一个连续无菌区域，按操作顺序摆放用物
	润滑尿管	1.检查尿管是否通畅，撕开石蜡油棉球，并用石蜡棉球润滑尿管前端，将尿管前端放在纱布内 2.撕开碘伏棉球，用镊子夹取碘伏棉球放于无菌弯盘内备用
	二次消毒	弯盘置于外阴处，一手用纱布包住阴茎将包皮向后推，暴露尿道口；一手持镊子夹碘伏棉球消毒。消毒完毕后，将消毒用物移至床尾；一手依旧持纱布固定阴茎暴露尿道口
	插入导尿管	将放有导尿管的方盘移至操作区，嘱患者张口呼吸，固定阴茎的手将阴茎提起，使阴茎与腹壁呈60°角，另一手持镊子将尿管缓缓插入尿道20~22 cm，见尿后再插入1~2 cm
	引流尿液	松开固定阴茎的手并下移固定导尿管，将尿液引入弯盘内，倒入弯盘内；若做尿培养，用无菌培养瓶接取中段尿5 mL，盖好瓶盖，置于合适位置
	操作后处理	1.协助患者取舒适体位，整理床单位，整理用物 2.再次核对患者信息，向患者交代注意事项，确认患者无任何不适后方可离开 3.洗手，记录
	引流尿液	1.导尿毕，戴手套，轻拔出导尿管，擦净会阴，撤去洞巾，整理用物，撤去治疗巾，记录拔管时间 2.协助患者取舒适卧位，指导患者自主排尿，询问患者无不适后方可离开

项目四十　留置导尿术

留置导尿术是指在导尿后,将导尿管保留在膀胱内以引流尿液的方法。

(一)案例导入

患者,女,因车祸导致尿失禁,遵医嘱为其进行留置导尿。

(二)操作目的

1.抢救危重、休克患者时正确记录每小时尿量、测量尿比重,以密切观察患者病情变化。

2.为盆腔手术排空膀胱,使膀胱保持空虚状态,避免术中误伤。

3.某些泌尿系统疾病手术后留置导尿管,便于引流和冲洗,并减轻手术切口的张力,促进切口愈合。

4.为尿失禁或会阴有伤口的患者引流尿液,保持会阴部的清洁干燥。

5.为尿失禁患者进行膀胱功能训练。

（三）操作流程

操作流程	要点及说明
1～14 同女患者导尿术	
15.按女患者导尿术操作插入尿管	
16.固定导尿管　松开固定小阴唇的手并下移固定导尿管,连接注射器,根据导尿管上注明的气囊容积,向气囊内注入等量的无菌溶液,轻拉导管有阻力感,即导尿管固定在膀胱内,贴尿管标签	确定导尿管在膀胱内时,动作要轻柔,以免损伤黏膜,询问患者,观察其反应
17.固定集尿袋　导尿成功后,夹闭引流管,撤下洞巾,将集尿袋固定在床沿下,开放导尿管,在集尿袋上签名,记录时间	集尿袋低于膀胱,防止尿液逆流造成泌尿系感染
18.操作后处理	
（1）协助患者穿好裤子,整理床单位,整理用物	将用物送至处置室,分类处理
（2）再次核对患者信息,向患者交代注意事项,确认患者无任何不适后方可离开	推治疗车离开病室,放于指定位置
（3）洗手,记录	

重要小提示

1.严格执行无菌技术操作,预防感染。

2.选择合适的导尿管,插入和拔出导尿管时动作要轻柔,切勿用力过重,以免损伤尿道黏膜。

3.对膀胱高度膨胀且极度虚弱的患者,第一次导尿的量不可超过1000 mL,以防因大量放尿,导致腹腔内压突然降低,大量血液滞留于腹腔血管内,造成血压下降,产生虚脱;亦可因膀胱突然减压,导致膀胱黏膜急剧充血,引起血尿。

4.操作过程中注意保暖和保护患者的隐私,注意与患者的交流,询问其感受。

5.一个棉球只用一次,避免已消毒的部位再污染。消毒尿道口时稍停片刻,充分发挥消毒液的消毒效果。

6.气囊导尿管固定时,要注意不能过度牵拉尿管,防止膨胀的气囊卡在尿道内口,压迫膀胱壁或尿道,导致黏膜组织损伤。

7.保持引流通畅,避免导尿管受压、扭曲、堵塞等。

8.保持尿道口清洁,进行会阴护理,每天1～2次。

9.定期更换导尿管、集尿袋。

（四）操作流程图

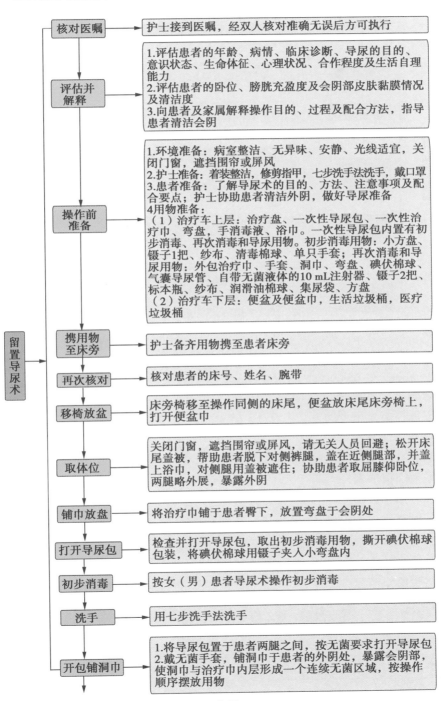

核对医嘱	护士接到医嘱，经双人核对准确无误后方可执行
评估并解释	1.评估患者的年龄、病情、临床诊断、导尿的目的、意识状态、生命体征、心理状况、合作程度及生活自理能力 2.评估患者的卧位、膀胱充盈度及会阴部皮肤黏膜情况及清洁度 3.向患者及家属解释操作目的、过程及配合方法，指导患者清洁会阴
操作前准备	1.环境准备：病室整洁、无异味、安静、光线适宜，关闭门窗，遮挡围帘或屏风 2.护士准备：着装整洁，修剪指甲，七步洗手法洗手，戴口罩 3.患者准备：了解导尿术的目的、方法、注意事项及配合要点；护士协助患者清洁外阴，做好导尿准备 4用物准备： （1）治疗车上层：治疗盘、一次性导尿包、一次性治疗巾、弯盘，手消毒液、浴巾。一次性导尿包内置有初步消毒、再次消毒和导尿用物。初步消毒用物：小方盘、镊子1把、纱布、清毒棉球、单只手套；再次消毒和导尿用物：外包治疗巾、手套、洞巾、弯盘、碘伏棉球、气囊导尿管、自带无菌液体的10 mL注射器、镊子2把、标本瓶、纱布、润滑油棉球、集尿袋、方盘 （2）治疗车下层：便盆及便盆巾，生活垃圾桶，医疗垃圾桶
携用物至床旁	护士备齐用物携至患者床旁
再次核对	核对患者的床号、姓名、腕带
移椅放盆	床旁椅移至操作同侧的床尾，便盆放床尾床旁椅上，打开便盆巾
取体位	关闭门窗，遮挡围帘或屏风，请无关人员回避；松开床尾盖被，帮助患者脱下对侧裤腿，盖在近侧腿部，并盖上浴巾，对侧腿用盖被遮住；协助患者取屈膝仰卧位，两腿略外展，暴露外阴
铺巾放盘	将治疗巾铺于患者臀下，放置弯盘于会阴处
打开导尿包	检查并打开导尿包，取出初步消毒用物，撕开碘伏棉球包装，将碘伏棉球用镊子夹入小弯盘内
初步消毒	按女（男）患者导尿术操作初步消毒
洗手	用七步洗手法洗手
开包铺洞巾	1.将导尿包置于患者两腿之间，按无菌要求打开导尿包 2.戴无菌手套，铺洞巾于患者的外阴处，暴露会阴部，使洞巾与治疗巾内层形成一个连续无菌区域，按操作顺序摆放用物

留置导尿术

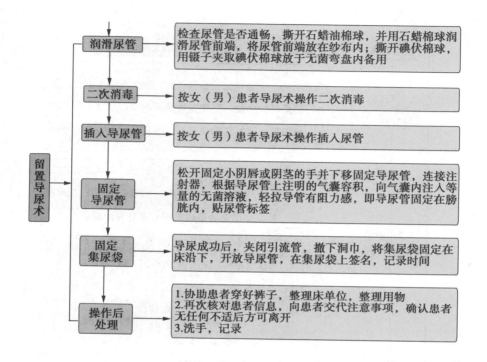

項目四十一　膀胱冲洗术

膀胱冲洗是利用三通的导尿管,将无菌溶液灌入膀胱,再利用虹吸原理将灌入的液体引流出来的方法。

(一)案例导入

患者,女,56岁,因尿失禁进行长期留置导尿,遵医嘱为其进行膀胱冲洗,保持其尿液引流通畅。

(二)操作目的

1.对留置导尿管患者,保持其尿液引流通畅。

2.清洁膀胱:清除膀胱内的血凝块、黏液、细菌等异物,预防感染。

3.治疗某些膀胱疾病,如膀胱炎、膀胱肿瘤。

(三)操作流程

操作流程	要点及说明
1.核对医嘱　护士接到医嘱,经双人核对准确无误后方可执行	
2.评估并解释	

续表

操作流程	要点及说明
(1)评估患者的年龄、病情、临床诊断、意识状态、生命体征、心理状况、合作程度及生活自理能力	
(2)向患者及家属解释操作目的、过程及配合方法	消除疑虑和不安全感,缓解紧张情绪,取得合作
3.操作前准备	
(1)**环境准备**:病室整洁、无异味、安静、光线适宜,关闭门窗,用围帘或屏风遮挡患者,请无关人员回避	为保护患者隐私,关闭门窗,拉上围帘或屏风,请无关人员回避
(2)**护士准备**:着装整洁,修剪指甲,洗手,戴口罩	
(3)**患者准备**:了解膀胱冲洗的目的、方法、注意事项及配合要点;愿意配合	
(4)**用物准备**:治疗盘、遵医嘱准备的冲洗液、无菌膀胱冲洗装置1套、无菌棉签、消毒液、弯盘、手消毒液、便盆及便盆巾、生活垃圾桶、医疗垃圾桶	常用冲洗溶液有生理盐水、0.02%呋喃西林溶液、3%硼酸溶液、氯己定溶液、0.1%新霉素溶液;溶液温度38~40 ℃。前列腺增生摘除术后的患者,使用4 ℃左右的生理盐水冲洗
4.携用物至床旁 护士备齐用物携至患者床旁	
5.再次核对 再次核对患者的姓名、床号、住院号、腕带	确认患者,避免差错
6.排空膀胱 按导尿术插好并固定导尿管,排空膀胱	严格执行无菌操作技术;便于冲洗液顺利滴入膀胱
7.连接"Y"形管	
(1)连接冲洗溶液与膀胱冲洗器,将冲洗液倒挂于输液架上,排气后关闭导管	避免污染
(2)分开导尿管与集尿袋引流管接口连接处,消毒导尿管尾端开口与引流管接口,将导尿管和引流管分别与"Y"形管的两个分管相连接,"Y"形管的主管连接冲洗导管	膀胱冲洗装置类似静脉输液导管,其末端与"Y"形管的主管连接,"Y"形管的一个分管连接引流管,另一个连接导尿管;应用三腔管导尿时,可免用"Y"形管
8.冲洗膀胱	
(1)关闭引流管,开放冲洗管,使溶液滴入膀胱,调节滴速	滴速为60~80滴/分,滴速不宜过快,以免引起患者强烈尿意,迫使冲洗液从导尿管侧溢出尿道外

续表

操作流程	要点及说明
(2)待患者有尿意或滴入 200～300 mL 后,关闭冲洗管,开放引流管,将冲洗液全部引流出来后,再关闭引流管	冲洗过程中,询问患者感受,观察患者的反应及引流液性状
(3)按需要如此反复冲洗	若患者出现不适或出血情况,立即停止冲洗,并通知医生
9.冲洗后固定 冲洗完毕,取下冲洗管,消毒导尿口和引流管接头并连接;清洁外阴,固定好导尿管	严格无菌操作;减少外阴部细菌数量
10.操作后处理	
(1)协助患者取舒适卧位,整理床单位,整理用物	
(2)再次核对患者信息,向患者交代注意事项,确认患者无任何不适后方可离开	推治疗车离开病室,放于指定位置
(3)洗手,记录	记录冲洗液名称、冲洗量、引流量、引流液性质、冲洗过程中患者的反应

重要小提示

1.严格执行无菌技术操作,预防感染。

2.冲洗过程中嘱患者深呼吸,尽量放松,以减少疼痛。若患者出现腹痛、腹胀、膀胱剧烈收缩等情况,因暂停冲洗并通知医生。

3.避免用力回抽造成黏膜损伤。

4.操作过程中注意保暖和保护患者的隐私,注意与患者的交流,询问其感受。

5.若患者出现不适或出血情况,立即停止冲洗,并通知医生。

（四）操作流程图

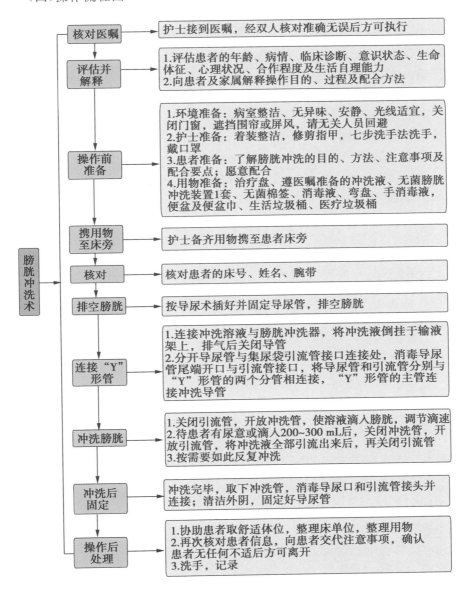

膀胱冲洗术

核对医嘱 → 护士接到医嘱，经双人核对准确无误后方可执行

评估并解释 → 1.评估患者的年龄、病情、临床诊断、意识状态、生命体征、心理状况、合作程度及生活自理能力
2.向患者及家属解释操作目的、过程及配合方法

操作前准备 → 1.环境准备：病室整洁、无异味、安静、光线适宜，关闭门窗，遮挡围帘或屏风，请无关人员回避
2.护士准备：着装整洁，修剪指甲，七步洗手法洗手，戴口罩
3.患者准备：了解膀胱冲洗的目的、方法、注意事项及配合要点；愿意配合
4.用物准备：治疗盘、遵医嘱准备的冲洗液、无菌膀胱冲洗装置1套、无菌棉签、消毒液、弯盘、手消毒液、便盆及便盆巾、生活垃圾桶、医疗垃圾桶

携用物至床旁 → 护士备齐用物携至患者床旁

核对 → 核对患者的床号、姓名、腕带

排空膀胱 → 按导尿术插好并固定导尿管，排空膀胱

连接"Y"形管 → 1.连接冲洗溶液与膀胱冲洗器，将冲洗液倒挂于输液架上，排气后关闭导管
2.分开导尿管与集尿袋引流管接口连接处，消毒导尿管尾端开口与引流管接口，将导尿管和引流管分别与"Y"形管的两个分管相连接，"Y"形管的主管连接冲洗导管

冲洗膀胱 → 1.关闭引流管，开放冲洗管，使溶液滴入膀胱，调节滴速
2.待患者有尿意或滴入200~300 mL后，关闭冲洗管，开放引流管，将冲洗液全部引流出来后，再关闭引流管
3.按需要如此反复冲洗

冲洗后固定 → 冲洗完毕，取下冲洗管，消毒导尿口和引流管接头并连接；清洁外阴，固定好导尿管

操作后处理 → 1.协助患者取舒适体位，整理床单位，整理用物
2.再次核对患者信息，向患者交代注意事项，确认患者无任何不适后方可离开
3.洗手，记录

第三节　排便护理

当食物由口进入胃和小肠消化吸收后,残渣贮存于大肠内,除一部分水分被大肠吸收外,其余均经细菌发酵和腐败作用后形成粪便排出体外。通常情况下,粪便的性质与形状可以反映整个消化系统的功能状况。因此护士通过对患者排便活动及粪便的观察,可以及早发现、鉴别消化道疾患,有助于诊断及选择合适的治疗、护理措施。

灌肠法(enema)是将一定量的液体由肛门经直肠灌入结肠,以帮助患者清洁肠道、排便、排气或由肠道供给药物或营养,达到确定诊断和治疗目的的方法。根据灌肠的目的分为不保留灌肠和保留灌肠。不保留灌肠根据液体量分为大量不保留灌肠、小量不保留灌肠。

项目四十二　大量不保留灌肠术

(一)案例导入

患者,女,24 岁,因腹痛、腹胀,4 天未排便,自行去医院就诊,以便秘收治入院。遵医嘱大量不保留灌肠,解除便秘。

(二)操作目的

1.排便排气:刺激肠蠕动,软化和清除粪便,解除便秘及肠胀气。

2.清洁肠道:为某些手术、肠道检查或产妇分娩做准备。

3.减轻中毒:稀释并清除肠道内的有害物质。

4.高热降温:为高热患者灌入低温溶液,帮助降温。

(三)操作流程

操作流程	要点及说明
1.**核对医嘱**　护士接到医嘱,经双人核对准确无误后方可执行	
2.**评估并解释**	
(1)患者的年龄、病情、临床诊断、灌肠的目的、意识状态、生命体征、心理状况、合作程度及生活自理能力	
(2)患者肛周皮肤黏膜情况及清洁度	
(3)向患者及家属解释操作目的、过程及配合方法	消除疑虑和不安全感,缓解紧张情绪,取得合作

续表

操作流程	要点及说明
3.操作前准备	
(1)**环境准备**:病室整洁、无异味、安静、光线适宜	为保护患者隐私,酌情关闭门窗,用围帘或屏风遮挡,请无关人员回避
(2)**护士准备**:着装整洁,修剪指甲,洗手,戴口罩	
(3)**患者准备**:了解灌肠的目的、方法、注意事项及配合要点;排尿,愿意配合操作	
(4)**用物准备**: 治疗车上层:治疗盘、一次性灌肠包、手消毒液、弯盘、水温计。一次性灌肠包内置有治疗巾、灌肠器、手套、润滑油棉球、纸巾 治疗车下层:便盆及便盆巾,生活垃圾桶,医疗垃圾桶	灌肠溶液:常用 0.1%～0.2%的肥皂液、0.9%氯化钠溶液;成人每次用量500～1000 mL,小儿200～500 mL;溶液温度一般为 39～41 ℃,降温时用28～32 ℃的溶液,中暑用 4 ℃的溶液
4.携用物至床旁 护士备齐用物携至患者床旁	
5.再次核对 再次核对患者的姓名、床号、住院号、腕带	确认患者,避免差错
6.安置体位 协助患者取左侧卧位,双膝屈曲,臀部移至床沿,褪裤至膝部,盖好被子,暴露臀部,不能自我控制排便的患者可取仰卧位	关闭门窗,遮挡围帘或屏风,请无关人员回避,注意保暖,保护患者隐私
7.铺巾放盘 臀下垫治疗巾,弯盘置于臀边,备卫生纸于治疗巾上	
8.挂灌肠袋 检查灌肠包并打开,关闭引流管开关,将灌肠液倒入灌肠袋内,灌肠袋挂于输液架上,液面距肛门 40～60 cm	保持一定的灌注压力、速度
9.润滑排气 戴手套,润滑肛管前端 5～10 cm、排尽灌肠袋内导管内空气,关闭引流管开关(或用止血钳夹紧肛管)	减少插管阻力
10.插管灌肠	
(1)一手垫卫生纸分开臀部,暴露肛门口,嘱患者深呼吸,一手将肛管轻轻插入直肠 7～10 cm	深呼吸使患者放松,便于插入;小儿插入 4～7 cm
(2)固定肛管,打开开关,使液体缓缓流入直肠	
11.灌入液体 灌入液体过程中,密切观察筒内液面下降速度及患者情况	

续表

操作流程	要点及说明
12.**拔管** 待灌肠液即将流尽时夹管,用卫生纸包裹肛管轻轻拔出,弃于医疗垃圾桶内,擦净肛门;嘱患者平卧,尽量保留5～10分钟后排便	避免空气进入肠道;降温灌肠时液体保留30分钟,排便后30分钟,测量体温并记录
13.**操作后处理**	
(1)协助患者穿好裤子,整理床单位,整理用物	将用物送至处置室,分类处理
(2)再次核对患者信息,向患者交代注意事项,确认患者无任何不适后方可离开	推治疗车离开病室,放于指定位置
(3)洗手,记录	灌肠后排便一次记为1/E,灌肠后无排便0/E

重要小提示

　1.妊娠、急腹症、严重心血管疾病等患者禁忌灌肠。

　2.伤寒患者灌肠时溶液不得超过500 mL,压力要低(液面不得超过肛门30 cm)。

　3.肝昏迷患者灌肠,禁用肥皂水,以减少氨的产生和吸收;充血性心力衰竭和水钠潴留患者禁用0.9%氯化钠溶液灌肠。

　4.准确掌握灌肠时溶液的温度、浓度、流速、压力和溶液的量。

　5.灌肠过程中应随时注意观察患者的病情变化,如液面下降过慢或停止,多由于肛管前端孔道被阻塞,可移动肛管或者挤捏肛管,使堵塞管孔的粪便脱落。如患者感觉腹胀或有便意,可嘱患者张口深呼吸,放松腹部肌肉,并降低灌肠筒的高度以减慢流速或暂停片刻,以便转移患者的注意力,减轻腹压,同时减少灌入溶液的压力。如发现脉速、面色苍白、出冷汗、剧烈腹痛、心慌气急时,可能发生肠道剧烈痉挛或出血应立即停止灌肠并及时与医生联系,采取急救措施。

　6.插入肛管时,顺应肠道解剖结构,勿用力,以防损伤肠黏膜。如插入受阻,可退出少许,旋转后缓缓插入。

　7.避免拔管时空气进入肠道及灌肠液和粪便随管流出,使灌肠液在直肠中有足够的作用时间,以利粪便充分软化容易排出。

（四）操作流程图

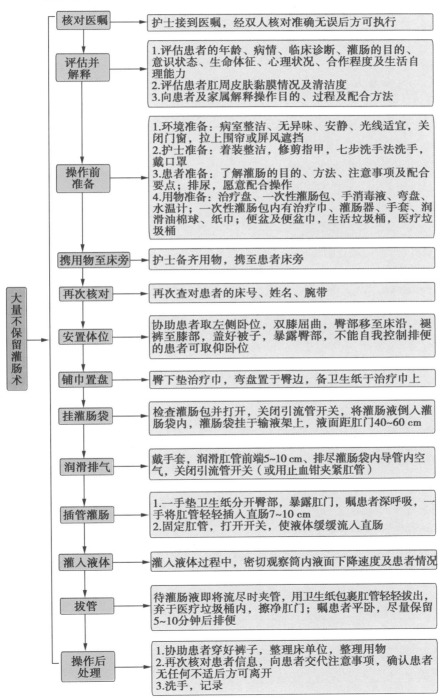

核对医嘱	→	护士接到医嘱，经双人核对准确无误后方可执行
评估并解释	→	1.评估患者的年龄、病情、临床诊断、灌肠的目的、意识状态、生命体征、心理状况、合作程度及生活自理能力 2.评估患者肛周皮肤黏膜情况及清洁度 3.向患者及家属解释操作目的、过程及配合方法
操作前准备	→	1.环境准备：病室整洁、无异味、安静、光线适宜，关闭门窗，拉上围帘或屏风遮挡 2.护士准备：着装整洁，修剪指甲，七步洗手法洗手，戴口罩 3.患者准备：了解灌肠的目的、方法、注意事项及配合要点；排尿，愿意配合操作 4.用物准备：治疗盘、一次性灌肠包、手消毒液、弯盘、水温计；一次性灌肠包内有治疗巾、灌肠器、手套、润滑油棉球、纸巾；便盆及便盆巾，生活垃圾桶，医疗垃圾桶
携用物至床旁	→	护士备齐用物，携至患者床旁
再次核对	→	再次查对患者的床号、姓名、腕带
安置体位	→	协助患者取左侧卧位，双膝屈曲，臀部移至床沿，褪裤至膝部，盖好被子，暴露臀部，不能自我控制排便的患者可取仰卧位
铺巾置盘	→	臀下垫治疗巾，弯盘置于臀边，备卫生纸于治疗巾上
挂灌肠袋	→	检查灌肠包并打开，关闭引流管开关，将灌肠液倒入灌肠袋内，灌肠袋挂于输液架上，液面距肛门40~60 cm
润滑排气	→	戴手套，润滑肛管前端5~10 cm、排尽灌肠袋内导管内空气，关闭引流管开关（或用止血钳夹紧肛管）
插管灌肠	→	1.一手垫卫生纸分开臀部，暴露肛门，嘱患者深呼吸，一手将肛管轻轻插入直肠7~10 cm 2.固定肛管，打开开关，使液体缓缓流入直肠
灌入液体	→	灌入液体过程中，密切观察筒内液面下降速度及患者情况
拔管	→	待灌肠液即将流尽时夹管，用卫生纸包裹肛管轻轻拔出，弃于医疗垃圾桶内，擦净肛门；嘱患者平卧，尽量保留5~10分钟后排便
操作后处理	→	1.协助患者穿好裤子，整理床单位，整理用物 2.再次核对患者信息，向患者交代注意事项，确认患者无任何不适后方可离开 3.洗手，记录

左侧标注：大量不保留灌肠术

项目四十三　小量不保留灌肠术

适用于腹部或盆腔手术后的患者、危重患者、老年体弱患者、小儿及孕妇等。

（一）案例导入

患者，男，58 岁，主诉腹痛、腹胀、乏力，3 天未排便，触诊腹部较硬实且紧张，可触及包块。医嘱小量不保留灌肠。

（二）操作目的

1. 软化粪便，解除便秘。

2. 排出肠道内的气体，减轻腹胀。

（三）操作流程

操作流程	要点及说明
1. 核对医嘱　护士接到医嘱，经双人核对准确无误后方可执行	
2. 评估并解释	
（1）患者的年龄、病情、临床诊断、灌肠的目的、意识状态、生命体征、心理状况、合作程度及生活自理能力	
（2）患者肛周皮肤黏膜情况及清洁度	
（3）向患者及家属解释操作目的、过程及配合方法	消除疑虑和不安全感，缓解紧张情绪，取得合作
3. 操作前准备	
（1）**环境准备**：病室整洁、无异味、安静、光线适宜	为保护患者隐私，酌情关闭门窗，拉上围帘或屏风遮挡，请无关人员回避
（2）**护士准备**：着装整洁，修剪指甲，洗手，戴口罩	
（3）**患者准备**：了解灌肠的目的、方法、注意事项及配合要点；排尿，愿意配合操作	
（4）**用物准备**：治疗盘、一次性灌肠包、手消毒液、弯盘、水温计。一次性灌肠包内置有治疗巾、灌肠器、手套、润滑油棉球、纸巾。便盆及便盆巾、生活垃圾桶，医疗垃圾桶	灌肠溶液：常用"1、2、3"溶液（50%硫酸镁 30 mL，甘油 60 mL，温开水 90 mL）；甘油 50 mL 加等量温开水；各种植物油 120～180 mL，溶液温度一般为 38 ℃
4. 携用物至床旁　护士备齐用物携至患者床旁	
5. 再次核对　再次核对患者的姓名、床号、住院号、腕带	确认患者，避免差错

续表

操作流程	要点及说明
6.**安置体位** 协助患者取左侧卧位,双膝屈曲,臀部移至床沿,褪裤至膝部,盖好被子,暴露臀部,不能自我控制排便的患者可取仰卧位	关闭门窗,拉上围帘或屏风遮挡,请无关人员回避,注意保暖,保护患者隐私
7.**铺巾放盘** 臀下垫治疗巾,弯盘置于臀边,备卫生纸于治疗巾上	
8.**挂灌肠袋** 检查灌肠包并打开,关闭引流管开关,将灌肠液倒入灌肠袋内,灌肠袋挂于输液架上,液面距肛门 30 cm	保持一定的灌注压力、速度
9.**润滑排气** 戴手套,润滑肛管前端 5～10 cm,排尽灌肠袋内导管内空气,关闭引流管开关(或用止血钳夹紧肛管)	减少插管阻力
10.**插管灌肠**	
(1)一手垫卫生纸分开臀部,暴露肛门口,嘱患者深呼吸,一手将肛管轻轻插入直肠 7～10 cm	深呼吸使患者放松,便于插入;小儿插入 4～7 cm
(2)固定肛管,打开开关,使液体缓缓流入直肠	速度不宜过快,以免刺激肠黏膜,引起排便反射
11.**注温开水** 灌肠溶液注完,注入温开水 5～10 mL,抬高肛尾末端,使管内溶液全部流入	
12.**拔管** 待灌肠液即将流尽时夹管,用卫生纸包裹肛管轻轻拔出,弃于医疗垃圾桶内,擦净肛门;嘱患者平卧,尽量保留 10～20 分钟后排便	避免空气进入肠道;充分软化粪便,促进排便
13.**操作后处理**	
(1)协助患者穿好裤子,整理床单位,整理用物	将用物送至处置室,分类处理
(2)再次核对患者信息,向患者交代注意事项,确认患者无任何不适后方可离开	推治疗车离开病室,放于指定位置
(3)洗手,记录	灌肠后排便一次记为 1/E,灌肠后无排便 0/E

> 📎**重要小提示**
>
> 1.灌肠时插入深度为 7～10 cm,压力宜低,灌肠液注入速度不宜过快。
> 2.灌肠完毕后及时关闭开关,防止空气进入肠道,引起腹胀。

（四）操作流程图

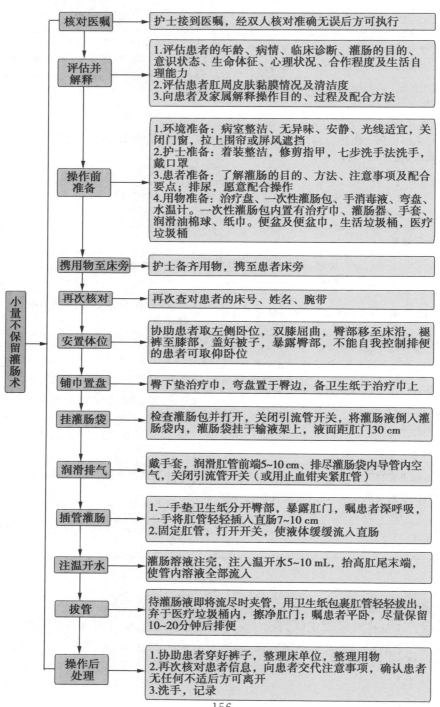

	核对医嘱	护士接到医嘱，经双人核对准确无误后方可执行
	评估并解释	1.评估患者的年龄、病情、临床诊断、灌肠的目的、意识状态、生命体征、心理状况、合作程度及生活自理能力 2.评估患者肛周皮肤黏膜情况及清洁度 3.向患者及家属解释操作目的、过程及配合方法
小量不保留灌肠术	操作前准备	1.环境准备：病室整洁、无异味、安静、光线适宜，关闭门窗，拉上围帘或屏风遮挡 2.护士准备：着装整洁，修剪指甲，七步洗手法洗手，戴口罩 3.患者准备：了解灌肠的目的、方法、注意事项及配合要点；排尿，愿意配合操作 4.用物准备：治疗盘、一次性灌肠包、手消毒液、弯盘、水温计。一次性灌肠包内置有治疗巾、灌肠器、手套、润滑油棉球、纸巾。便盆及便盆巾，生活垃圾桶，医疗垃圾桶
	携用物至床旁	护士备齐用物，携至患者床旁
	再次核对	再次查对患者的床号、姓名、腕带
	安置体位	协助患者取左侧卧位，双膝屈曲，臀部移至床沿，褪裤至膝部，盖好被子，暴露臀部，不能自我控制排便的患者可取仰卧位
	铺巾置盘	臀下垫治疗巾，弯盘置于臀边，备卫生纸于治疗巾上
	挂灌肠袋	检查灌肠包并打开，关闭引流管开关，将灌肠液倒入灌肠袋内，灌肠袋挂于输液架上，液面距肛门30 cm
	润滑排气	戴手套，润滑肛管前端5~10 cm、排尽灌肠袋内导管内空气，关闭引流管开关（或用止血钳夹紧肛管）
	插管灌肠	1.一手垫卫生纸分开臀部，暴露肛门，嘱患者深呼吸，一手将肛管轻轻插入直肠7~10 cm 2.固定肛管，打开开关，使液体缓缓流入直肠
	注温开水	灌肠溶液注完，注入温开水5~10 mL，抬高肛尾末端，使管内溶液全部流入
	拔管	待灌肠液即将流尽时夹管，用卫生纸包裹肛管轻轻拔出，弃于医疗垃圾桶内，擦净肛门；嘱患者平卧，尽量保留10~20分钟后排便
	操作后处理	1.协助患者穿好裤子，整理床单位，整理用物 2.再次核对患者信息，向患者交代注意事项，确认患者无任何不适后方可离开 3.洗手，记录

项目四十四　保留灌肠术

将药液灌入直肠或结肠内,通过肠黏膜吸收达到治疗疾病的目的。

（一）案例导入

患者,男,38 岁,因肠道感染收治入院。医嘱 2% 小檗碱 100 mL,保留灌肠。

（二）操作目的

1.镇静、催眠。

2.治疗肠道感染。

（三）操作流程

操作流程	要点及说明
1.核对医嘱　护士接到医嘱,经双人核对准确无误后方可执行	
2.评估并解释	
（1）患者的年龄、病情、临床诊断、灌肠的目的、意识状态、生命体征、心理状况、合作程度及生活自理能力	
（2）患者肛周皮肤黏膜情况及清洁度	
（3）向患者及家属解释操作目的、过程及配合方法	消除疑虑和不安全感,缓解紧张情绪,取得合作
3.操作前准备	
（1）**环境准备**:病室整洁、无异味、安静、光线适宜	为保护患者隐私,酌情关闭门窗,拉上围帘或屏风遮挡,请无关人员回避
（2）**护士准备**:着装整洁,修剪指甲,洗手,戴口罩	
（3）**患者准备**:了解灌肠的目的、方法、注意事项及配合要点;排尿,愿意配合操作	
（4）**用物准备**: 治疗车上层:治疗盘内备注洗器、量杯或小容量灌肠筒、遵医嘱备灌肠液、肛管、温开水 5～10 mL、血管钳、润滑剂、棉签、弯盘、卫生纸、橡胶单、治疗巾、水温计、一次性手套等;治疗盘外备手消毒剂,另备抬高臀部的小垫枕 治疗车下层:生活垃圾桶、医疗垃圾桶	应选择较细的肛管（20 号以下） 灌肠溶液:遵医嘱准备药物,溶液量不超过 200 mL,溶液温度一般为 38 ℃。镇静、催眠用 10% 水合氯醛;抗肠道感染用 2% 小檗碱、0.5%～1% 新霉素或其他抗生素
4.携用物至床旁　护士备齐用物携至患者床旁	

续表

操作流程	要点及说明
5.再次核对 再次核对患者的姓名、床号、住院号、腕带	确认患者,避免差错
6.安置体位 根据病情选择不同体位,双膝屈曲,臀部移至床沿,褪裤至膝部,盖好被子,暴露臀部,不能自我控制排便的患者可取仰卧位	关闭门窗,拉上围帘或屏风遮挡,请无关人员回避,注意保暖,保护患者隐私
7.铺巾放盘 臀下垫治疗巾,弯盘置于臀边,备卫生纸于治疗巾上	
8.挂灌肠袋 检查灌肠包并打开,关闭引流管开关,将灌肠液倒入灌肠袋内,灌肠袋挂于输液架上,液面距肛门 30 cm	保持一定的灌注压力、速度
9.润滑排气 戴手套,润滑肛管前端 5～10 cm、排尽灌肠袋内导管内空气,关闭引流管开关(或用止血钳夹紧肛管)	减少插管阻力
10.插管灌肠	
(1)一手垫卫生纸分开臀部,暴露肛门,嘱患者深呼吸,一手将肛管轻轻插入直肠 15～20 cm	深呼吸使患者放松,便于插入
(2)固定肛管,松开血管钳,缓缓注入少量药物,反复吸药、注药,直至药液全部注入	速度不宜过快,以免刺激肠黏膜,引起排便反射
11.注温开水 灌肠溶液注完,注入温开水 5～10 mL,抬高肛尾末端,使管内溶液全部流入	
12.拔管 待灌肠液即将流尽时夹管,用卫生纸包裹肛管轻轻拔出,弃于医疗垃圾桶内,擦净肛门,嘱患者平卧,尽量保留 1 小时后排便	避免空气进入肠道;充分软化粪便,促进排便
13.操作后处理	
(1)协助患者穿好裤子,整理床单位,整理用物	将用物送至处置室,分类处理
(2)再次核对患者信息,向患者交代注意事项,确认患者无任何何不适后方可离开	推治疗车离开病室,放于指定位置
(3)洗手,记录	灌肠后排便一次记为 1/E,灌肠后无排便 0/E

（四）操作流程图

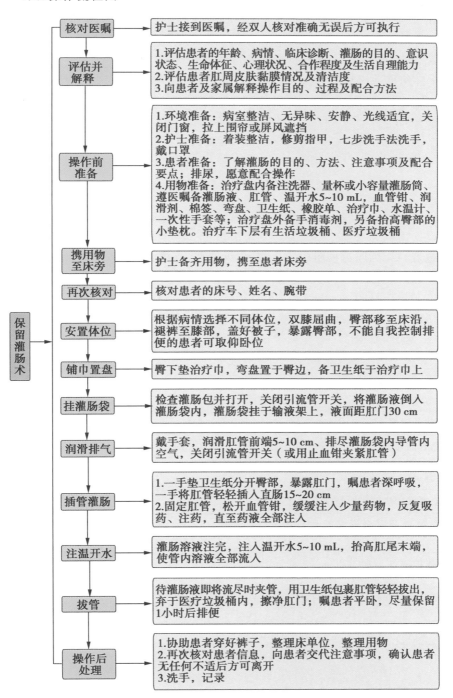

核对医嘱 → 护士接到医嘱，经双人核对准确无误后方可执行

评估并解释 →
1.评估患者的年龄、病情、临床诊断、灌肠的目的、意识状态、生命体征、心理状况、合作程度及生活自理能力
2.评估患者肛周皮肤黏膜情况及清洁度
3.向患者及家属解释操作目的、过程及配合方法

操作前准备 →
1.环境准备：病室整洁、无异味、安静、光线适宜，关闭门窗，拉上围帘或屏风遮挡
2.护士准备：着装整洁，修剪指甲，七步洗手法洗手，戴口罩
3.患者准备：了解灌肠的目的、方法、注意事项及配合要点；排尿，愿意配合操作
4.用物准备：治疗盘内备注洗器、量杯或小容量灌肠筒、遵医嘱备灌肠液、肛管、温开水5~10 mL、血管钳、润滑剂、棉签、弯盘、卫生纸、橡胶单、治疗巾、水温计、一次性手套等；治疗盘外备手消毒剂，另备抬高臀部的小垫枕。治疗车下层有生活垃圾桶、医疗垃圾桶

携用物至床旁 → 护士备齐用物，携至患者床旁

再次核对 → 核对患者的床号、姓名、腕带

安置体位 → 根据病情选择不同体位，双膝屈曲，臀部移至床沿，褪裤至膝部，盖好被子，暴露臀部，不能自我控制排便的患者可取仰卧位

铺巾置盘 → 臀下垫治疗巾，弯盘置于臀边，备卫生纸于治疗巾上

挂灌肠袋 → 检查灌肠包并打开，关闭引流管开关，将灌肠液倒入灌肠袋内，灌肠袋挂于输液架上，液面距肛门30 cm

润滑排气 → 戴手套，润滑肛管前端5~10 cm、排尽灌肠袋内导管内空气，关闭引流管开关（或用止血钳夹紧肛管）

插管灌肠 →
1.一手垫卫生纸分开臀部，暴露肛门，嘱患者深呼吸，一手将肛管轻轻插入直肠15~20 cm
2.固定肛管，松开血管钳，缓缓注入少量药物，反复吸药、注药，直至药液全部注入

注温开水 → 灌肠溶液注完，注入温开水5~10 mL，抬高肛尾末端，使管内溶液全部流入

拔管 → 待灌肠液即将流尽时夹管，用卫生纸包裹肛管轻轻拔出，弃于医疗垃圾桶内，擦净肛门；嘱患者平卧，尽量保留1小时后排便

操作后处理 →
1.协助患者穿好裤子，整理床单位，整理用物
2.再次核对患者信息，向患者交代注意事项，确认患者无任何不适后方可离开
3.洗手，记录

左侧：**保留灌肠术**

重要小提示

1.保留灌肠前,嘱患者排便,使肠道排空有利于药液吸收。

2.肠道抗感染以晚上临睡前灌肠为宜。

3.保留灌肠时,应选择稍细的肛管且插入要深,液量不宜过多,压力要低,灌入速度宜慢,以减少刺激,使灌入的药液能保留较长时间,有利于肠黏膜的吸收。

4.肛门、直肠、结肠手术的患者及大便失禁的患者,不宜做保留灌肠。

项目四十五 肛管排气法

肛管排气是指将肛管从肛门插入直肠,以排除肠腔内积气的方法。

(一)案例导入

患者,男,因肠道梗阻收治入院,主诉腹胀、疼痛,叩诊呈鼓音,呃逆、肛门排气过多,遵医嘱为其行肛管排气法。

(二)操作目的

帮助患者解除肠腔积气,减轻腹胀。

(三)操作流程

操作流程	要点及说明
1.核对医嘱 护士接到医嘱,经双人核对准确无误后方可执行	
2.评估并解释	
(1)患者的年龄、病情、临床诊断、肛管排气的目的、意识状态、生命体征、心理状况、合作程度及生活自理能力	
(2)患者肛周皮肤黏膜情况及清洁度	
(3)向患者及家属解释操作目的、过程及配合方法	消除疑虑和不安全感,缓解紧张情绪,取得合作
3.操作前准备	·
(1)**环境准备**:病室整洁、无异味、安静、光线适宜	为保护患者隐私,酌情关闭门窗,拉上围帘或屏风遮挡,请无关人员回避
(2)**护士准备**:着装整洁,修剪指甲,洗手,戴口罩	

续表

操作流程	要点及说明
(3)**患者准备**:了解肛管排气的目的、方法、注意事项及配合要点;排尿,愿意配合操作	
(4)**用物准备**:治疗盘、肛管(12～16 号)、玻璃接头、橡胶管、系带玻璃瓶(内盛水 3/4 满)、润滑油、棉签、胶布、卫生纸、手套、别针、手消毒剂、生活垃圾桶、医疗垃圾桶	
4.**携用物至床旁** 护士备齐用物携至患者床旁	
5.**再次核对** 再次核对患者的姓名、床号、腕带	确认患者,避免差错
6.**安置体位** 协助患者取左侧卧位(背向护士),注意遮盖,暴露肛门	关闭门窗,用围帘或屏风遮挡,请无关人员回避,注意保暖,保护患者隐私
7.**连接装置** 将玻璃瓶系于床边,将橡胶管一端插入玻璃瓶液面下,另一端与肛管相连	防止空气进入直肠,加重腹胀;观察气体排出量的情况
8.**插管** 戴手套,润滑肛管,嘱患者张口呼吸,将肛管轻轻插入直肠 15～18 cm,用胶布将肛管固定于臀部,橡胶管留出足够的长度,用别针固定在大单上	便于患者翻身
9.**观察** 观察排气情况,如排气不畅,帮助患者更换体位或按摩腹部	若有气体排出,可见玻璃瓶液面下有气泡逸出
10.**拔管** 保留肛管不超过 20 分钟,拔出肛管,擦净肛门,脱下手套,再次核对	长时间留置肛管,会降低肛门括约肌的反应,甚至导致肛门括约肌永久性松弛;需要时,2～3 小时后再行肛管排气
11.**操作后处理**	
(1)协助患者穿好裤子,整理床单位,整理用物	将用物送至处置室,分类处理
(2)再次核对患者信息,向患者交代注意事项,确认患者无任何不适后方可离开	推治疗车离开病室,放于指定位置
(3)洗手,记录	记录排气时间及效果,患者腹胀有无减轻

（三）操作流程图

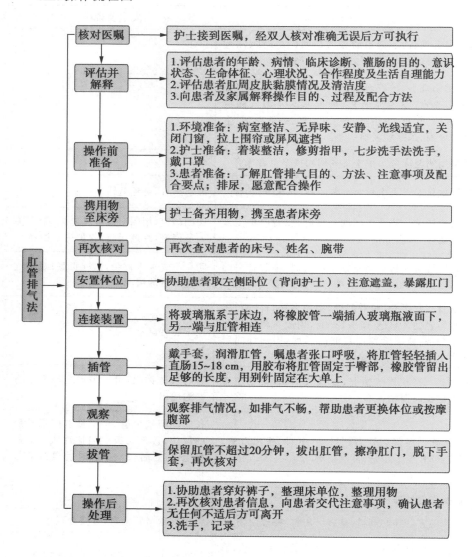

核对医嘱 → 护士接到医嘱，经双人核对准确无误后方可执行

评估并解释 →
1.评估患者的年龄、病情、临床诊断、灌肠的目的、意识状态、生命体征、心理状况、合作程度及生活自理能力
2.评估患者肛周皮肤黏膜情况及清洁度
3.向患者及家属解释操作目的、过程及配合方法

操作前准备 →
1.环境准备：病室整洁、无异味、安静、光线适宜，关闭门窗，拉上围帘或屏风遮挡
2.护士准备：着装整洁，修剪指甲，七步洗手法洗手，戴口罩
3.患者准备：了解肛管排气目的、方法、注意事项及配合要点；排尿，愿意配合操作

携用物至床旁 → 护士备齐用物，携至患者床旁

再次核对 → 再次查对患者的床号、姓名、腕带

安置体位 → 协助患者取左侧卧位（背向护士），注意遮盖，暴露肛门

连接装置 → 将玻璃瓶系于床边，将橡胶管一端插入玻璃瓶液面下，另一端与肛管相连

插管 → 戴手套，润滑肛管，嘱患者张口呼吸，将肛管轻轻插入直肠15~18 cm，用胶布将肛管固定于臀部，橡胶管留出足够的长度，用别针固定在大单上

观察 → 观察排气情况，如排气不畅，帮助患者更换体位或按摩腹部

拔管 → 保留肛管不超过20分钟，拔出肛管，擦净肛门，脱下手套，再次核对

操作后处理 →
1.协助患者穿好裤子，整理床单位，整理用物
2.再次核对患者信息，向患者交代注意事项，确认患者无任何不适后方可离开
3.洗手，记录

肛管排气法

重要小提示

1.插管时连接肛管的橡胶管末端应置于玻璃瓶内的液面以下,防止外界空气进入直肠而加重腹胀。

2.排气肛管保留时间一般不超过 20 分钟。长时间留置肛管,会降低肛门括约肌的反应,甚至导致肛门括约肌永久性松弛。若腹胀未减轻,可 2～3 小时后再行肛管排气。

3.变换体位或按摩腹部可促进排气。排气过程中,应注意观察玻璃瓶液面下气泡溢出情况,如排气不畅,应更换体位或按摩腹部。

第七章　给药技术

给药（administering medication），即药物治疗，是临床最常用的一种治疗方法。在临床护理中，护士是各种药物治疗的实施者，也是用药过程的监护者，为了合理、准确、安全、有效地给药，护士应了解相关的药理学知识，熟练掌握正确的给药方法和技术，正确评估患者用药后的疗效与反应，指导患者护理用药，使药物治疗达到最佳效果。

第一节　口服给药法

项目四十六　口服给药法

口服给药（administering oral medications）是临床上最常用、方便、经济、安全、适用范围广的给药方法，药物经口服后被胃肠道吸收进入血液循环，从而达到局部治疗和全身治疗的目的。然而，由于口服给药吸收较慢且不规则，易受胃内容物的影响，药物产生效应的时间较长，因此不适用于急救、意识不清、呕吐不止、禁食等患者。

（一）案例导入

患者，女，20岁，贫血，需服用硫酸亚铁。护士应如何给药？

（二）操作目的

协助患者遵照医嘱安全、正确地服下药物，以达到减轻症状、治疗疾病、维持正常生理功能、协助诊断和预防疾病的目的。

（三）操作流程

操作流程	要点及说明
1. 核对医嘱　护士接到医嘱，经双人核对准确无误后方可执行	
2. 评估并解释	
（1）评估患者的病情、年龄、意识状态及治疗情况	
（2）评估患者的吞咽能力，有无口腔、食管疾患，有无恶心、呕吐状况	
（3）向患者解释操作目的、步骤、注意事项，取得患者的配合	
3. 操作前准备	
（1）**环境准备**：环境清洁、安静、光线充足	
（2）**护士准备**：着装整洁，修剪指甲，七步洗手法洗手，戴口罩	
（3）**患者准备**：了解口服给药的目的、方法、注意事项及配合要点；取舒适体位	
（4）**用物准备**： 发药车：服药本、小药卡、药杯、量杯、药匙、滴管、包药纸、研钵、纱布、治疗巾、饮水管、小水壶、手消毒剂等	
4. 携用物至床旁　护士备齐用物携至患者床旁	
5. 再次核对　再次核对患者的姓名、床号、住院号、腕带，根据医嘱核对药物（药名、剂量、浓度）及给药时间和方法，检查药物有无过期或变质	确认患者（至少两种方法核对），避免差错
6. 取体位　协助患者取舒适体位	如患者提出疑问，应重新核对后再发药
7. 协助患者服药　协助患者服药时密切观察患者用药后反应	对不能自行服药患者应喂药；鼻饲者须将药物碾碎，用水溶解后，从胃管注入，再用少量温开水冲净胃管

续表

操作流程	要点及说明
8.操作后处理	
(1)处理药袋,清洁发药车,整理床单位,整理用物	防止交叉感染
(2)再次核对患者信息,向患者交代注意事项,确认患者无任何不适后方可离开	推治疗车离开病室,放于指定位置
(3)洗手,记录	记录患者用药后反应,若有异常,及时与医生联系

（四）操作流程图

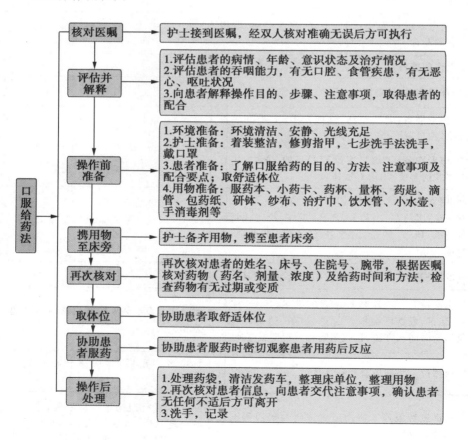

✐ **重要小提示**

　　1.发药前应收集患者有关资料,凡因特殊检查或手术需禁食者,暂不发药,并做好交班;发药时如患者不在,应将药物带回保管,并进行交班;如患者出现呕吐,应查明原因再进行相应处理,并暂停口服给药。

　　2.发药时如患者提出疑问,应虚心听取,重新核对,确定无误后再给患者服药。

　　3.需吞服药物时应准备40~60 ℃温开水,不能用茶水服药。

　　4.婴幼儿、鼻饲或上消化道出血患者所用的固体药,发药前须将药物捣碎。

　　5.增加或停用某种药物,应及时告知患者。

　　6.发药后随时观察服药的治疗效果及不良反应,若发现异常,应及时和医生联系,酌情处理。

　　7.备药、发药时严格执行查对制度,防止差错事故发生,确保患者用药安全。

第二节　雾化吸入法

　　雾化吸入法(inhalation)是应用雾化装置将药液分散成细小的雾滴以气雾状喷出,使其悬浮在气体中经鼻或口由呼吸道吸入的治疗方法。吸入药物除了对呼吸道局部产生作用外,还可通过肺组织吸收而产生全身性疗效。常用的雾化吸入法有超声雾化吸入法、氧气雾化吸入法和手压式雾化吸入法等。

项目四十七　超声雾化吸入法

　　超声雾化吸入法是应用超声波将药液变成细微的气雾,再由呼吸道吸入,以预防和治疗呼吸道疾病的方法。其雾量大小可以调节,雾滴小而均匀,药液可随深而慢的吸气到达终末支气管和肺泡。

　　(一)案例导入

　　患者,女,43岁,咳痰,咳喘。医生下达医嘱,为患者进行雾化吸入治疗。

　　(二)操作目的

　　1.湿化气道:常用于呼吸道湿化不足、痰液黏稠、气道不畅处,也可作为气道切开术后常规治疗手段。

　　2.控制呼吸道感染,消除炎症,减轻呼吸道黏膜水肿,稀释痰液,帮助祛痰:常用于咽喉炎、支气管扩张、肺炎、肺脓肿、肺结核等患者。

3.改善呼吸功能,解除支气管痉挛,保持呼吸道通畅:常用于支气管哮喘等患者。

4.预防呼吸道感染:常用于胸部手术后的患者。

(三)操作流程

步骤	要点及说明
1.核对医嘱 护士接到医嘱,经双人核对准确无误后方可执行	严格执行查对制度
2.评估并解释	
(1)评估患者的年龄、病情、用药及其他治疗情况;评估患者的面部及口腔黏膜情况、呼吸道是否通畅	
(2)向患者及家属解释操作的目的、步骤、注意事项,取得患者的配合	
3.操作前准备	
(1)环境准备:环境清洁、安静,光线、温湿度适宜	
(2)护士准备:着装整洁,修剪指甲,七步洗手法洗手,戴口罩	
(3)患者准备:取卧位或坐位	
(4)用物准备:超声波雾化吸入器、弯盘、治疗巾、冷蒸馏水、生理盐水、药液(遵医嘱)	
4.携用物至床旁 护士备齐用物携至患者床旁	
5.再次核对 再次核对患者的姓名、床号、住院号、腕带	确认患者(至少两种方法核对),避免差错
6.取体位 协助患者取坐位、半坐位或侧卧位	
7.铺巾 取治疗巾围于患者颈下或枕上	
8.雾化前准备 连接雾化器,加冷蒸馏水于水槽内;将药液用生理盐水稀释至 30～50mL 倒入雾化罐内,将雾化罐放入水槽,盖紧水槽盖	使用前检查仪器各部件是否完好;浸没雾化罐底部的透声膜,切忌加温水或热水;水槽内无水时,不可开机
9.开始雾化	
(1)接通电源,打开开关,预热 3～5 分钟,打开雾化开关,调节雾量	一般定时 15～20 分钟
(2)协助患者将含嘴放入患者口中,指导患者做深呼吸	雾化过程中如水温超过 50 ℃或水量不足,应关机,更换冷蒸馏水

续表

步骤	要点及说明
10.**结束雾化** 取下含嘴,关闭雾化开关、电源开关	若连续使用雾化器,中间需间隔 30 分钟
11.**操作后处理**	
(1)擦净患者面部,协助患者取舒适卧位,整理床单位,整理用物	擦干水槽,将含嘴、雾化罐、螺纹管浸泡于消毒液内 1 小时,再洗净晾干备用
(2)洗手、记录	记录雾化吸入时间及患者反应

(四)操作流程图

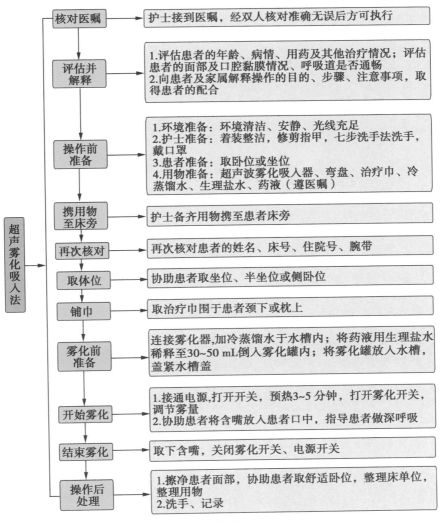

重要小提示

1.治疗前应检查机器各部件,确保性能良好,机器各部件型号一致,连接正确;使用雾化器后及时消毒雾化管道,防止交叉感染。

2.在使用过程中,水槽内要始终维持有足够量的蒸馏水,水温不宜超过50 ℃,否则要关机,更换冷蒸馏水;需连续使用时,中间需间隔30分钟;水槽内无水时不可开机,以免损坏机器。

3.水槽底部的晶体换能器和雾化管底部的透声膜薄而质脆,易损坏,在操作及清洗过程中应注意保护。

4.治疗过程中如发现雾化罐内的药液过少需添加药液时,可直接从小孔中加入,不必关机。

5.常用药物

(1)庆大霉素、卡那霉素等控制感染的抗生素。

(2)氨茶碱、沙丁胺醇等解除支气管痉挛的药物。

(3)α-糜蛋白霉等稀释痰液的药物。

(4)地塞米松等减轻呼吸道黏膜水肿的药物。

项目四十八　氧气雾化吸入法

氧气雾化吸入法是借助高速氧气气流,使药液形成雾状,随吸气进入呼吸道的方法。

(一)案例导入

患者,女,43岁,咳痰、咳喘。医生下达医嘱,为患者进行氧气雾化吸入治疗。

(二)操作目的

1.湿化气道:常用于呼吸道湿化不足、痰液黏稠、气道不畅处,也可作为气道切开术后常规治疗手段。

2.控制呼吸道感染,消除炎症,减轻呼吸道黏膜水肿,稀释痰液,帮助祛痰:常用于咽喉炎、支气管扩张、肺炎、肺脓肿、肺结核等患者。

3.改善呼吸功能,解除支气管痉挛,保持呼吸道通畅:常用于支气管哮喘等患者。

4.预防呼吸道感染:常用于胸部手术后的患者。

（三）操作流程

步骤	要点及说明
1.**核对医嘱**　护士接到医嘱,经双人核对准确无误后方可执行	严格执行查对制度
2.**评估并解释**	
(1)评估患者的年龄、病情、用药及其他治疗情况;评估患者的面部及口腔黏膜情况、呼吸道是否通畅	
(2)向患者及家属解释操作的目的、步骤、注意事项,取得患者的配合	
3.**操作前准备**	
(1)**环境准备**:环境清洁、安静,光线、温湿度适宜	
(2)**护士准备**:着装整洁,修剪指甲,七步洗手法洗手,戴口罩	
(3)**患者准备**:取卧位或坐位	
(4)**用物准备**:氧气雾化吸入器、氧气装置、弯盘、治疗巾、冷蒸馏水、生理盐水、药液	
4.**携用物至床旁**　护士备齐用物携至患者床旁	
5.**再次核对**　再次核对患者的姓名、床号、住院号、腕带	确认患者(至少两种方法核对),避免差错
6.**安置体位**　协助患者取坐位、半坐位或侧卧位	
7.**铺巾**　取治疗巾围于患者颈下或枕上	
8.**雾化前准备**	
(1)遵医嘱将药液稀释至 5 mL,倒入雾化器药杯内并与吸入管口旋紧,然后再与氧气装置的延长导管相连	湿化瓶内勿放水,以免液体进去雾化吸入器内使药液稀释;注意要连接紧密,防止漏气
(2)将面罩取出,与雾化器的吸入管口一端连接	
9.**开始雾化**	
(1)将雾化器的接气口与氧气装置相连,调节氧气流量(贮药杯内有雾化气体出现,下端又无药液漏出)	氧气流量一般为 6～8 L/min
(2)协助患者将面罩戴好,指导患者深长吸气	使药液充分到达细支气管和肺内,再屏气 1～2 秒

续表

步骤	要点及说明
10.**结束雾化** 取下面罩和雾化器,关闭氧气	
11.**操作后处理**	
(1)擦净患者面部,协助患者取舒适卧位,整理床单位,整理用物	
(2)洗手、记录	记录雾化吸入时间及患者反应

(四)操作流程图

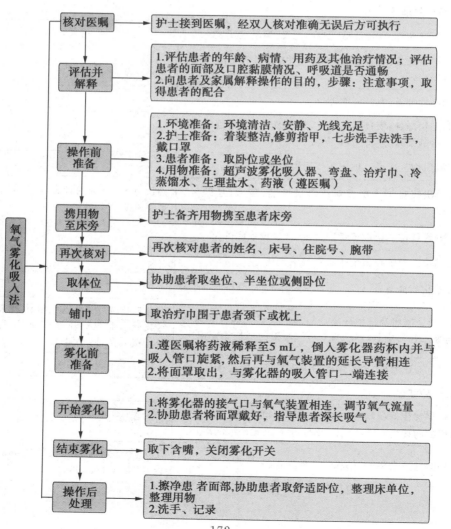

> 📎**重要小提示**
> 　　1.操作中严格遵守用氧安全,室内应避免火源;氧气湿化瓶内勿盛水,以免液体进入雾化器内使药液稀释影响疗效。
> 　　2.注意观察患者痰液排出情况,如痰液仍未咳出,可予以拍背、吸痰等方法协助排痰。
> 　　3.使用雾化器时,应取下湿化瓶。防止湿化瓶老化,注意使用安全。
> 　　4.保持贮药杯垂直,面罩紧贴面部。

第三节　注射给药法

注射给药法(administering injection)是将无菌药液或生物制剂注入体内的方法。注射给药的主要特点是药物吸收快,血药浓度迅速升高,适用于因各种原因不宜口服给药的患者。但注射给药会造成一定程度的组织损伤,可引起疼痛及潜在并发症的发生。另外,因药物吸收快,某些药物的不良反应出现迅速,处理相对困难。根据患者治疗的需要,注射给药法有皮内注射(intradermal injecton,ID)、皮下注射(subcutaneous injecton,H)、肌内注射(intramuscular injecton,IM)、静脉注射(intravenous injecton,IV)等。

项目四十九　抽吸药液法

(一)案例导入

患者,女,48岁,责任护士接到医嘱,为其进行维生素 B_{12} 药液注射,护士应如何取药?

(二)操作目的

用注射器抽吸适量药液,为各种注射做准备。

(三)操作流程

操作流程	要点及说明
1.**核对医嘱**　护士接到医嘱,经双人核对准确无误后方可执行	
2.**评估并解释**　评估给药目的、药物性能及给药方法	
3.**操作前准备**	

续表

操作流程	要点及说明
(1)**环境准备**:宽敞明亮,清洁通风,阳光充足,符合无菌操作的基本要求	
(2)**护士准备**:着装整洁,修剪指甲,七步洗手法洗手,戴口罩	
(3)**用物准备**: 治疗车上层:所需药物、注射器、针头、生理盐水、砂轮、三联盒、安尔碘、棉签、弯盘 治疗车下层:锐器盒、生活垃圾桶、医疗垃圾桶	严格执行无菌操作原则和查对制度
4.**抽吸药液** 根据医嘱核对药物(药名、剂量、浓度)及给药时间和方法,检查药物有无过期或变质	
(1)**自安瓿内吸取药液**	
①消毒及折断安瓿 将安瓿尖端药液弹至体部,用砂轮在安瓿颈部划一锯痕,用安尔碘消毒后折断安瓿	
②抽吸药液 左手持注射器,右手将针头斜面向下置入安瓿内液面下,右手持活塞柄,抽动活塞,吸取药液	
(2)**自密封瓶内吸取药液**	
①除去铝盖中心部分,常规消毒瓶塞,待干	
②注射器内吸入与所需药液等量的空气,将针头插入瓶内,注入空气	增加瓶内压力,便于吸药
③倒转药瓶,使针头在液面下,吸取药液至所需量,以示指固定针栓,拔出针头	
5.**排尽空气**	如注射器的乳头偏向一边,排气时,注射器乳头向上倾斜
6.**操作后处理**	
(1)将药液放入无菌盘中备用,整理床单位,整理用物	垃圾分类处置
(2)再次核对患者信息	
(3)洗手,记录	

（四）操作流程图

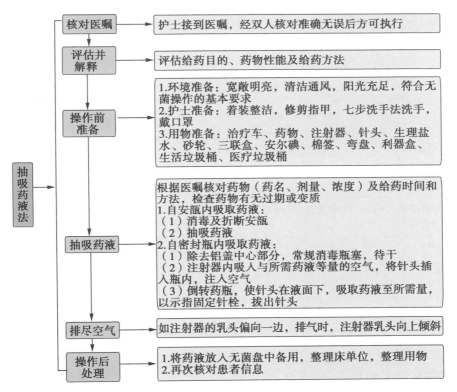

重要小提示

1. 安瓿颈部若有蓝色标记,则不需划痕。

2. 抽药时手不能握住活塞体部,以免污染药液。

3. 根据药液的性质抽取药液:混悬剂摇匀后立即吸取;结晶、粉剂类药物用无菌生理盐水或注射用水或专用溶媒剂将其充分溶解后吸取;油剂可稍加温后用粗针头抽取。

4. 抽尽药液的空安瓿或药瓶不要立刻丢掉,暂时放于一边,以便查对。

项目五十 皮内注射法

皮内注射法是将少量药液或生物制品注射于皮内的方法。

（一）案例导入

患者,18 岁,体温 38.6 ℃,脉搏 116 次/分,咽喉疼痛,诊断为"化脓性扁桃体炎"。医嘱:青霉素皮试。

（二）操作目的

1.药物过敏试验,确定有无过敏症状。

2.预防接种,如卡介苗。

3.局部麻醉的起始步骤。

（三）操作流程

以青霉素皮试为例。

操作流程	要点及说明
1.核对医嘱　护士接到医嘱,经双人核对准确无误后方可执行	
2.评估并解释	
(1)评估患者的病情、治疗情况、用药史及药物过敏史、家族史	
(2)评估注射部位的皮肤状况	药物过敏试验常选择前臂掌侧下段;预防接种常选择上臂三角肌下缘;局部麻醉则选择麻醉处
(3)向患者解释注射目的、步骤、注意事项,取得患者的配合	
3.操作前准备	
(1)**环境准备**:安静、整洁、光线适宜	
(2)**护士准备**:着装整洁,修剪指甲,七步洗手法洗手,戴口罩	
(3)**患者准备**:了解皮内注射的目的、方法、注意事项、配合要点、药物作用及副作用;取舒适体位,暴露注射部位	
(4)**用物准备**: 治疗车上层:注射盘(75%酒精、棉签、1 mL注射器、医嘱所备药液)、砂轮、无菌盒;另备0.1%肾上腺素1支、5 mL注射器、弯盘、生理盐水、手消毒液等。 治疗车下层:锐器盒、医疗垃圾桶、生活垃圾桶	
4.携用物至床旁　护士备齐用物携至患者床旁	

续表

操作流程	要点及说明
5.再次核对 再次核对患者的姓名、床号、住院号、腕带,根据医嘱核对药物(药名、剂量、浓度)及给药时间和方法,检查药物有无过期或变质	确认患者(至少两种方法核对),避免差错
6.抽吸药液 检查一次性注射器的有效期及有无漏气,消毒并正确抽吸药液,若为药物过敏试验,正确配制皮试液	
7.取体位 协助患者取卧位、半坐卧位或侧卧位,治疗车位置放置合理,便于操作	
8.手消毒 用快速手消毒液洗手	
9.消毒皮肤 用 75％乙醇消毒注射部位皮肤,消毒面积为 5 cm×5 cm,待干	酒精过敏者用生理盐水
10.二次核对、排气 二次核对,排尽注射器内空气	
11.穿刺、推药 左手绷紧皮肤,右手持注射器,针头斜面向上,与皮肤呈 5°角进入皮内,待针尖斜面完全进入皮内,放平注射器,左手拇指固定针栓,注入药液 0.1 mL,使局部隆起一皮丘,皮肤变白,毛孔变大	若需对照试验,则用另一注射器和针头,在另一前臂相同位置注射 0.1 mL 生理盐水
12.拔针 推注完毕,迅速拔针,勿按压针眼	以免影响结果的观察
13.操作后处理	
(1)协助患者取舒适体位,嘱其勿按揉注射部位,20 分钟后由两名护士观察结果,整理床单位,整理用物	如有不适立即告诉护士,以便及时处理;将注射器针头放在锐器盒内,用过的棉签和注射器弃在医疗垃圾箱内
(2)再次核对患者信息,向患者交代注意事项,确认患者无任何不适后方可离开	操作后查对
(3)洗手,记录	将过敏试验结果记录在病历上,阳性用红色标记"＋",阴性用蓝色或黑色标记"－"

（四）操作流程图

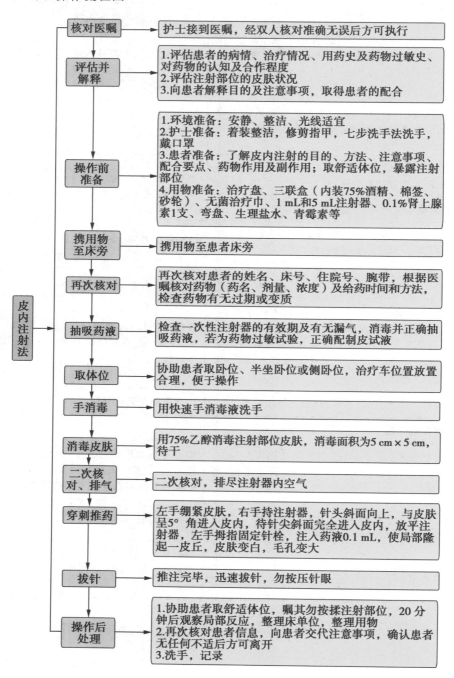

| 核对医嘱 | → | 护士接到医嘱，经双人核对准确无误后方可执行 |

评估并解释
1.评估患者的病情、治疗情况、用药史及药物过敏史、对药物的认知及合作程度
2.评估注射部位的皮肤状况
3.向患者解释目的及注意事项，取得患者的配合

操作前准备
1.环境准备：安静、整洁、光线适宜
2.护士准备：着装整洁，修剪指甲，七步洗手法洗手，戴口罩
3.患者准备：了解皮内注射的目的、方法、注意事项、配合要点、药物作用及副作用；取舒适体位，暴露注射部位
4.用物准备：治疗盘、三联盒（内装75%酒精、棉签、砂轮）、无菌治疗巾、1 mL和5 mL注射器、0.1%肾上腺素1支、弯盘、生理盐水、青霉素等

携用物至床旁
携用物至患者床旁

再次核对
再次核对患者的姓名、床号、住院号、腕带，根据医嘱核对药物（药名、剂量、浓度）及给药时间和方法，检查药物有无过期或变质

抽吸药液
检查一次性注射器的有效期及有无漏气，消毒并正确抽吸药液，若为药物过敏试验，正确配制皮试液

取体位
协助患者取卧位、半坐卧位或侧卧位，治疗车位置放置合理，便于操作

手消毒
用快速手消毒液洗手

消毒皮肤
用75%乙醇消毒注射部位皮肤，消毒面积为5 cm×5 cm，待干

二次核对、排气
二次核对，排尽注射器内空气

穿刺推药
左手绷紧皮肤，右手持注射器，针头斜面向上，与皮肤呈5°角进入皮内，待针尖斜面完全进入皮内，放平注射器，左手拇指固定针栓，注入药液0.1 mL，使局部隆起一皮丘，皮肤变白，毛孔变大

拔针
推注完毕，迅速拔针，勿按压针眼

操作后处理
1.协助患者取舒适体位，嘱其勿按揉注射部位，20分钟后观察局部反应，整理床单位，整理用物
2.再次核对患者信息，向患者交代注意事项，确认患者无任何不适后方可离开
3.洗手，记录

（左侧纵向标签：皮内注射法）

重要小提示

1.严格查对制度和无菌操作原则。

2.如患者做过敏试验,要详细询问用药史、过敏史、家族史。如对该药物过敏,不可做皮试,应及时与医生联系,更换其他药物。

3.皮试液现用现配。

4.进行药物皮肤试验时皮肤不可用碘酊、碘伏消毒,以免影响对局部反应的观察。

5.皮试拔针后,切勿按揉皮丘及局部,以免影响结果观察。

6.密切观察患者,如有过敏性休克及时给予急救措施。

7.皮试阳性时,应告知医生、患者及家属,并记录在病历上。

项目五十一　皮下注射法

皮下注射法是将少量药液或生物制剂注入皮下组织的方法。

(一)案例导入

患者,男,74岁,因心梗入院,行冠心病介入治疗,经治疗后,病情得到控制。目前患者意识清醒,但术后需皮下注射低分子肝素3天,每隔12小时一次,每次注射剂量为5000 U。请你在患者腹部正确完成皮下注射。

(二)操作目的

1.注入小剂量药物,用于不宜口服给药但需在一定时间内发挥药效时,如胰岛素注射。

2.预防接种。

3.局部麻醉。

(三)操作流程

操作流程	要点及说明
1.核对医嘱　护士接到医嘱,经双人核对准确无误后方可执行	
2.评估并解释	
(1)患者的病情、治疗情况、用药史和药物过敏史	
(2)注射部位的皮肤及皮下组织状况	根据注射目的选择部位:常选用上臂三角肌下缘、两侧腹壁、后背、大腿前侧和外侧;皮肤完好无破损、无硬结

续表

操作流程	要点及说明
(3)向患者解释注射目的、步骤、注意事项,取得患者的配合	
3.操作前准备	
(1)**环境准备**:清洁、安静、光线适宜,必要时拉上床帘遮挡患者	
(2)**护士准备**:着装整洁,修剪指甲,七步洗手法洗手,戴口罩	
(3)**患者准备**:了解皮下注射的目的、方法、注意事项、配合要点、药物作用及副作用;取舒适体位,暴露注射部位	
(4)**用物准备**: 治疗车上层:三联盒(内装安尔碘、酒精、棉签)、药液、2 mL 注射器 2 支、治疗卡、弯盘、手消毒剂 治疗车下层:医疗垃圾桶、生活垃圾桶、锐器回收盒	
4.携用物至床旁 护士备齐用物携至患者床旁	
5.再次核对 再次核对患者的姓名、床号、住院号、腕带,根据医嘱核对药物(药名、剂量、浓度)及给药时间和方法,检查药物有无过期或变质	确认患者(至少两种方法核对),避免差错
6.取体位 协助患者取卧位、半坐卧位或侧卧位	治疗车位置放置合理,便于操作
7.确定注射部位 根据评估皮肤状况,确定注射部位	
8.手消毒 用快速手消毒液洗手	
9.消毒皮肤 用安尔碘消毒注射部位皮肤,消毒面积为 5 cm×5 cm,待干	消毒直径大于 5 cm,双消毒
10.二次核对、排气 二次核对,排尽注射器内空气,左手持一根消毒棉签	
11.穿刺 左手绷紧皮肤,右手持注射器,示指固定针栓,针尖斜面向上,与皮肤呈 30°～40°角,快速刺入皮下	一般进针 1/2～2/3 即可,勿全部进入以免断针
12.推药 右手固定注射器及针栓,左手回抽活塞柄,如无回血,缓慢推注药液	推注速度宜缓慢、均匀以减轻痛苦
13.拔针,按压 推注完毕,快速拔针后并用无菌干棉签按压针刺处片刻	按压至不出血为止

续表

操作流程	要点及说明
14.操作后处理	
(1)协助患者取舒适体位,嘱其勿按揉注射部位,整理床单位,整理用物	如有不适立即告诉护士,以便及时处理;将注射器针头放在锐器盒内,用过的棉签和注射器弃在医疗垃圾箱内
(2)再次核对患者信息	操作后查对
(3)洗手、记录	记录注射时间,药物名称、浓度、剂量,患者的反应

重要小提示

1.严格遵循查对制度和无菌操作原则。

2.刺激性药物避免做皮下注射。

3.注射前应详细询问患者的用药史。

4.长期注射的患者注意更换部位。

5.消瘦患者注射时可捏起局部组织,进针角度不要超过 $45°$,以免刺入肌层。

（四）操作流程图

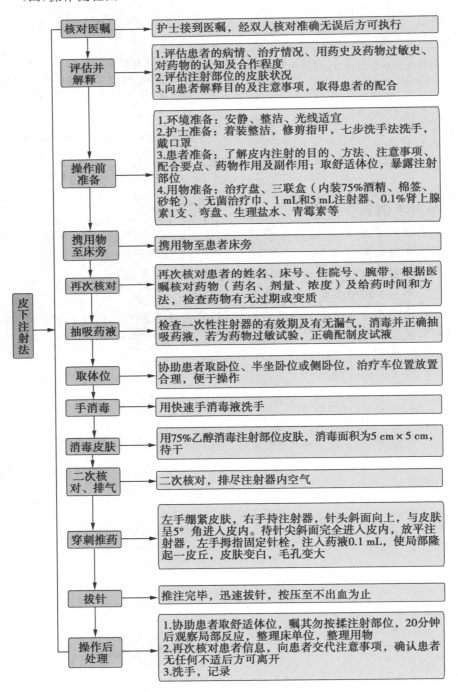

项目五十二　肌内注射法

肌内注射法是将一定量药液注入肌肉组织的方法。注射部位最常用的部位为臀大肌,其次为臀中肌、臀小肌、股外侧肌及上臂三角肌。

1.臀大肌注射定位法

(1)十字法:从臀裂顶点向左或右侧作一水平线,然后从髂嵴最高点作一垂直线,则一侧臀部被划分为 4 个象限,选其外上象限为注射部位,注意避开内角。

(2)连线法:髂前上棘与尾骨连线的外上 1/3 处为注射部位。

2.臀中肌、臀小肌注射定位法

以示指尖和中指尖分别置于髂前上棘和髂嵴下缘处,这样髂嵴、示指、中指之间便构成一个三角形区域,此区域即为注射部位。

三指法:髂前上棘外侧三横指处(以患者自己手指的宽度为标准)。

3.股外侧肌注射定位法

取大腿中段外侧,成人髋关节下 10 cm 至膝上 10 cm 处,宽度约 7.5 cm。此区域范围较大,可供反复多次注射。

4.上臂三角肌注射定位法

取上臂外侧,肩峰下 2～3 横指处(此处肌肉较臀部肌肉薄,只能做小剂量注射)。

(一)案例导入

患者,女,48 岁,因面部肌肉疼痛 5 天来院就诊。经检查,医生诊断为"三叉神经痛"。医嘱:维生素 B_{12} 2 mL,im,qd。

(二)操作目的

用于不宜或不能口服及静脉注射的患者,且要求比皮下注射更快发生疗效时。

(三)操作流程

操作流程	要点及说明
1.**核对医嘱**　护士接到医嘱,经双人核对准确无误后方可执行	
2.**评估并解释**	
(1)患者意识状态、肢体活动能力	
(2)患者注射部位皮肤状况	通常选用臀大肌为注射部位;皮肤完好无破损、无硬结

续表

操作流程	要点及说明
(3)向患者解释注射目的、步骤、注意事项,取得患者的配合	
3.操作前准备	
(1)**环境准备**:安静、清洁、光线充足,必要时拉床帘遮挡	
(2)**护士准备**:着装整洁,修剪指甲,七步洗手法洗手,戴口罩	
(3)**患者准备**:了解肌内注射的目的、方法、注意事项、配合要点、药物作用及副作用;取舒适体位,暴露注射部位	
(4)**用物准备**: 治疗车上层:注射盘(安尔碘、棉签、注射器、药物)、砂轮、弯盘、无菌治疗巾、手消毒剂等; 治疗车下层:锐器盒、医疗垃圾桶、生活垃圾桶	
4.携用物至床旁 护士备齐用物携至患者床旁	
5.再次核对 再次核对患者的姓名、床号、住院号、腕带,根据医嘱核对药物(药名、剂量、浓度)及给药时间和方法,检查药物有无过期或变质	确认患者(至少两种方法核对),避免差错
6.取体位 协助患者取合适体位(坐位、侧卧位、俯卧位或仰卧位),治疗车位置放置合理,便于操作	患者进行臀部注射的体位:侧卧位时上腿伸直,下腿弯曲;俯卧位时,两足尖相对。上臂三角肌注射时体位:患者手插于腰间
7.确定注射部位 根据评估皮肤状况,确定注射部位	
8.手消毒 用快速手消毒液洗手	
9.消毒皮肤 用安尔碘消毒注射部位皮肤,消毒面积为 5 cm×5 cm,待干	
10.二次核对、排气 二次核对,排尽注射器内空气,左手持一根消毒棉签	
11.穿刺、推药 左手拇指、示指绷紧注射部位皮肤,右手执笔式持注射器,中指固定针栓,垂直(针头与与皮肤呈90°)迅速刺入;右手固定注射器及针栓,左手回抽活塞柄,如无回血,缓慢推注药液	进针约针梗的 2/3;勿将针头全部刺入,防止从针头根部断裂;缓慢进针,避免患者疼痛

续表

操作流程	要点及说明
12.**拔针、按压**　推注完毕,快速拔针后并用无菌干棉签按压针刺处片刻	按压至无出血
13.**操作后处理**	
(1)协助患者取舒适体位,嘱其勿按揉注射部位,整理床单位,整理用物	如有不适立即告诉护士,以便及时处理;将注射器针头放在锐器盒内,用过的棉签和注射器弃在医疗垃圾箱内
(2)再次核对患者信息	操作后查对
(3)洗手、记录	记录注射时间,药物名称、浓度、剂量,患者的反应

> 📎**重要小提示**
>
> 　　1.严格查对制度和无菌操作原则。
>
> 　　2.2岁以下婴幼儿不宜选用臀大肌注射,因其臀大肌尚未发育好,注射时有损伤坐骨神经的危险,最好选择臀中肌和臀小肌注射。
>
> 　　3.长期进行肌内注射的患者,注射部位应交替更换,以减少硬结发生。
>
> 　　4.选择注射部位时,避开炎症、硬结、疤痕等部位。
>
> 　　5.两种药物同时注射时,应注意配伍禁忌。
>
> 　　6.注射时切勿将针梗全部刺入,以防针梗从根部折断。若针头折断,应先稳定患者情绪,并嘱患者保持原位不动,固定局部组织,以防断针移位,同时尽快用无菌血管钳夹住断端取出;如断端全部埋入肌肉,应速请外科医生处理。

（四）操作流程图

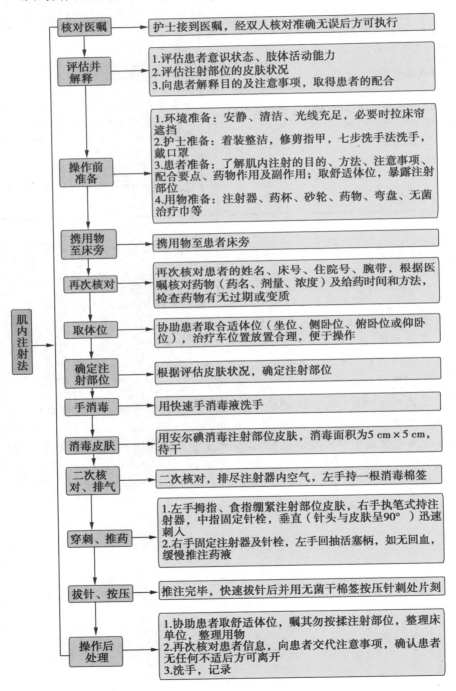

核对医嘱	→	护士接到医嘱，经双人核对准确无误后方可执行
评估并解释	→	1.评估患者意识状态、肢体活动能力 2.评估注射部位的皮肤状况 3.向患者解释目的及注意事项，取得患者的配合
操作前准备	→	1.环境准备：安静、清洁、光线充足，必要时拉床帘遮挡 2.护士准备：着装整洁，修剪指甲，七步洗手法洗手，戴口罩 3.患者准备：了解肌内注射的目的、方法、注意事项、配合要点、药物作用及副作用；取舒适体位，暴露注射部位 4.用物准备：注射器、药杯、砂轮、药物、弯盘、无菌治疗巾等
携用物至床旁	→	携用物至患者床旁
再次核对	→	再次核对患者的姓名、床号、住院号、腕带，根据医嘱核对药物（药名、剂量、浓度）及给药时间和方法，检查药物有无过期或变质
取体位	→	协助患者取合适体位（坐位、侧卧位、俯卧位或仰卧位），治疗车位置放置合理，便于操作
确定注射部位	→	根据评估皮肤状况，确定注射部位
手消毒	→	用快速手消毒液洗手
消毒皮肤	→	用安尔碘消毒注射部位皮肤，消毒面积为5 cm×5 cm，待干
二次核对、排气	→	二次核对，排尽注射器内空气，左手持一根消毒棉签
穿刺、推药	→	1.左手拇指、食指绷紧注射部位皮肤，右手执笔式持注射器，中指固定针栓，垂直（针头与皮肤呈90°）迅速刺入 2.右手固定注射器及针栓，左手回抽活塞柄，如无回血，缓慢推注药液
拔针、按压	→	推注完毕，快速拔针后并用无菌干棉签按压针刺处片刻
操作后处理	→	1.协助患者取舒适体位，嘱其勿按揉注射部位，整理床单位，整理用物 2.再次核对患者信息，向患者交代注意事项，确认患者无任何不适后方可离开 3.洗手，记录

肌内注射法

项目五十三　静脉注射法

静脉注射法是自静脉注射药液的方法。常用的静脉包括四肢浅静脉、头皮静脉、股静脉。

（一）案例导入

患者，女，42岁，因过敏收治入院。遵医嘱为患者静脉注射苯妥拉明。

（二）操作目的

通常用于不宜口服、皮下注射、肌内注射的药物或需迅速发生药效时。

（三）操作流程

以四肢静脉注射法为例

操作流程	要点及说明
1. 核对医嘱　护士接到医嘱，经双人核对准确无误后方可执行	
2. 评估并解释	
（1）评估患者意识状态、肢体活动能力	
（2）评估患者注射部位皮肤状况、血管充盈程度	皮肤完好无破损、无硬结，血管充盈有弹性
（3）向患者解释注射目的、步骤、注意事项，取得患者的配合	
3. 操作前准备	
（1）**环境准备**：安静、清洁、光线充足，必要时拉床帘遮挡	
（2）**护士准备**：着装整洁，修剪指甲，七步洗手法洗手，戴口罩	
（3）**患者准备**：了解静脉注射的目的、方法、注意事项、配合要点、药物作用及副作用；取舒适体位，暴露注射部位	
（4）**用物准备**： 治疗车上层：治疗盘内有安尔碘、棉签、注射器、药液、止血带、针头、输液贴、治疗盘外备注射卡、垫枕、手消毒剂 治疗车下层：锐器盒、医疗垃圾桶、生活垃圾桶	
4. 携用物至床旁　护士备齐用物携至患者床旁	

续表

操作流程	要点及说明
5. 再次核对 再次核对患者的姓名、床号、住院号、腕带,根据医嘱核对药物(药名、剂量、浓度)及给药时间和方法,检查药物有无过期或变质	确认患者(至少两种方法核对),避免差错
6. 选择静脉 选择粗直、有弹性、易于固定的血管,避开关节	长期注射患者,应从远心端向近心端选择穿刺部位
7. 垫小棉枕或治疗巾 以手指探明静脉的方向及深度,在穿刺部位的肢体下放置垫枕及治疗巾	
8. 消毒皮肤 用快速手消毒液洗手,用安尔碘常规消毒皮肤一次	
9. 系止血带 嘱患者握拳,在穿刺点上端(近心端)约 6 cm 处扎紧止血带,再用安尔碘常规消毒皮肤一次	止血带末端向上,以防污染无菌区域
10. 穿刺 左手拇指绷紧注射部位下方皮肤,右手持注射器,示指固定针栓,针尖斜面向上,与皮肤呈 15°～30°角自静脉上方刺入皮下,沿静脉走向刺入静脉	如出现局部血肿,立即拔出针头,按压局部,另选其他静脉穿刺
11. 注药 见回血,将针放平,可再沿静脉进针少许,松开止血带,嘱患者松拳,用左手拇指固定针栓,缓慢注入药液	
12. 按压 注射完毕,将棉签轻压穿刺点,快速拔出针头,按压片刻或嘱患者屈肘	
13. 操作后处理	
(1)协助患者取舒适体位,嘱其勿按揉注射部位,整理床单位,整理用物	如有不适立即告诉护士,以便及时处理;将注射器针头放在锐器盒内,用过的棉签和注射器弃在医疗垃圾箱内
(2)再次核对患者信息	操作后查对
(3)洗手、记录	记录注射时间,药物名称、浓度、剂量,患者的反应

（四）操作流程图

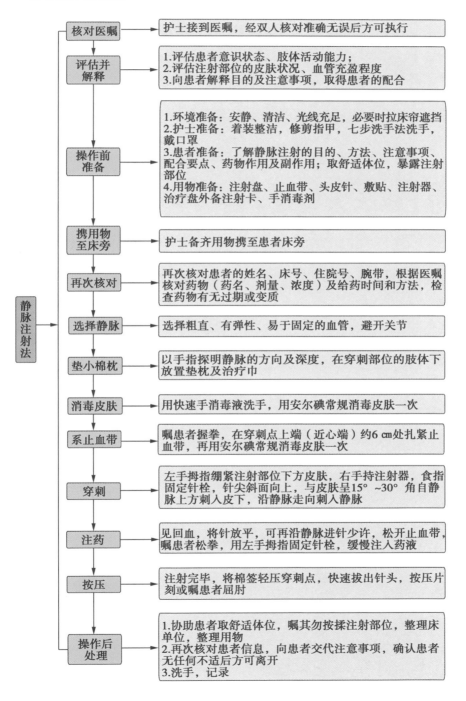

静脉注射法

核对医嘱 —— 护士接到医嘱，经双人核对准确无误后方可执行

评估并解释 —— 1.评估患者意识状态、肢体活动能力；
2.评估注射部位的皮肤状况、血管充盈程度
3.向患者解释目的及注意事项，取得患者的配合

操作前准备 —— 1.环境准备：安静、清洁、光线充足，必要时拉床帘遮挡
2.护士准备：着装整洁，修剪指甲，七步洗手法洗手，戴口罩
3.患者准备：了解静脉注射的目的、方法、注意事项、配合要点、药物作用及副作用；取舒适体位，暴露注射部位
4.用物准备：注射盘、止血带、头皮针、敷贴、注射器、治疗盘外备注射卡、手消毒剂

携用物至床旁 —— 护士备齐用物携至患者床旁

再次核对 —— 再次核对患者的姓名、床号、住院号、腕带，根据医嘱核对药物（药名、剂量、浓度）及给药时间和方法，检查药物有无过期或变质

选择静脉 —— 选择粗直、有弹性、易于固定的血管，避开关节

垫小棉枕 —— 以手指探明静脉的方向及深度，在穿刺部位的肢体下放置垫枕及治疗巾

消毒皮肤 —— 用快速手消毒液洗手，用安尔碘常规消毒皮肤一次

系止血带 —— 嘱患者握拳，在穿刺点上端（近心端）约6 cm处扎紧止血带，再用安尔碘常规消毒皮肤一次

穿刺 —— 左手拇指绷紧注射部位下方皮肤，右手持注射器，食指固定针栓，针尖斜面向上，与皮肤呈15°~30°角自静脉上方刺入皮下，沿静脉走向刺入静脉

注药 —— 见回血，将针放平，可再沿静脉进针少许，松开止血带，嘱患者松拳，用左手拇指固定针栓，缓慢注入药液

按压 —— 注射完毕，将棉签轻压穿刺点，快速拔出针头，按压片刻或嘱患者屈肘

操作后处理 —— 1.协助患者取舒适体位，嘱其勿按揉注射部位，整理床单位，整理用物
2.再次核对患者信息，向患者交代注意事项，确认患者无任何不适后方可离开
3.洗手，记录

重要小提示

1. 对需要长期静脉给药的患者,应当保护血管,由远心端至近心端选择血管穿刺。

2. 根据患者的年龄、病情、药物的性质,控制推注的速度,并在注射过程中随时观察患者的反应,倾听患者的主诉。

3. 静脉注射有强烈刺激性的药物时,应当防止因药物外渗而发生组织坏死。

4. 常用注射部位:上肢常用肘部浅静脉(贵要静脉、肘正中静脉、头静脉)、腕部及手背静脉;下肢常用大隐静脉及足背静脉。头皮静脉:小儿头皮静脉极为丰富,分支甚多,互相沟通交错成网且静脉表浅易见,易于固定。

5. 选择血管时要避开关节和静脉瓣。

第八章　静脉输液与输血

☞**学习目标**

【知识目标】掌握密闭式周围静脉输液法、静脉留置针输液法、静脉输血法的评估内容；熟悉颈外静脉穿刺置管输液法、锁骨下静脉穿刺置管输液法、经外周中心静脉(PICC)置管输液法、经中心静脉导管输液法、植入式静脉输液港输液、微量注射泵使用法的评估内容。

【能力目标】能够按照操作步骤正确实施密闭式周围静脉输液法、静脉留置针输液法、静脉输血法。

【情感与思政目标】学生小组合作完成实验项目，培养学生合作探究的精神，引导学生养成精益求精、一丝不苟的工作态度。

第一节　静脉输液

静脉输液(intravenous infusion)是将大量无菌溶液或药物直接输入静脉的治疗方法。对于静脉输液，护士的主要职责是遵医嘱建立静脉通道、监测输液过程以及输液完毕的处理。同时，还要了解治疗目的、输入药物的种类和作用、预期效果、可能发生的不良反应及处理方法。

项目五十四　密闭式周围静脉输液法

密闭式周围静脉输液法是利用原装密封瓶或塑料输液袋，直接插入一次性输液导管进行静脉输液的方法。目前临床应用广泛。

（一）案例导入

患者，女，48岁，因发热咳嗽、咳痰伴胸痛4天于门诊收入院，医生诊断为大叶性肺炎。输液过程中突然出现胸闷、咳嗽、咳粉红色泡沫痰。

请思考：

1.此患者可能出现了什么问题？

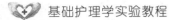

2.可能是什么原因引起的?

3.护士针对此情况应如何处理?

(二)操作目的

1.补充水分及电解质,预防和纠正水、电解质及酸碱平衡紊乱。

2.增加循环血量,改善微循环,维持血压及微循环灌注量。

3.供给营养物质,促进组织修复,增加体重,维持正氮平衡。

4.输入药物,达到解毒、控制感染、利尿和治疗疾病的目的。

(三)操作流程

操作流程	要点及说明
1.核对医嘱 护士接到医嘱,经双人核对准确无误后方可执行	确认患者(至少两种方法核对),避免差错
2.评估并解释	
(1)评估患者病情、意识状态、心肺功能、自理能力、合作程度、药物性质等	
(2)评估患者局部皮肤状况,静脉充盈程度及血管弹性	皮肤完好无破损、无硬结,血管充盈有弹性
(3)向患者及家属解释输液的目的、方法和注意事项及配合要点	
3.操作前准备	
(1)**环境准备**:病室安静、整洁,温湿度适宜,无对流风直吹患者;酌情关闭门窗,必要时用床帘或围帘遮挡患者	
(2)**护士准备**:着装整洁,修剪指甲,七步洗手法洗手,戴口罩	
(3)**患者准备**:了解静脉输液的目的、方法、注意事项、配合要点;取舒适体位,输液前排尿或排便	
(4)**用物准备**:治疗车上层:输液盘(0.5%安尔碘、棉签、止血带、胶布或输液胶贴、一次性输液器、一次性治疗巾、静脉小垫枕、弯盘)、医嘱单、执行单、手消毒剂;输液架 治疗车下层:医用垃圾桶、生活垃圾桶、锐器盒	
4.携用物至床旁 护士备齐用物携至患者床旁	

续表

操作流程	要点及说明
5. 核对 核对患者的姓名、床号、住院号、腕带,根据医嘱核对药物(药名、剂量、浓度)及给药时间和方法,检查药物有无过期或变质	操作前查对:根据医嘱严格执行查对制度,避免差错事故发生;检查药液是否过期,瓶盖有无松动,瓶身有无裂痕;将输液瓶上下晃动,对光检查药液有无浑浊、沉淀及絮状物
6. 备输液架 备输液架至适宜处	
7. 加药	
(1)套上瓶套	
(2)用开瓶器启开输液瓶铝盖的中心部分,常规消毒瓶口	消毒范围至瓶盖下端瓶颈部;若为袋状液体,则取下带口处的"拉环",并常规消毒
(3)按医嘱加入药液	加入的药物应合理分配,并注意药物之间的配伍禁忌
(4)根据病情需要有计划地安排输液顺序	
8. 填写、粘贴输液贴 根据医嘱填写输液贴,并将填好的输液贴倒贴于输液瓶上	注意粘贴输液贴时,勿覆盖原有瓶签;若是机打的输液贴,应进行核对
9. 插输液器 检查输液器质量,无问题后取出输液器,将输液器的插头根部直接插入瓶塞,关闭调节器	检查输液器的有效期,包装有无破损,操作时保持无菌
10. 初次排气	
(1)将输液瓶挂于输液架上	高度适宜,保证液体压力超过静脉压,以促进液体进入静脉
(2)一手将茂菲氏滴管倒置,另一只手抬高茂菲氏滴管下输液导管并打开调节器,使输液瓶内的液体流入输液器滴管内,茂菲氏滴管内液面达 1/3～2/3 满时,迅速转正滴管,使药液平面下降,直至排尽输液导管和针头内的空气,关闭调节器	输液前排尽输液导管及针头内的气体,防止发生空气栓塞;茂菲氏滴管下端的输液导管内有小气泡不易排出时,可以轻弹输液导管,将气泡弹至茂菲氏滴管内
(3)以第一次排气不排出药液为原则,查看有无气泡,将头皮针放置在输液器袋内,置于治疗盘中	保证输液装置无菌

续表

操作流程	要点及说明
11. 选择穿刺部位　穿刺肢体下垫输液小枕,铺治疗巾,在穿刺点上方 6～8 cm 处扎止血带,选择穿刺血管(选择粗直、弹性好、血流丰富的血管,避开关节和静脉瓣),松开止血带	根据选择静脉的原则选择穿刺部位;捆扎止血带时,注意止血带尾端向上;止血带的松紧度适宜,以能阻断静脉血流而不阻断动脉血流为宜;如果静脉充盈不良,可以采取以下方法:按摩血管;嘱患者反复握、松拳几次;用手指轻拍血管等
12. 消毒皮肤　按常规消毒穿刺部位的皮肤,消毒范围大于 5 cm×5 cm,准备输液贴	保证穿刺点及周围皮肤无菌状态,防止感染
13. 二次核对　核对患者信息(床号、姓名、腕带),所用药物的名称、浓度、剂量及给药时间和给药方法	操作中查对,避免差错事故发生
14. 静脉穿刺	
(1)再次扎止血带、消毒穿刺部位,消毒面积 5 cm×5 cm,小于第一次,待干	
(2)嘱患者握拳	使静脉充盈
(3)二次排气	确保穿刺前滴管下端输液导管内无气泡;注意排液至弯盘内
(4)穿刺:取下护针帽,在消毒范围的 1/3～1/2 处穿刺,针头与皮肤呈 15°～30°角进针,见回血后将针头与皮肤平行沿血管方向再进入少许	沿静脉走向进针,防止刺破血管;使针头斜面全部刺入血管内
15. 固定　用右手拇指固定好针柄,松开止血带,嘱患者松拳,打开调节器,待液体滴入通畅,患者无不舒适后,用胶布或输液贴固定针柄、针眼部位,最后将针头附近的输液导管环绕后固定;必要时用夹板固定关节	固定可以防止由于患者活动导致针头刺破血管或滑出血管外;覆盖穿刺部位以防污染;将输液导管环绕后固定,可以防止牵拉输液针头,避免针头脱出血管
16. 调节滴速　根据患者年龄、病情及药液的性质调节输液滴速	通常情况下,成人滴速 40～60 滴/分,儿童 20～40 滴/分;目前临床常用的输液器的点滴系数是 20
17. 再次核对　核对患者信息(床号、姓名、腕带)、药物的名称、浓度、剂量及给药时间和给药方法;在输液卡上注明时间、滴速并签名	操作后查对,避免差错事故发生

续表

操作流程	要点及说明
18.操作后处理	
(1)安置体位:撤去治疗巾、止血带和小垫枕,协助患者取舒适卧位	
(2)询问患者需要,进行相关知识宣教与指导;呼叫器放于患者易取处	
(3)按消毒隔离原则分类处置用物	
(4)洗手,记录	在输液记录单上记录输液开始的时间、滴入药物的种类、滴速、患者的全身及局部情况并签全名
19.更换液体　　如果多瓶液体连续输入,则在第一瓶液体输尽前开始准备第二瓶液体	持续输液应及时更换输液瓶,防止空气进入导致空气栓塞
(1)核对第二瓶液体,确保无误	更换输液瓶时,注意严格无菌操作,防止污染
(2)除去第二瓶液体铝盖中心部分,常规消毒	若为袋装液体,则取下袋口处的"拉环",并常规消毒
(3)确认滴管中的高度至少1/2满,拔出第一瓶内输液插头,迅速插入第二瓶内	对于需要24小时持续输液的患者,应每日更换输液器;更换时应严格遵循无菌操作原则
20.输液完毕后的处理	
(1)确认液体全部输入完毕后,关闭输液器,轻轻揭去输液贴,用无菌干棉签轻压穿刺点上方并迅速拔针,局部按压1～2分钟至无出血;将头皮针和输液插头剪至锐器盒中	输液完毕后及时拔针,以防空气进入导致空气栓塞;拔针时勿用力按压局部,以免引起疼痛;按压范围包括皮肤穿刺点和静脉穿刺点,防止皮下出血;防止针刺伤
(2)协助患者适当活动穿刺肢体并取舒适卧位,整理床单位,清理用物	
(3)洗手,记录	记录输液结束的时间,液体和药物输入的总量,患者有无全身和局部反应

（四）操作流程图

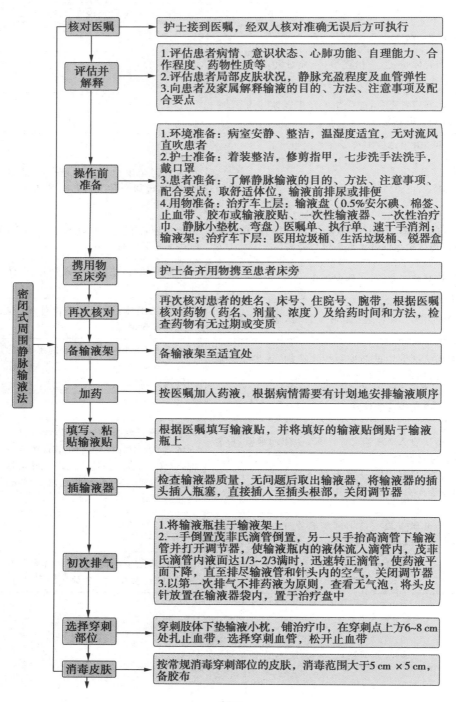

核对医嘱	→	护士接到医嘱，经双人核对准确无误后方可执行
评估并解释	→	1.评估患者病情、意识状态、心肺功能、自理能力、合作程度、药物性质等 2.评估患者局部皮肤状况，静脉充盈程度及血管弹性 3.向患者及家属解释输液的目的、方法、注意事项及配合要点
操作前准备	→	1.环境准备：病室安静、整洁，温湿度适宜，无对流风直吹患者 2.护士准备：着装整洁，修剪指甲，七步洗手法洗手，戴口罩 3.患者准备：了解静脉输液的目的、方法、注意事项、配合要点；取舒适体位，输液前排尿或排便 4.用物准备：治疗车上层：输液盘（0.5%安尔碘、棉签、止血带、胶布或输液胶贴、一次性输液器、一次性治疗巾、静脉小垫枕、弯盘）医嘱单、执行单、速干手消剂；输液架；治疗车下层：医用垃圾桶、生活垃圾桶、锐器盒
携用物至床旁	→	护士备齐用物携至患者床旁
再次核对	→	再次核对患者的姓名、床号、住院号、腕带，根据医嘱核对药物（药名、剂量、浓度）及给药时间和方法，检查药物有无过期或变质
备输液架	→	备输液架至适宜处
加药	→	按医嘱加入药液，根据病情需要有计划地安排输液顺序
填写、粘贴输液贴	→	根据医嘱填写输液贴，并将填好的输液贴倒贴于输液瓶上
插输液器	→	检查输液器质量，无问题后取出输液器，将输液器的插头插入瓶塞，直接插入至插头根部，关闭调节器
初次排气	→	1.将输液瓶挂于输液架上 2.一手倒置茂菲氏滴管倒置，另一只手抬高滴管下输液管并打开调节器，使输液瓶内的液体流入滴管内，茂菲氏滴管内液面达1/3~2/3满时，迅速转正滴管，使药液平面下降，直至排尽输液管和针头内的空气，关闭调节器 3.以第一次排气不排药液为原则，查看无气泡，将头皮针放置在输液器袋内，置于治疗盘中
选择穿刺部位	→	穿刺肢体下垫输液小枕，铺治疗巾，在穿刺点上方6~8 cm处扎止血带，选择穿刺血管，松开止血带
消毒皮肤	→	按常规消毒穿刺部位的皮肤，消毒范围大于5 cm×5 cm，备胶布

密闭式周围静脉输液法

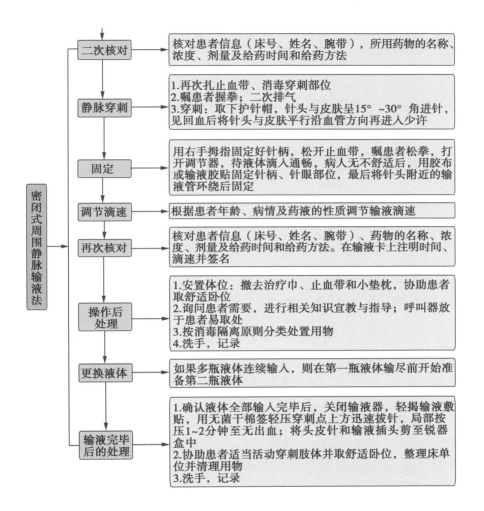

重要小提示

1.严格遵循查对制度和无菌操作原则。

2.对长期输液的患者注意保护和合理使用静脉,选用静脉从远心端开始。下肢静脉不应作为成年人穿刺血管的常用部位。

3.输液前要排尽输液管及针头内的空气,药液滴尽前要及时更换输液瓶(袋)或拔针,以防造成空气栓塞。

4.输注多种药物时,应注意配伍禁忌;合理安排输液计划,达到最佳治疗效果。

5.根据患者的病情、年龄、药物性质调节滴速。

6.观察穿刺部位皮肤情况,防止发生液体外渗。

7.密切观察患者,如发生输液反应,及时抢救。

8.对昏迷、小儿等不合作患者应选用易固定部位的静脉,并以夹板固定肢体。

项目五十五 静脉留置针输液法

静脉留置针又称套管针,其外管柔软无尖,不易刺破或滑出血管外,可在血管内保留 72～96 小时,适用于长期静脉输液、年老体弱、小儿、血管穿刺困难等患者。

(一)案例导入

患者,男,68 岁,今晨起床后发现口齿不清,左上肢麻木,来门诊就诊。诊断为右基底节脑血栓形成,收住神经内科。医嘱:20%甘露醇 125 mL,静脉点滴,bid。

(二)操作目的

1.为患者建立静脉通道,便于抢救。

2.适用于长期输液,静脉穿刺困难者。

(三)操作流程

操作流程	要点及说明
1.核对医嘱 护士接到医嘱,经双人核对准确无误后方可执行	确认患者(至少两种方法核对),避免差错
2.评估并解释	
(1)评估患者病情、意识状态、心肺功能、自理能力、合作程度、药物性质等	

续表

操作流程	要点及说明
(2)评估患者局部皮肤状况、静脉充盈程度及血管弹性	皮肤完好无破损、无硬结,血管充盈有弹性
(3)向患者及家属解释输液的目的、方法、注意事项及配合要点	
3.操作前准备	
(1)**环境准备**:病室安静、整洁,温湿度适宜,无对流风直吹患者;酌情关闭门窗,必要时用床帘或围帘遮挡患者	
(2)**护士准备**:着装整洁,修剪指甲,七步洗手法洗手,戴口罩	
(3)**患者准备**:了解静脉留置针输液的目的、方法、注意事项、配合要点;取舒适体位,输液前排尿或排便	
(4)**用物准备**: 治疗车上层:输液盘(0.5%安尔碘、棉签、止血带、胶布或输液胶贴、一次性输液器、留置针、敷贴、一次性治疗巾、静脉小垫枕、弯盘)、医嘱单、执行单、手消毒剂;输液架等 治疗车下层:医用垃圾桶、生活垃圾桶、锐器盒	
4.携用物至床旁 护士备齐用物携至患者床旁	
5.核对 核对患者的姓名、床号、住院号、腕带,根据医嘱核对药物(药名、剂量、浓度)及给药时间和方法,检查药物有无过期或变质	操作前查对:根据医嘱严格执行查对制度,避免差错事故发生;检查药液是否过期,瓶盖有无松动,瓶身有无裂痕;将输液瓶上下晃动,对光检查药液有无浑浊、沉淀及絮状物
6.备输液架 备输液架至适宜处	
7.加药	
(1)套上瓶套	
(2)用开瓶器启开输液瓶铝盖的中心部分,常规消毒瓶口	消毒范围至瓶盖下端瓶颈部;若为袋状液体,则取下带口处的"拉环",并常规消毒
(3)按医嘱加入药液	应注意药物之间的配伍禁忌
(4)根据病情需要有计划地安排输液顺序	

续表

操作流程	要点及说明
8. 填写、粘贴输液贴　根据医嘱填写输液贴,并将填好的输液贴倒贴于输液瓶上	注意粘贴输液贴时,勿覆盖原有瓶签;若是机打的输液贴,应进行核对
9. 插输液器　检查输液器质量,无问题后取出输液器,将输液器的插头根部直接插入瓶塞,关闭调节器	检查输液器的有效期,包装有无破损,操作时保持无菌
10. 排气	
(1)将输液瓶挂于输液架上	高度适宜,保证液体压力超过静脉压,以促进液体进入静脉
(2)一手将茂菲氏滴管倒置,另一只手抬高滴管下输液导管并打开调节器,使输液瓶内的液体流入滴管内,茂菲氏滴管内液面达 1/3～2/3 满时,迅速转正滴管,使药液平面下降,直至排尽输液导管和针头内的空气,关闭调节器	输液前排尽输液导管及针头内的气体,防止发生空气栓塞;茂菲氏滴管下端的输液导管内有小气泡不易排出时,可以轻弹输液导管,将气泡弹至茂菲氏滴管内
(3)以第一次排气不排出药液为原则,查看有无气泡,将头皮针放置于输液器袋内,置于治疗盘中	保证输液装置无菌
11. 连接留置针与输液器	
(1)打开静脉留置针及肝素帽(或可来福接头)外包装	打开外包装前注意检查型号、有效期、包装有无破损,针头斜面有无倒勾,导管边缘是否粗糙
(2)手持外包装将肝素帽(或可来福接头)连接在留置针的一侧导管上	连接时注意严格无菌操作
(3)打开调节器,将套管内的气体排至弯盘中,关闭调节器,将留置针放回留置针盒内	
12. 选择穿刺部位　穿刺肢体下垫输液小枕,铺治疗巾,在穿刺点上方 8～10cm 处扎止血带,选择穿刺血管,松开止血带	根据选择静脉的原则选择穿刺部位;捆扎止血带时,注意止血带尾端向上;止血带的松紧度适宜,以能阻断静脉血流而不阻断动脉血流为宜 如果静脉充盈不良,可以采取以下方法:按摩血管;嘱患者反复握、松拳几次;用手指轻拍血管等
13. 消毒皮肤　按常规消毒穿刺部位的皮肤,消毒范围大于 5 cm×5 cm(大于敷贴面积),备胶布及透明敷贴,并在透明敷贴上注明日期、时间和责任人	保证穿刺点及周围皮肤无菌状态,防止感染;标记日期和时间为更换留置针提供依据

续表

操作流程	要点及说明
14.**二次核对** 核对患者信息(床号、姓名、腕带),所用药物的名称、浓度、剂量及给药时间和给药方法	操作中查对,避免差错事故发生
15.**静脉穿刺**	
(1)再次扎止血带、消毒穿刺部位	
(2)取下针套,旋转松动外套管(转动针芯)	防止套管与针芯粘连
(3)右手拇指与示指夹住两翼,再次排气至弯盘中	
(4)进针:嘱患者握拳,绷紧皮肤,固定静脉,右手持留置针,在血管的上方,使针头与皮肤呈15°~30°角进针,刺入静脉。见回血后降低角度,顺静脉走行再继续进针0.2 cm	固定静脉便于穿刺,可减轻患者的疼痛;确保套管尖端进入血管
(5)送外套管:左手持Y接口,右手后撤针芯约0.5 cm,持针柄将针芯与外套管一起送入静脉内	避免针芯刺破血管;确保外套管在静脉内
(6)撤针芯:左手固定两翼,右手迅速将针芯抽出,放于锐器回收盒内	避免将外套管带出;将针芯放入锐器盒中,防止刺伤皮肤
16.**固定**	
(1)松开止血带,打开调节器,嘱患者松拳	使血管恢复通畅
(2)用无菌透明敷贴,以穿刺点为中心固定妥当,用注明置管日期、时间和责任人的透明胶布固定三叉接口,再用胶布固定插入肝素帽内的输液器针头及输液导管	应固定牢固,避免过松或过紧;用无菌透明敷贴,能避免穿刺点及其周围被污染,而且便于观察穿刺点的情况
17.**再次核对** 核对患者信息(床号、姓名、腕带)、药物的名称、浓度、剂量及给药时间和给药方法;在输液卡上注明时间、滴速并签名	操作后查对,避免差错事故发生
18.**操作后处理**	
(1)安置体位:撤去治疗巾、止血带和小垫枕,协助患者取舒适卧位	
(2)询问患者需要,进行相关知识宣教与指导;呼叫器放于患者易取处	
(3)按消毒隔离原则分类处置用物	
(4)洗手,记录	在输液记录单上记录输液开始的时间、滴入药物的种类、滴速、患者的全身及局部情况并签全名

（四）操作流程图

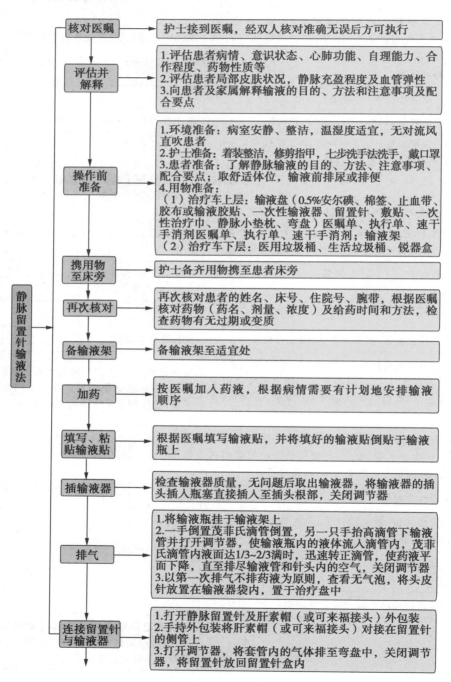

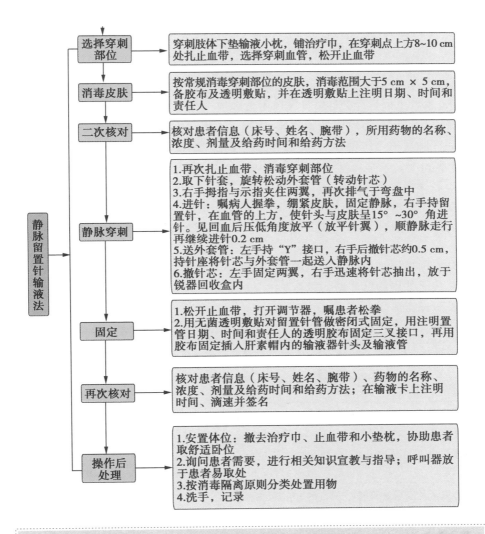

静脉留置针输液法

选择穿刺部位 → 穿刺肢体下垫输液小枕，铺治疗巾，在穿刺点上方8~10 cm处扎止血带，选择穿刺血管，松开止血带

消毒皮肤 → 按常规消毒穿刺部位的皮肤，消毒范围大于5 cm × 5 cm，备胶布及透明敷贴，并在透明敷贴上注明日期、时间和责任人

二次核对 → 核对患者信息（床号、姓名、腕带），所用药物的名称、浓度、剂量及给药时间和给药方法

静脉穿刺 → 1.再次扎止血带、消毒穿刺部位
2.取下针套，旋转松动外套管（转动针芯）
3.右手拇指与示指夹住两翼，再次排气于弯盘中
4.进针：嘱病人握拳，绷紧皮肤，固定静脉，右手持留置针，在血管的上方，使针头与皮肤呈15°~30°角进针。见回血后压低角度放平（放平针翼），顺静脉走行再继续进针0.2 cm
5.送外套管：左手持"Y"接口，右手后撤针芯约0.5 cm，持针座将针芯与外套管一起送入静脉内
6.撤针芯：左手固定两翼，右手迅速将针芯抽出，放于锐器回收盒内

固定 → 1.松开止血带，打开调节器，嘱患者松拳
2.用无菌透明敷贴对留置针管做密闭式固定，用注明置管日期、时间和责任人的透明胶布固定三叉接口，再用胶布固定插入肝素帽内的输液器针头及输液管

再次核对 → 核对患者信息（床号、姓名、腕带）、药物的名称、浓度、剂量及给药时间和给药方法；在输液卡上注明时间、滴速并签名

操作后处理 → 1.安置体位：撤去治疗巾、止血带和小垫枕，协助患者取舒适卧位
2.询问患者需要，进行相关知识宣教与指导；呼叫器放于患者易取处
3.按消毒隔离原则分类处置用物
4.洗手，记录

重要小提示

1.严格遵循查对制度和无菌操作原则。

2.选择粗直、弹性好、易于固定的静脉,避开关节和静脉瓣,下肢静脉不应作为成年人穿刺血管的常规部位。

3.在满足治疗的前提下选用最小型号、最短的留置针。

4.输注两种以上药液时,注意药物间的配伍禁忌。

5.不宜在输液侧肢体上端使用血压袖带和止血带。

6.连续输液 24 小时以上者,必须每日更换输液器和液体。

项目五十六　颈外静脉穿刺留置管输液法

（一）案例导入

患者,女,45 岁,出现阵发性腹痛,以脐部周围疼痛明显,同时伴有恶心呕吐达 5 次,患者主诉口渴,12 小时仅排尿 1 次,P 96 次/分,BP 112/74 mmHg。轻度腹胀,可见肠型,右侧腹部轻压痛,肠鸣音亢进。6 个月前行阑尾切除术,诊断为粘连性肠梗阻。医嘱:10% 葡萄糖 500 mL＋维生素 C 2.0 g＋10% 氯化钾 15 mL 静脉输液,5% 葡萄糖氯化钠溶液 500 mL＋维生素 B_6 0.2 g 静脉输液。

（二）操作目的

1.长期持续输液,周围静脉穿刺困难的患者。

2.长期静脉内输入高浓度或刺激性强的药物,或行静脉内高营养治疗的患者。

3.周围循环衰竭的危重患者,用来测量中心静脉压。

4.缺乏外周静脉通路的患者。

（三）操作流程

操作流程	要点及说明
1.**核对医嘱**　护士接到医嘱,经双人核对准确无误后方可执行	确认患者(至少两种方法核对),避免差错
2.**评估并解释**	
(1)评估患者病情、意识状态、心肺功能、自理能力、合作程度、药物性质等	
(2)评估患者局部皮肤状况,静脉充盈程度及血管弹性	皮肤完好无破损、无硬结,血管充盈有弹性
(3)向患者及家属解释输液的目的、方法、注意事项及配合要点	
3.**操作前准备**	
(1)**环境准备**:病室安静、整洁,温湿度适宜,无对流风直吹患者;酌情关闭门窗,必要时用床帘或围帘遮挡患者	
(2)**护士准备**:着装整洁,修剪指甲,七步洗手法洗手,戴口罩	
(3)**患者准备**:了解颈外静脉穿刺的目的、方法、注意事项及配合要点;取舒适体位,愿意配合	

续表

操作流程	要点及说明
(4)用物准备: 治疗车上层:输液盘(0.5%安尔碘、棉签、止血带、胶布或输液胶贴、一次性输液器、一次性治疗巾、静脉小垫枕、弯盘)医嘱单、执行单、手消毒剂;无菌穿刺包:内装穿刺针2根(长约6.5 cm,内径2 mm,外径2.6 mm)、硅胶管2条(长25～30 cm,内径1.2 mm,外径1.6 mm)、5 mL和10 mL注射器各1个、6号针头2枚、平针头1个、尖头刀片、镊子、无菌纱布2～4块、洞巾、弯盘;另备无菌生理盐水、2%利多卡因注射液、无菌手套、无菌敷贴、0.4%枸橼酸钠生理盐水或肝素稀释液 治疗车下层:医用垃圾桶、生活垃圾桶、锐器盒	
4.携用物至床旁 护士备齐用物携至患者床旁	
5.核对 核对患者的姓名、床号、住院号、腕带,根据医嘱核对药物(药名、剂量、浓度)及给药时间和方法,检查药物有无过期或变质	操作前查对:根据医嘱严格执行查对制度,避免差错事故发生;检查药液是否过期,瓶盖有无松动,瓶身有无裂痕;将输液瓶上下晃动,对光检查药液有无浑浊、沉淀及絮状物
6.备输液架 备输液架至适宜处	
7.加药	
(1)套上瓶套	
(2)用开瓶器启开输液瓶铝盖的中心部分,常规消毒瓶口	消毒范围至瓶盖下端瓶颈部;若为袋装液体,则取下袋口处的拉环,并常规消毒
(3)按医嘱加入药液	加入的药物应合理分配,并注意药物之间的配伍禁忌
(4)根据病情需要有计划地安排输液顺序	
8.填写、粘贴输液贴 根据医嘱填写输液贴,并将填好的输液贴倒贴于输液瓶上	注意粘贴输液贴时,勿覆盖原有瓶签;若是机打的输液贴,应进行核对
9.插输液器 检查输液器质量,无问题后取出输液器,将输液器的插头根部直接插入至瓶塞,关闭调节器	检查输液器的有效期,包装有无破损,操作时保持无菌
10.排气	

续表

操作流程	要点及说明
(1)将输液瓶挂于输液架上	高度适宜,保证液体压力超过静脉压,以促进液体进入静脉
(2)一手将茂菲氏滴管倒置,另一只手抬高滴管下输液导管并打开调节器,使输液瓶内的液体流入滴管内,茂菲氏滴管内液面达1/3~2/3满时,迅速转正滴管,使药液平面下降,直至排尽输液导管和针头内的空气,关闭调节器	输液前排尽输液导管及针头内的气体,防止发生空气栓塞;茂菲氏滴管下端的输液导管内有小气泡不易排出时,可以轻弹输液导管,将气泡弹至茂菲氏滴管内
(3)以第一次排气不排药液为原则,查看有无气泡,将头皮针放置于输液器袋内,置于治疗盘中	保证输液装置无菌
11.取体位 协助患者去枕平卧,头偏向一侧,肩下垫一小薄枕,使患者头低肩高,颈部伸展平直	充分暴露穿刺部位
12.选择穿刺点并消毒 操作者立于床头,取下颌角与锁骨上缘中点连线的上1/3处颈外静脉外缘为穿刺点,常规消毒皮肤,消毒面积5 cm×5 cm	正确定位;保证穿刺点及周围皮肤的无菌状态,防止感染
13.开包铺巾 打开无菌穿刺包,戴无菌手套,铺孔巾	布置一个无菌区,便于术者操作
14.局部麻醉 用5 mL注射器抽吸2%利多卡因,在穿刺部位行局部麻醉,用10 mL注射器吸取无菌生理盐水,用针头连接硅胶管,排尽空气备用	减轻疼痛
15.穿刺	
(1)先用刀片尖端在穿刺点上刺破皮肤做引导	减少进针时皮肤阻力
(2)助手用手指按压颈静脉三角处	阻断血流时静脉充盈,便于穿刺
(3)操作者用左手拇指绷紧穿刺点上方皮肤,右手持穿刺针与皮肤呈45°角进针,入皮后呈25°角沿静脉方向穿刺	防止刺破血管
16.插管	
(1)见回血后,立即抽出针内芯,左手拇指用纱布堵住针栓孔,右手持备好的硅胶管送入针孔内10 cm左右	插管动作要轻柔,以防盲目插入使硅胶管在血管内打折或硅胶管过硬刺破血管发生意外
(2)插管时由助手一边抽回血,一边缓慢注入生理盐水	

续表

操作流程	要点及说明
17.**接输液器输液** 确认硅胶管在血管内后,缓慢退出穿刺针;再次抽回血,注入生理盐水;移开洞巾,接输液器输液	保证输液器排尽空气
18.**固定并调节滴速** 用无菌敷贴覆盖穿刺点并固定硅胶管;硅胶管与输液导管接头处用无菌纱布包扎并用胶布固定在颌下;根据患者的年龄、病情、药物的性质,调节滴速	固定要牢固,防止硅胶管脱出
19.**暂停输液、封管**	
(1)用 0.4％枸橼酸钠生理盐水 1～2 mL 或肝素稀释液 2 mL 注入硅胶管进行封管,用无菌静脉帽塞住针栓孔,再用安全别针固定	防止血液凝集在输液导管内
(2)每天更换穿刺点敷料,用 0.9％过氧乙酸溶液擦拭消毒硅胶管,常规消毒局部皮肤	保持局部无菌状态,防止感染
20.**再行输液的处理** 如果再次输液,取下静脉帽,消毒针栓孔,接上输液装置即可	注意无菌操作
21.**操作后处理**	
(1)停止留置输液时,在硅胶管末端接注射器,边抽吸边拔硅胶管;拔管后,局部加压数分钟,用75％乙醇消毒穿刺部位,并覆盖无菌纱布	边抽吸边拔管,可防止残留的小血块和空气进入血管,形成血栓
(2)协助患者取舒适体位,整理床单位,按消毒隔离原则分类处置用物询问患者需要,进行相关知识宣教与指导,呼叫器放于患者易取处	
(3)洗手,记录	

(四)操作流程图

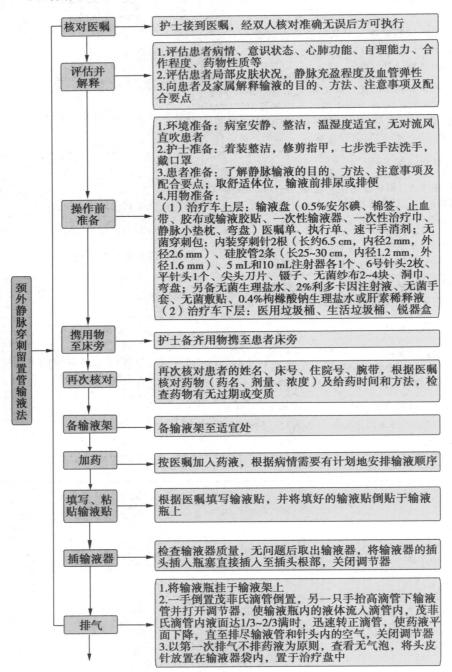

| 颈外静脉穿刺留置管输液法 | 核对医嘱 | → | 护士接到医嘱，经双人核对准确无误后方可执行 |

评估并解释
1.评估患者病情、意识状态、心肺功能、自理能力、合作程度、药物性质等
2.评估患者局部皮肤状况，静脉充盈程度及血管弹性
3.向患者及家属解释输液的目的、方法、注意事项及配合要点

操作前准备
1.环境准备：病室安静、整洁，温湿度适宜，无对流风直吹患者
2.护士准备：着装整洁，修剪指甲，七步洗手法洗手，戴口罩
3.患者准备：了解静脉输液的目的、方法、注意事项及配合要点；取舒适体位，输液前排尿或排便
4.用物准备：
（1）治疗车上层：输液盘（0.5%安尔碘、棉签、止血带、胶布或输液胶贴、一次性输液器、一次性治疗巾、静脉小垫枕、弯盘）医嘱单、执行单、速干手消剂；无菌穿刺包：内装穿刺针2根（长约6.5 cm，内径2 mm，外径2.6 mm）、硅胶管2条（长25~30 cm，内径1.2 mm，外径1.6 mm）、5 mL和10 mL注射器各1个、6号针头2枚、平针头1个、尖头刀片、镊子、无菌纱布2~4块、洞巾、弯盘；另备无菌生理盐水、2%利多卡因注射液、无菌手套、无菌敷贴、0.4%枸橼酸钠生理盐水或肝素稀释液
（2）治疗车下层：医用垃圾桶、生活垃圾桶、锐器盒

携用物至床旁
护士备齐用物携至患者床旁

再次核对
再次核对患者的姓名、床号、住院号、腕带，根据医嘱核对药物（药名、剂量、浓度）及给药时间和方法，检查药物有无过期或变质

备输液架
备输液架至适宜处

加药
按医嘱加入药液，根据病情需要有计划地安排输液顺序

填写、粘贴输液贴
根据医嘱填写输液贴，并将填好的输液贴倒贴于输液瓶上

插输液器
检查输液器质量，无问题后取出输液器，将输液器的插头插入瓶塞直接插入至插头根部，关闭调节器

排气
1.将输液瓶挂于输液架上
2.一手倒置茂菲氏滴管倒置，另一只手抬高滴管下输液管并打开调节器，使输液瓶内的液体流入滴管内，茂菲氏滴管内液面达1/3~2/3满时，迅速转正滴管，使药液平面下降，直至排尽输液管和针头内的空气，关闭调节器
3.以第一次排气不排药液为原则，查看无气泡，将头皮针放置在输液器袋内，置于治疗盘中

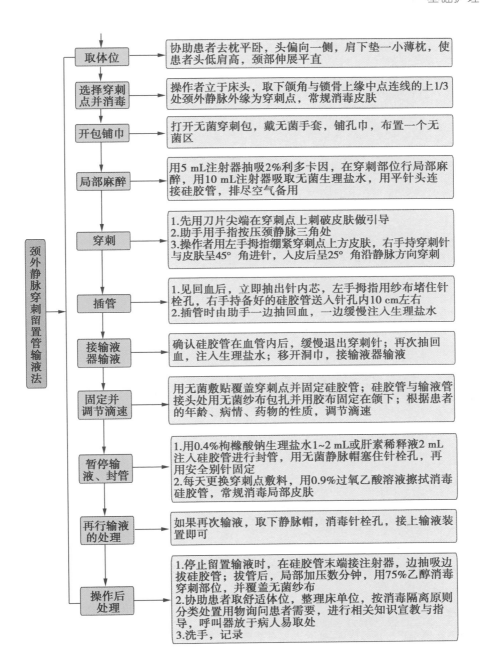

取体位	协助患者去枕平卧,头偏向一侧,肩下垫一小薄枕,使患者头低肩高,颈部伸展平直
选择穿刺点并消毒	操作者立于床头,取下颌角与锁骨上缘中点连线的上1/3处颈外静脉外缘为穿刺点,常规消毒皮肤
开包铺巾	打开无菌穿刺包,戴无菌手套,铺孔巾,布置一个无菌区
局部麻醉	用5 mL注射器抽吸2%利多卡因,在穿刺部位行局部麻醉,用10 mL注射器吸取无菌生理盐水,用平针头连接硅胶管,排尽空气备用
穿刺	1.先用刀片尖端在穿刺点上刺破皮肤做引导 2.助手用手指按压颈静脉三角处 3.操作者用左手拇指绷紧穿刺点上方皮肤,右手持穿刺针与皮肤呈45°角进针,入皮后呈25°角沿静脉方向穿刺
插管	1.见回血后,立即抽出针内芯,左手拇指用纱布堵住针栓孔,右手持备好的硅胶管送入针孔内10 cm左右 2.插管时由助手一边抽回血,一边缓慢注入生理盐水
接输液器输液	确认硅胶管在血管内后,缓慢退出穿刺针;再次抽回血,注入生理盐水;移开洞巾,接输液器输液
固定并调节滴速	用无菌敷贴覆盖穿刺点并固定硅胶管;硅胶管与输液管接头处用无菌纱布包扎并用胶布固定在颌下;根据患者的年龄、病情、药物的性质,调节滴速
暂停输液、封管	1.用0.4%枸橼酸钠生理盐水1~2 mL或肝素稀释液2 mL注入硅胶管进行封管,用无菌静脉帽塞住针栓孔,再用安全别针固定 2.每天更换穿刺点敷料,用0.9%过氧乙酸溶液擦拭消毒硅胶管,常规消毒局部皮肤
再行输液的处理	如果再次输液,取下静脉帽,消毒针栓孔,接上输液装置即可
操作后处理	1.停止留置输液时,在硅胶管末端接注射器,边抽吸边拔硅胶管;拔管后,局部加压数分钟,用75%乙醇消毒穿刺部位,并覆盖无菌纱布 2.协助患者取舒适体位,整理床单位,按消毒隔离原则分类处置用物询问患者需要,进行相关知识宣教与指导,呼叫器放于病人易取处 3.洗手,记录

颈外静脉穿刺留置管输液法

重要小提示

1. 严格遵循查对制度和无菌操作原则。

2. 仔细选择穿刺点。穿刺点不可过高或过低,过高因近下颌角而妨碍操作,过低则易损伤锁骨下胸膜及肺尖而导致气胸。

3. 每天输液前要先检查导管是否在静脉内。

4. 输液过程中应加强巡视,如发现硅胶管内有回血,应及时用 0.4% 枸橼酸钠生理盐水冲注,以免血块堵塞硅胶管。若溶液滴注不畅,应及时检查硅胶管是否滑出血管外或弯曲。

5. 每天停止输液时,要进行封管。若发现硅胶管内有凝血,应用注射器将凝血块抽出,切忌将凝血块推入血管造成栓塞。

6. 穿刺点上的敷料每日更换,如有潮湿立即更换,更换敷料时应注意观察局部皮肤情况,一旦有红、肿、热、痛等炎症表现,应做相应的抗炎处理。

项目五十七　锁骨下静脉穿刺留置管输液法

(一)案例导入

患者,男,68 岁,今晨起床后发现口齿不清,左上肢麻木,即刻来门诊就诊。诊断为右基底节脑血栓形成,收住神经内科。医嘱:20% 甘露醇 125 mL,静脉点滴,bid。

(二)操作目的

1. 长期不能进食或丢失大量液体,需补充大量高热量、高营养液体及电解质的患者。

2. 各种原因所致的大出血,需迅速输入大量的液体,以纠正血容量不足或提升血压的患者。

3. 需长时间接受化疗的患者。

4. 需测定中心静脉压或需要紧急放置心内起搏导管的患者。

(三)操作流程

操作流程	要点及说明
1.**核对医嘱**　护士接到医嘱,经双人核对准确无误后方可执行	确认患者(至少两种方法核对),避免差错
2.**评估并解释**	
(1)评估患者病情、意识状态、心肺功能、自理能力、合作程度、药物性质等	

续表

操作流程	要点及说明
(2)评估患者局部皮肤状况,静脉充盈程度及血管弹性	皮肤完好,无破损、无硬结,血管充盈有弹性
(3)向患者及家属解释输液的目的、方法、注意事项及配合要点	
3.操作前准备	
(1)**环境准备**:病室安静、整洁,温湿度适宜,无对流风直吹患者;酌情关闭门窗,必要时用床帘或围帘遮挡患者	
(2)**护士准备**:着装整洁,修剪指甲,七步洗手法洗手,戴口罩	
(3)**患者准备**:了解颈外锁骨下静脉穿刺的目的、方法、注意事项及配合要点;取舒适体位,愿意配合	
(3)**用物准备**: 治疗车上层:输液盘(0.5%安尔碘、棉签、止血带、胶布或输液胶贴、一次性输液器、一次性治疗巾、静脉小垫枕、弯盘);无菌穿刺包:内装穿刺针(20号)2枚、硅胶管2条、射管水枪1个、平头针(8~9号)2个、5mL注射器、镊子、结扎线、无菌纱布2块、洞巾2块、弯盘;另备:2%利多卡因注射液、无菌手套、无菌敷贴、0.4%枸橼酸钠生理盐水或肝素稀释液、无菌静脉帽、1%甲紫;医嘱单、执行单、手消毒剂;输液架 治疗车下层:医用垃圾桶、生活垃圾桶、锐器盒	
4.携用物至床旁 护士备齐用物携至患者床旁	
5.核对 核对患者的姓名、床号、住院号、腕带,根据医嘱核对药物(药名、剂量、浓度)及给药时间和方法,检查药物有无过期或变质	操作前查对:根据医嘱严格执行查对制度,避免差错事故发生;检查药液是否过期,瓶盖有无松动,瓶身有无裂痕;将输液瓶上下晃动,对光检查药液有无浑浊、沉淀及絮状物
6.备输液架 备输液架至适宜处	
7.加药	
(1)套上瓶套	

基础护理学实验教程

续表

操作流程	要点及说明
(2)用开瓶器启开输液瓶铝盖的中心部分,常规消毒瓶口	消毒范围至瓶盖下端瓶颈部;若为袋装液体,则取下袋口处的拉环,并常规消毒
(3)按医嘱加入药液	加入的药物应合理分配,并注意药物之间的配伍禁忌
(4)根据病情需要有计划地安排输液顺序	
8.填写、粘贴输液贴 根据医嘱填写输液贴,并将填好的输液贴倒贴于输液瓶上	注意粘贴输液贴时,勿覆盖原有瓶签;若是机打的输液贴,应进行核对
9.插输液器 检查输液器质量后取出输液器,将输液器的插头通过瓶塞直接插入至插头根部,关闭调节器	检查输液器的有效期,包装有无破损,操作时保持无菌
10.排气	
(1)将输液瓶挂于输液架上	高度适宜,保证液体压力超过静脉压,以促进液体进入静脉
(2)一手将茂菲氏滴管倒置,另一只手抬高滴管下输液导管并打开调节器,使输液瓶内的液体流入滴管内,茂菲氏滴管内液面达1/3~2/3满时,迅速转正滴管,使药液平面下降,直至排尽输液导管和针头内的空气,关闭调节器	输液前排尽输液导管及针头内的气体,防止发生空气栓塞;茂菲氏滴管下端的输液导管内有小气泡不易排出时,可以轻弹输液导管,将气泡弹至茂菲氏滴管内
(3)以第一次排气不排药液为原则,查看有无气泡,将头皮针放置于输液器袋内,置于治疗盘中	保证输液装置无菌
11.取体位 协助患者去枕平卧,头偏向一侧,肩下垫一小薄枕,使患者头低肩高	充分暴露穿刺部位
12.选择穿刺点并消毒 操作者立于床头,穿刺点位于胸锁乳突肌的外侧缘与锁骨所形成的夹角平分线上,距顶点0.5~1 cm处,并用1%甲紫标记进针点及胸锁关节;常规消毒皮肤	体外标记进针点和方向可避免覆盖孔巾后不易找到事先确定的位置,以提高穿刺的成功率并避免发生气胸等并发症;保证穿刺点及周围皮肤的无菌状态,防止感染
13.开包铺巾 打开无菌穿刺包,戴无菌手套,铺孔巾	布置一个无菌区,便于术者操作
14.备水枪及硅胶管 准备好射管水枪及硅胶管,并抽吸0.4%枸橼酸钠生理盐水,连接穿刺针头,备好穿刺射管用	

212

续表

操作流程	要点及说明
15.局部麻醉 用 5 mL 注射器抽吸 2％利多卡因,在穿刺部位行局部麻醉	减轻疼痛
16.穿刺 将针头指向胸锁关节,与皮肤呈 30°～40°角进针,边进针边抽回血,通过胸锁筋膜有落空感时,继续进针,直至穿刺成功	注意穿刺角度,以防发生气胸
17.射管 操作者持射管水枪,按试穿方向刺入锁骨下静脉,同时抽回血;嘱患者屏气,术者一手按住水枪的圆孔及硅胶管末端,另一手快速推动活塞,硅胶管即随液体进入锁骨下静脉;一般摄入长度为左侧 16～19 cm,右侧 12～15 cm;压住穿刺针顶端,将针退出;待针头退出皮肤后,将硅胶管轻轻从水枪中抽出	如抽出暗红色血液,表明进入锁骨下静脉;动作轻、快,严格无菌操作
18.排气 将备好的输液器导管连接平针头,插入硅胶管内进行静脉输液,排尽输液导管道内空气	
19.固定并调节滴速 用无菌敷贴覆盖穿刺点,并固定硅胶管;在距离穿刺点约1cm 处将硅胶管缝合固定在皮肤上,覆盖无菌纱布,并用胶布固定;根据患者的年龄、病情、药物的性质调节滴速	保持局部无菌状态,以防感染;固定牢固防止导管脱落
20.暂停输液、封管	
(1)用 0.4％枸橼酸钠生理盐水 1～2 mL 或肝素稀释液 2 mL 注入硅胶管进行封管,用无菌静脉帽塞住针栓孔,再用安全别针固定	防止血液凝集在输液导管内
(2)每天更换穿刺点辅料,用 0.9％过氧乙酸溶液擦拭消毒硅胶管,常规消毒局部皮肤	保持局部无菌状态,防止感染
21.再行输液的处理 如果再次输液,取下静脉帽,消毒针栓孔,接上输液装置即可	注意无菌操作
22.操作后处理	
(1)停止留置输液时,在硅胶管末端接注射器,边抽吸边拔硅胶管;拔管后,局部加压数分钟,用 75％乙醇消毒穿刺部位,并覆盖无菌纱布	边抽吸边拔管,可防止残留的小血块和空气进入血管,形成血栓
(2)协助患者取舒适体位,整理床单位,按消毒隔离原则分类处置用物;询问患者需要,进行相关知识宣教与指导;呼叫器放于患者易取处	
(3)洗手,记录	

（四）操作流程图

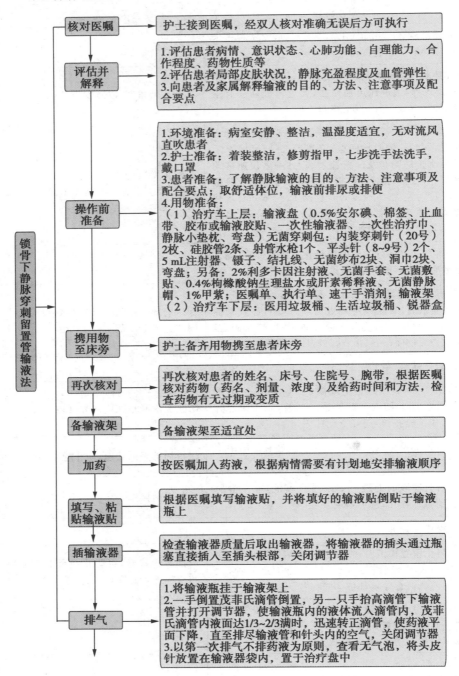

锁骨下静脉穿刺留置管输液法	**核对医嘱**	护士接到医嘱，经双人核对准确无误后方可执行
	评估并解释	1.评估患者病情、意识状态、心肺功能、自理能力、合作程度、药物性质等 2.评估患者局部皮肤状况，静脉充盈程度及血管弹性 3.向患者及家属解释输液的目的、方法、注意事项及配合要点
	操作前准备	1.环境准备：病室安静、整洁，温湿度适宜，无对流风直吹患者 2.护士准备：着装整洁，修剪指甲，七步洗手法洗手，戴口罩 3.患者准备：了解静脉输液的目的、方法、注意事项及配合要点；取舒适体位，输液前排尿或排便 4.用物准备： （1）治疗车上层：输液盘（0.5%安尔碘、棉签、止血带、胶布或输液胶贴、一次性输液器、一次性治疗巾、静脉小垫枕、弯盘）无菌穿刺包：内装穿刺针（20号）2枚、硅胶管2条、射管水枪1个、平头针（8~9号）2个、5 mL注射器、镊子、结扎线、无菌纱布2块、洞巾2块、弯盘；另备：2%利多卡因注射液、无菌手套、无菌敷贴、0.4%枸橼酸钠生理盐水或肝素稀释液、无菌静脉帽、1%甲紫；医嘱单、执行单、速干手消剂；输液架 （2）治疗车下层：医用垃圾桶、生活垃圾桶、锐器盒
	携用物至床旁	护士备齐用物携至患者床旁
	再次核对	再次核对患者的姓名、床号、住院号、腕带，根据医嘱核对药物（药名、剂量、浓度）及给药时间和方法，检查药物有无过期或变质
	备输液架	备输液架至适宜处
	加药	按医嘱加入药液，根据病情需要有计划地安排输液顺序
	填写、粘贴输液贴	根据医嘱填写输液贴，并将填好的输液贴倒贴于输液瓶上
	插输液器	检查输液器质量后取出输液器，将输液器的插头通过瓶塞直接插入至插头根部，关闭调节器
	排气	1.将输液瓶挂于输液架上 2.一手倒置茂菲氏滴管倒置，另一只手抬高滴管下输液管并打开调节器，使输液瓶内的液体流入滴管内，茂菲氏滴管内液面达1/3~2/3满时，迅速转正滴管，使药液平面下降，直至排尽输液管和针头内的空气，关闭调节器 3.以第一次排气不排药液为原则，查看无气泡，将头皮针放置在输液器袋内，置于治疗盘中

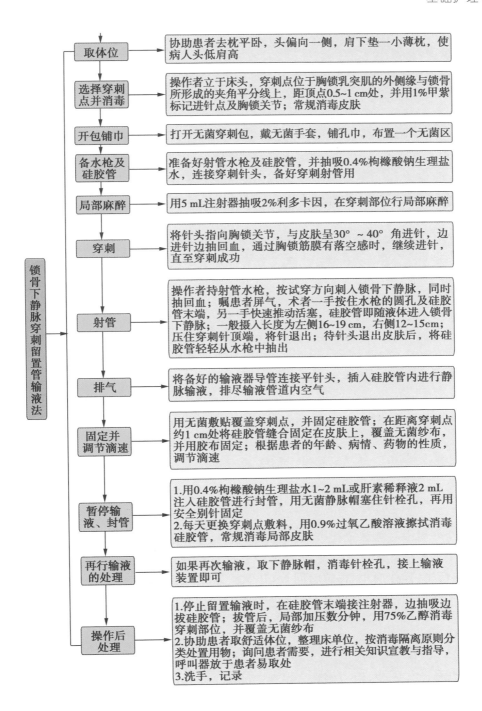

锁骨下静脉穿刺留置管输液法	取体位	→	协助患者去枕平卧，头偏向一侧，肩下垫一小薄枕，使病人头低肩高
	选择穿刺点并消毒	→	操作者立于床头，穿刺点位于胸锁乳突肌的外侧缘与锁骨所形成的夹角平分线上，距顶点0.5~1 cm处，并用1%甲紫标记进针点及胸锁关节；常规消毒皮肤
	开包铺巾	→	打开无菌穿刺包，戴无菌手套，铺孔巾，布置一个无菌区
	备水枪及硅胶管	→	准备好射管水枪及硅胶管，并抽吸0.4%枸橼酸钠生理盐水，连接穿刺针头，备好穿刺射管用
	局部麻醉	→	用5 mL注射器抽吸2%利多卡因，在穿刺部位行局部麻醉
	穿刺	→	将针头指向胸锁关节，与皮肤呈30°～40°角进针，边进针边抽回血，通过胸锁筋膜有落空感时，继续进针，直至穿刺成功
	射管	→	操作者持射管水枪，按试穿方向刺入锁骨下静脉，同时抽回血；嘱患者屏气，术者一手按住水枪的圆孔及硅胶管末端，另一手快速推动活塞，硅胶管即随液体进入锁骨下静脉；一般摄入长度为左侧16~19 cm，右侧12~15cm；压住穿刺针顶端，将针退出；待针头退出皮肤后，将硅胶管轻轻从水枪中抽出
	排气	→	将备好的输液器导管连接平针头，插入硅胶管内进行静脉输液，排尽输液管道内空气
	固定并调节滴速	→	用无菌敷贴覆盖穿刺点，并固定硅胶管；在距离穿刺点约1 cm处将硅胶管缝合固定在皮肤上，覆盖无菌纱布，并用胶布固定；根据患者的年龄、病情、药物的性质，调节滴速
	暂停输液、封管	→	1.用0.4%枸橼酸钠生理盐水1~2 mL或肝素稀释液2 mL注入硅胶管进行封管，用无菌静脉帽塞住针栓孔，再用安全别针固定 2.每天更换穿刺点敷料，用0.9%过氧乙酸溶液擦拭消毒硅胶管，常规消毒局部皮肤
	再行输液的处理	→	如果再次输液，取下静脉帽，消毒针栓孔，接上输液装置即可
	操作后处理	→	1.停止留置输液时，在硅胶管末端接注射器，边抽吸边拔硅胶管；拔管后，局部加压数分钟，用75%乙醇消毒穿刺部位，并覆盖无菌纱布 2.协助患者取舒适体位，整理床单位，按消毒隔离原则分类处置用物；询问患者需要，进行相关知识宣教与指导，呼叫器放于患者易取处 3.洗手，记录

重要小提示

1. 操作前要先叩患者两侧背部肺下界, 并听诊两侧呼吸音, 以便在术后不适时作为对照。

2. 严格执行无菌操作及查对制度, 预防感染及差错事故的发生。

3. 正确选择穿刺点。在铺洞巾前将确定好的穿刺点及穿刺方向进行标记, 避免因进针方向过度向外偏移而刺破胸膜, 产生气胸。

4. 射管时, 一定要用手压住水枪的圆孔处及硅胶管末端, 以免硅胶管全部射入体内。另外, 射管时推注水枪活塞应迅速, 使水枪内的压力猛增而射出硅胶管, 如推注缓慢, 即使水枪内的液体注完, 仍不能射出硅胶管。

5. 退针时, 切勿来回转动针头, 以防针头斜面割断硅胶管。并且在穿刺针未退出血管时, 不可放开按压圆孔处的手指, 防止硅胶管吸入。

6. 每天输液前要先检查导管是否在静脉内。

7. 输液过程中应加强巡视, 如发现硅胶管内有回血, 应及时用 0.4% 枸橼酸钠生理盐水冲注, 以免血块堵塞硅胶管。若溶液点滴不畅, 可用急速负压抽吸, 不能用力推注液体, 以免将管内的凝血块冲入血管形成血栓。及时检查硅胶管是否滑出血管外或弯曲、头部位置是否不当、固定硅胶管的线结扎是否过紧, 出现上述情况应及时处理。

8. 每天停止输液时, 要进行封管。若发现硅胶管内有凝血, 应用注射器将凝血块抽出, 切忌将凝血块推入血管造成栓塞。

9. 每日常规消毒穿刺点及周围皮肤并更换敷料。更换敷料时应注意观察局部皮肤情况, 一旦出现红、肿、热、痛等炎症表现, 应做相应的抗炎处理。

项目五十八　经外周中心静脉置管输液法

经外周中心静脉置管(PICC)输液法是由周围静脉穿刺置管, 并将导管末端置于上腔静脉中下 1/3 或锁骨下静脉进行输液的方法。此法具有适应证广、创伤小、操作简单、保留时间长、并发症少的优点, 常用于中长期的静脉输液和化疗用药; 除输液以外, 还可以测中心静脉压。静脉留置导管可在血管内保留 7 天至 1 年。置管以后拍 X 线片确认导管在预置位置后, 即可按需要进行输液。

(一)案例导入

患者, 女, 49 岁, 因右侧乳房发现一肿块 2 个月, T 36.5 ℃, P 70 次/分, 右侧乳房肿胀, 皮肤出现橘皮样改变, 触诊可触到一 3 cm×5 cm 肿块, 取活检病理检查报告为乳腺癌。

（二）操作目的

1.长期不能进食或丢失大量液体,需补充大量高热量、高营养液体及电解质的患者。

2.各种原因所致的大出血,需迅速输入大量的液体,以纠正血容量不足或提升血压的患者。

3.需中长期静脉输液治疗的患者。

4.需测定中心静脉压的患者。

（三）操作流程

操作流程	要点及说明
1.核对医嘱 护士接到医嘱,经双人核对准确无误后方可执行	确认患者(至少两种方法核对),避免差错
2.评估并解释	
(1)评估患者病情、意识状态、心肺功能、自理能力、合作程度、药物性质等	
(2)评估患者局部皮肤状况,静脉充盈程度及血管弹性	皮肤完好无破损、无硬结,血管充盈有弹性
(3)向患者及家属解释输液的目的、方法和注意事项及配合要点	
3.操作前准备	
(1)**环境准备**:病室安静、整洁,温湿度适宜,无对流风直吹患者;酌情关闭门窗,必要时用床帘或围帘遮挡患者	
(2)**护士准备**:着装整洁,修剪指甲,七步洗手法洗手,戴口罩	
(3)**患者准备**:了解外周中心静脉穿刺的目的、方法、注意事项、配合要点;取舒适体位,愿意配合	

续表

操作流程	要点及说明
(4)用物准备： 治疗车上层：输液盘（0.5％安尔碘、棉签、止血带、胶布或输液胶贴、一次性输液器、一次性治疗巾、静脉小垫枕、弯盘）；PICC 穿刺套件：PICC 导管、延长管、连接器、皮肤保护剂、肝素帽或正压接头）；PICC 穿刺包：治疗巾 3 块、洞巾、止血钳或镊子 2 把、直剪刀、3 cm×5 cm 小纱布 3 块、6 cm×8 cm 纱布 5 块、大棉球 6 个、弯盘 2 个；其他物品：注射盘、无菌手套 2 副、生理盐水 500 mL、20 mL 注射器 2 个、10 cm×12 cm 透明敷贴、皮肤消毒液、抗过敏无菌胶布、皮尺、止血带；医嘱单、执行单、手消毒剂；输液架 治疗车下层：医用垃圾桶、生活垃圾桶、锐器盒	
4.携用物至床旁　护士备齐用物携至患者床旁	
5.再次核对　核对患者的姓名、床号、住院号、腕带，根据医嘱核对药物（药名、剂量、浓度）及给药时间和方法，检查药物有无过期或变质	操作前查对：根据医嘱严格执行查对制度，避免差错事故发生；检查药液是否过期，瓶盖有无松动，瓶身有无裂痕；将输液瓶上下晃动，对光检查药液有无浑浊、沉淀及絮状物
6.选择静脉　常在肘部以贵要静脉、肘正中静脉和头静脉为序选择静脉，首选右侧	
7.取体位　协助患者采取平卧位，暴露穿刺区域，穿刺侧上肢外展与躯干呈 90°角，确定穿刺点	充分暴露穿刺部位
8.测量　测量导管预留长度及臂围	从穿刺点到右胸锁关节，再向下至第 3 肋间隙的长度；肘窝上约 9 cm 测量双臂围
9.消毒皮肤	
(1)打开 PICC 穿刺包，戴无菌手套，将一块治疗巾铺于穿刺肢体下	防止污染床单
(2)先用 75％乙醇清洁脱脂，待干后用碘伏消毒三遍。消毒范围以穿刺点为中心，直径 20 cm，两侧至臂缘，每次消毒方向需与上次相反，待干	
10.建立无菌区　更换无菌手套，铺洞巾及治疗巾，并将 PICC 穿刺套件及所需无菌用物置于无菌区	保持穿刺部位最大无菌范围，防止感染

续表

操作流程	要点及说明
11.预冲导管　用注射器抽吸 0.9%氯化钠溶液 20 mL 冲洗导管,检查导管是否通畅,再将导管置于 0.9%氯化钠溶液中,湿化导丝	检查导管并排尽导管内空气;湿润导管以利于穿刺
12.系止血带　由助手协助系止血带	注意止血带的末端与穿刺部位反向
13.穿刺	
(1)视情况可于穿刺前,先由助手用 2%利多卡因在穿刺部位行局部麻醉	减轻疼痛
(2)左手绷紧皮肤,右手以 15°～30°角进针,见回血后立即放低穿刺针以减小穿刺角度,再推进少许	防止刺穿血管并保持插管鞘留在血管腔内不易脱出
(3)嘱助手松开止血带后,再用右手保持钢针针芯位置,左手单独向前推进插管鞘并用拇指固定,再用左手示指和中指按压并固定插管鞘上方的静脉以减少出血,右手撤出针芯	动作轻柔,避免出血
14.送管　将导管缓慢、匀速送入,当导管置入约 15 cm 即到达患者肩部时,嘱患者将头转向穿刺侧,贴近肩部	以防止导管误入颈静脉,直至置入预定长度
15.抽吸回血　用盛有 0.9%氯化钠溶液的注射器抽吸回血	确保导管在血管内
16.撤出管鞘及支撑导丝　用无菌盐水纱布在穿刺点上方 6 cm 处按压固定导管,将插管管鞘从静脉管腔内撤出,远离穿刺点;将支撑导丝与导管分离,并与静脉走行相平行撤出支撑导丝	避免导管被撤出
17.修剪导管长度　用无菌生理盐水纱布清洁导管上血迹,确认置入长度后,保留体外导管 5 cm,用锋利的无菌剪刀与导管成直角,小心剪断导管,注意勿剪出斜面与毛碴	如果留在外面的导管≤5 cm,应轻轻将植入的导管外拉,拉出的长度以保证减去 1 cm 后,体外导管长度达 5 cm 为度
18.安装连接器　将减压套筒安装到导管上,再将导管与连接器相连	确认导管推至根部,但不可出现皱折
19.冲封管　连接肝素帽或正压接头,再用 0.9%氯化钠溶液 20 mL 行脉冲式冲管。如为肝素帽,当 0.9%氯化钠溶液推至最后 5 mL 时,则需行正压封管,即边推边退针	冲净肝素帽
20.固定	

续表

操作流程	要点及说明
(1)用生理盐水纱布清洁穿刺点周围皮肤,然后涂皮肤保护剂	
(2)在近穿刺点约 0.5 cm 处放好白色固定护翼,导管出皮肤处逆血管方向摆放"L"或"U"形弯,使用无菌胶布横向固定连接器翼形部分;穿刺点上方放置无菌纱布块,用 10 cm×12 cm 透明敷贴无张力粘贴	降低导管拉力,避免导管在体内外移动;吸收渗液、渗血
(3)用已注明穿刺日期、时间及操作者的指示胶带,固定透明敷贴下缘,再用无菌脱敏胶布固定延长管	
21.X 线确认　经 X 线确认导管在预置位置后即可按需进行输液	
22.操作后处理	
(1)脱手套,整理床单位,整理用物	
(2)协助患者取舒适体位,整理床单位,按消毒隔离原则分类处置用物;询问患者需要,进行相关知识宣教与指导,呼叫器放于患者易取处	推治疗车离开病室,放于指定位置
(3)洗手,记录	将相关信息记录在护理病例中,内容包括穿刺日期、穿刺时间、操作者、导管规格和型号、所选静脉及穿刺部位、操作过程等
23.暂停输液处理　暂停输液时,同静脉留置针输液法封管	
24.再行输液　再行输液时,常规消毒肝素帽的橡胶塞,把排好气的输液针插入肝素帽内进行输液	
25.导管维护　穿刺后第一个 24 小时更换辅敷料,以后每周更换敷料 1～2 次。每次进行导管维护前先确认导管体外长度,并询问患者有无不适,再抽回血以确定导管位置,再将回血注回血管内;注意揭敷贴时应由上至下,防止导管脱出。观察并记录导管体内外刻度。消毒时以导管为中心,直径 8～10 cm;用 0.5%氯己定或含碘消毒液消毒三遍,再覆盖敷贴	减少输液相关并发症,降低导管相关血流感染;维持导管功能状态

续表

操作流程	要点及说明
26.**拔管** 拔管时应沿静脉走向,轻轻拔出,拔出后立即压迫止血。用无菌纱布覆盖伤口,再用透明敷贴粘贴 24 小时;对照穿刺记录以确定导管有无损伤、断裂、缺损	有出血倾向的患者,压迫止血时间要超过 20 分钟

📎重要小提示

1.PICC 输液法的禁忌证:患有严重出血性疾病、上腔静脉压迫综合征及不合作或躁动的患者;穿刺部位或附近组织有感染、皮炎、蜂窝织炎、烧伤等情况的患者;乳腺癌患者根治术后患侧;预插管位置有放射性治疗史、血栓形成史、血管外科手术史或外伤者等。

2.送管时速度不宜过快,如有阻力,不能强行置入。

3.乙醇和丙酮等物质会对导管材料造成损伤。当使用含该类物质的溶液清洁护理穿刺部位时,应等待其完全干燥后再加敷料。

4.置管后,密切观察穿刺部位有无红、肿、热、痛等症状,如出现异常,应及时测量臂围并与置管前臂围相比较。观察肿胀情况,必要时行 B 超检查。

5.疑似导管移位时,应再行 X 线检查,以确定导管尖端所处位置。禁止将导管体外部分移入体内。

6.置管后患者应知道:

(1)进行适当的功能锻炼,如置管侧肢体应做松握拳、屈伸等动作,以促进静脉回流,减轻水肿。但应避免置管侧上肢过度外展、旋转及屈肘运动。

(2)勿提重物。

(3)应尽量避免物品及躯体压迫置管侧肢体。

（四）操作流程图

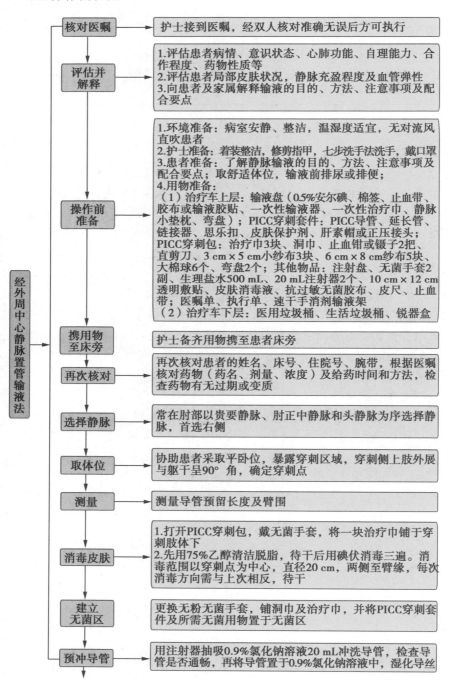

核对医嘱	→	护士接到医嘱，经双人核对准确无误后方可执行

评估并解释 →
1.评估患者病情、意识状态、心肺功能、自理能力、合作程度、药物性质等
2.评估患者局部皮肤状况，静脉充盈程度及血管弹性
3.向患者及家属解释输液的目的、方法、注意事项及配合要点

操作前准备 →
1.环境准备：病室安静、整洁，温湿度适宜，无对流风直吹患者
2.护士准备：着装整洁，修剪指甲，七步洗手法洗手，戴口罩
3.患者准备：了解静脉输液的目的、方法、注意事项及配合要点；取舒适体位，输液前排尿或排便；
4.用物准备：
（1）治疗车上层：输液盘（0.5%安尔碘、棉签、止血带、胶布或输液胶贴、一次性输液器、一次性治疗巾、静脉小垫枕、弯盘）；PICC穿刺套件：PICC导管、延长管、链接器、思乐扣、皮肤保护剂、肝素帽或正压接头；PICC穿刺包：治疗巾3块、洞巾、止血钳或镊子2把、直剪刀、3 cm×5 cm小纱布3块、6 cm×8 cm纱布5块、大棉球6个、弯盘2个；其他物品：注射盘、无菌手套2副、生理盐水500 mL、20 mL注射器2个、10 cm×12 cm透明敷贴、皮肤消毒液、抗过敏无菌胶布、皮尺、止血带；医嘱单、执行单、速干手消剂输液架
（2）治疗车下层：医用垃圾桶、生活垃圾桶、锐器盒

携用物至床旁	→	护士备齐用物携至患者床旁

再次核对	→	再次核对患者的姓名、床号、住院号、腕带，根据医嘱核对药物（药名、剂量、浓度）及给药时间和方法，检查药物有无过期或变质

选择静脉	→	常在肘部以贵要静脉、肘正中静脉和头静脉为序选择静脉，首选右侧

取体位	→	协助患者采取平卧位，暴露穿刺区域，穿刺侧上肢外展与躯干呈90°角，确定穿刺点

测量	→	测量导管预留长度及臂围

消毒皮肤 →
1.打开PICC穿刺包，戴无菌手套，将一块治疗巾铺于穿刺肢体下
2.先用75%乙醇清洁脱脂，待干后用碘伏消毒三遍。消毒范围以穿刺点为中心，直径20 cm，两侧至臂缘，每次消毒方向需与上次相反，待干

建立无菌区	→	更换无粉无菌手套，铺洞巾及治疗巾，并将PICC穿刺套件及所需无菌用物置于无菌区

预冲导管	→	用注射器抽吸0.9%氯化钠溶液20 mL冲洗导管，检查导管是否通畅，再将导管置于0.9%氯化钠溶液中，湿化导丝

经外周中心静脉置管输液法

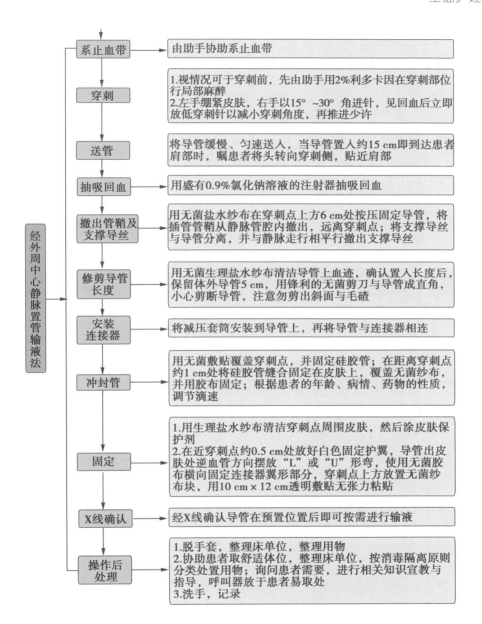

经外周中心静脉置管输液法	系止血带	→	由助手协助系止血带
	穿刺	→	1.视情况可于穿刺前，先由助手用2%利多卡因在穿刺部位行局部麻醉 2.左手绷紧皮肤，右手以15°~30°角进针，见回血后立即放低穿刺针以减小穿刺角度，再推进少许
	送管	→	将导管缓慢、匀速送入，当导管置入约15 cm即到达患者肩部时，嘱患者将头转向穿刺侧，贴近肩部
	抽吸回血	→	用盛有0.9%氯化钠溶液的注射器抽吸回血
	撤出管鞘及支撑导丝	→	用无菌盐水纱布在穿刺点上方6 cm处按压固定导管，将插管管鞘从静脉管腔内撤出，远离穿刺点；将支撑导丝与导管分离，并与静脉走行相平行撤出支撑导丝
	修剪导管长度	→	用无菌生理盐水纱布清洁导管上血迹，确认置入长度后，保留体外导管5 cm，用锋利的无菌剪刀与导管成直角，小心剪断导管，注意勿剪出斜面与毛碴
	安装连接器	→	将减压套筒安装到导管上，再将导管与连接器相连
	冲封管	→	用无菌敷贴覆盖穿刺点，并固定硅胶管；在距离穿刺点约1 cm处将硅胶管缝合固定在皮肤上，覆盖无菌纱布，并用胶布固定；根据患者的年龄、病情、药物的性质，调节滴速
	固定	→	1.用生理盐水纱布清洁穿刺点周围皮肤，然后涂皮肤保护剂 2.在近穿刺点约0.5 cm处放好白色固定护翼，导管出皮肤处逆血管方向摆放"L"或"U"形弯，使用无菌胶布横向固定连接器翼形部分，穿刺点上方放置无菌纱布块，用10 cm×12 cm透明敷贴无张力粘贴
	X线确认	→	经X线确认导管在预置位置后即可按需进行输液
	操作后处理	→	1.脱手套，整理床单位，整理用物 2.协助患者取舒适体位，整理床单位，按消毒隔离原则分类处置用物；询问患者需要，进行相关知识宣教与指导，呼叫器放于患者易取处 3.洗手，记录

项目五十九 微量注射泵使用法

(一)案例导入

患者,男,71 岁。主诉:间断呕血、黑便 15 年,再发 10 小时。查体:贫血貌,口唇稍苍白,伴头晕、乏力、心悸、冷汗、晕厥等失血性周围循环不足表现。辅助检查:血常规提示血红蛋白 100 g/L,血细胞比 0.31;肾功能提示尿素氮 35.11 mol/L。初步诊断为"上消化道出血;消化道溃疡",医嘱:埃索美拉唑 80 mg 静脉泵入,6 mL/h。

(二)操作目的

准确地控制输液速度,使静脉注射药物剂量精确、速度均匀地进入患者体内发生作用。

(三)操作流程

操作流程	要点及说明
1.**核对医嘱** 护士接到医嘱,经双人核对准确无误后方可执行	确认患者(至少两种方法核对),避免差错
2.**评估并解释**	
(1)评估患者病情、意识状态、心肺功能、自理能力、合作程度、药物性质等	
(2)评估患者局部皮肤状况,静脉充盈程度及血管弹性	皮肤完好无破损、无硬结,血管充盈有弹性
(3)向患者及家属解释输液的目的、方法、注意事项及配合要点	
3.**操作前准备**	
(1)**环境准备**:病室安静、整洁,温湿度适宜,无对流风直吹患者;酌情关闭门窗,必要时用床帘或围帘遮挡患者	
(2)**护士准备**:着装整洁,修剪指甲,七步洗手法洗手,戴口罩	
(3)**患者准备**:了解微量注射泵使用的目的、方法、注意事项及配合要点;取舒适体位,愿意配合	

续表

操作流程	要点及说明
(4)用物准备: 治疗车上层:微量输液泵、延长管、输液盘(0.5%安尔碘、棉签、止血带、胶布或输液胶贴、一次性输液器、一次性治疗巾、静脉小垫枕、弯盘)、医嘱单、执行单、手消毒剂;输液架 治疗车下层:医用垃圾桶、生活垃圾桶、锐器盒	
4.携用物至床旁 护士备齐用物携至患者床旁	
5.再次核对 核对患者的姓名、床号、住院号、腕带,根据医嘱核对药物(药名、剂量、浓度)及给药时间和方法,检查药物有无过期或变质	操作前查对:根据医嘱严格执行查对制度,避免差错事故发生;检查药液是否过期,瓶盖有无松动,瓶身有无裂痕;将输液瓶上下晃动,对光检查药液有无浑浊、沉淀及絮状物
6.备输液架 备输液架至适宜处	
7.固定微量泵 将微量泵固定在输液架上,连接电源	
8.连接延长管并排气 打开无菌治疗巾,将配好药液的注射器连接输液泵延长管并排气	防止空气栓塞
9.安装并核对 将注射器正确安装于微量泵上面,再次核对患者的姓名、床号、住院号、腕带	操作中查对:根据医嘱严格执行查对制度,避免差错事故发生
10.液体输入 打开微量泵开关,根据医嘱设置输液速度;与静脉通道相连,启动微量泵开始输入	一般 10 mL 注射器注射速度为 0.1～200 mL/h;20～50 mL 注射器注射速度为 0.1～300 mL/h
11.观察 观察正常运行的指示灯是否开启,报警面板的报警灯有无闪亮,注意有无报警声	明确输液泵是否正常运行
12.操作后处理	
(1)协助患者取舒适卧位,整理床单位,按消毒隔离原则分类处置用物	
(2)再次核对患者的床号、姓名、腕带,询问患者需要,进行相关知识宣教与指导	操作后查对:保证将正确的药物给予正确的患者,避免差错事故的发生
(3)洗手,记录	
13.注射结束的处理	
(1)按压"静音键"停止,再次按压"静音键",关闭按压"完毕"	

续表

操作流程	要点及说明
(2)拔出针头,松开注射器与静脉穿刺针的连接;取出注射器,关闭微量注射泵,切断电源	
(3)协助患者取舒适卧位,整理床单位,按消毒隔离原则分类处置用物	
(4)再次核对患者床号、姓名、腕带,询问患者需要,进行相关知识宣教与指导	
(5)洗手,记录	

重要小提示

1.特殊药物需有标记,避光药物使用避光输液管道。

2.在使用过程中,如需更改输液速度,则先按停止键,重新设置后再按启动键。

3.患者输液肢体不要剧烈活动,避免用力,以免回血。

4.不要随意移动微量泵,避免患者自行调节泵速,保证用药安全。

5.加强巡视,定时查看输液泵工作状态、速度、参数等,如输液泵出现报警,应查找可能的原因并及时予以相应处理。

6.注意观察穿刺部位皮肤情况,防止输液外渗。

7.持续使用时,每24小时应更换输液导管。

（四）操作流程图

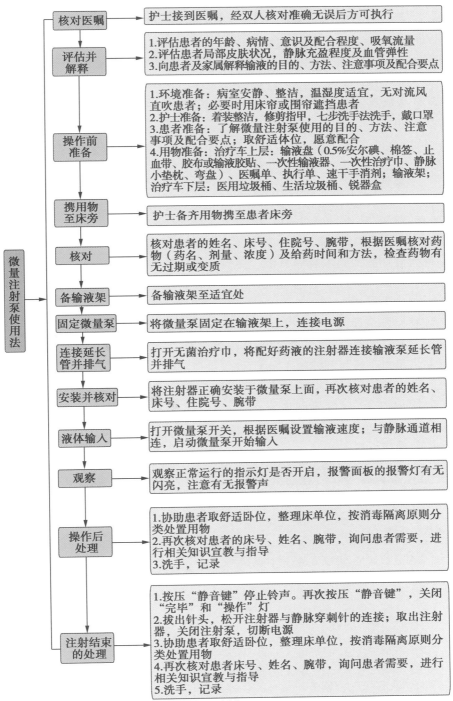

微量注射泵使用法

核对医嘱 → 护士接到医嘱，经双人核对准确无误后方可执行

评估并解释 →
1.评估患者的年龄、病情、意识及配合程度、吸氧流量
2.评估患者局部皮肤状况，静脉充盈程度及血管弹性
3.向患者及家属解释输液的目的、方法、注意事项及配合要点

操作前准备 →
1.环境准备：病室安静、整洁，温湿度适宜，无对流风直吹患者；必要时用床帘或围帘遮挡患者
2.护士准备：着装整洁，修剪指甲，七步洗手法洗手，戴口罩
3.患者准备：了解微量注射泵使用的目的、方法、注意事项及配合要点；取舒适体位，愿意配合
4.用物准备：治疗车上层：输液盘（0.5%安尔碘、棉签、止血带、胶布或输液胶贴、一次性输液器、一次性治疗巾、静脉小垫枕、弯盘）、医嘱单、执行单、速干手消剂；输液架；治疗车下层：医用垃圾桶、生活垃圾桶、锐器盒

携用物至床旁 → 护士备齐用物携至患者床旁

核对 → 核对患者的姓名、床号、住院号、腕带，根据医嘱核对药物（药名、剂量、浓度）及给药时间和方法，检查药物有无过期或变质

备输液架 → 备输液架至适宜处

固定微量泵 → 将微量泵固定在输液架上，连接电源

连接延长管并排气 → 打开无菌治疗巾，将配好药液的注射器连接输液泵延长管并排气

安装并核对 → 将注射器正确安装于微量泵上面，再次核对患者的姓名、床号、住院号、腕带

液体输入 → 打开微量泵开关，根据医嘱设置输液速度；与静脉通道相连，启动微量泵开始输入

观察 → 观察正常运行的指示灯是否开启，报警面板的报警灯有无闪亮，注意有无报警声

操作后处理 →
1.协助患者取舒适卧位，整理床单位，按消毒隔离原则分类处置用物
2.再次核对患者的床号、姓名、腕带，询问患者需要，进行相关知识宣教与指导
3.洗手，记录

注射结束的处理 →
1.按压"静音键"停止铃声。再次按压"静音键"，关闭"完毕"和"操作"灯
2.拔出针头，松开注射器与静脉穿刺针的连接；取出注射器，关闭注射泵，切断电源
3.协助患者取舒适卧位，整理床单位，按消毒隔离原则分类处置用物
4.再次核对患者床号、姓名、腕带，询问患者需要，进行相关知识宣教与指导
5.洗手，记录

第二节 静脉输血

静脉输血(blood transfusion)是将血液(全血或成分血)通过静脉输入人体的一种方法,是急救和治疗疾病的重要方法之一。目前临床均采用密闭式输血法,密闭式输血法有间接输血法(indirect transfusion)和直接输血法(direct transfusion)。

项目六十 间接输血法

(一)案例导入

患者,女,26岁,擦窗户时不慎自二楼坠下,左侧身体着地,被立即送往医院,查体:血压70/40 mmHg,脉搏110次/分,呼吸20次/分,体温37.8 ℃,面色苍白,唇干,色淡,腹胀,腹痛,触诊柔韧感,全腹肌紧张,压痛,以上腹部为甚,诊断性腹腔穿刺抽到不凝固血液。其他检查无异常。临床诊断:脾破裂,拟急诊手术。术前准备过程中,护士遵医嘱需要立即给该患者输血400 mL。

(二)操作目的

1.补充血容量,改善血液循环,保障人体重要脏器的血液供应。

2.补充红细胞,纠正贫血,提高血液携氧能力,改善机体缺氧状况。

3.供给血小板和各种凝血因子,改善凝血功能。

4.输入抗体、补体,增强机体免疫力。

5.增加白蛋白,维持胶体渗透压,减轻组织液渗出和水肿,纠正低蛋白血症。

(三)操作流程

操作流程	要点及说明
1.核对医嘱 护士接到医嘱,经双人核对准确无误后方可执行	确认患者(至少两种方法核对),避免差错
2.评估并解释	
(1)评估患者的病情、治疗情况;核对血型、交叉配血试验、输血史、过敏史	判断输血依据是否充分
(2)观察穿刺部位皮肤、血管情况	根据年龄、病情、输血量等因素选择静脉,避开皮肤发红、硬结、皮疹及破损处

续表

操作流程	要点及说明
(3)向患者及家属解释输血的目的、方法、注意事项及配合要点	
3.操作前准备	
(1)**环境准备**:病室安静、整洁,温湿度适宜	
(2)**护士准备**:着装整洁,洗手,戴口罩,修剪指甲	
(3)**患者准备**:了解输血的目的、方法、注意事项及配合要点;排空大小便,取舒适卧位;做血型鉴定和交叉配血试验;签署知情同意书	医生填写输血申请书,护士抽取血标本,及时送血库做血型鉴定和交叉配血试验
(4)**用物准备**:0.9%的生理盐水 100 mL、一次性输血器、同型血液及血液配型单、治疗盘等	
4.携用物至床旁 护士备齐用物携至患者床旁	
5.再次核对 与另一名护士一起再次核对患者床号、姓名、腕带、性别、年龄、住院号、血袋号、血型、血液有效期、交叉配血试验结果及保存血的外观	严格执行"三查八对",避免差错事故的发生
6.间接输血法输血 连续输用不同供血者的血液时,前一袋血尽后,用生理盐水冲洗输血器,再接下一袋血继续输入	两袋血之间用生理盐水冲洗是为了避免两袋血之间发生输血反应
(1)**建立静脉通道**:按照密闭式静脉输液法建立静脉通道,输入少量生理盐水	在输入血液前输入少量生理盐水,冲洗输血器管道
(2)**摇匀血液**:以手腕旋转的动作轻轻摇匀血液	避免剧烈摇晃,防止红细胞破坏
(3)**常规消毒**:戴手套,常规消毒储血袋接口处塑料管,将输血器针头从生理盐水瓶上拔下,插入储血袋接口处塑料管,缓慢地将储血袋挂于输液架上	严格执行无菌操作
(4)**调节输血速度**:根据患者病情调节输血速度	开始输入速度宜慢(<20 滴/分),观察 10～15 分钟,成人一般为 40～60 滴/分,儿童酌情减少
(5)**加强巡视**:密切观察有无输血反应,并询问患者有无不适	
(5)**拔针**:血液输完后,再次滴入少量生理盐水,按照静脉输液法拔针	使输血器内的余血全部输入体内

续表

操作流程	要点及说明
7.操作后核对　核对患者床号、姓名、腕带、性别、年龄、住院号、血袋号、血型、血液有效期、交叉配血试验结果及保存血的外观	
8.操作后处理	
(1)协助患者取舒适卧位,整理床单位,整理用物	使患者舒适
(2)输血袋及输血器的处理:将输血器针头剪下置入锐器盒内,将输血管道置入医疗垃圾桶内,将输血袋送至输血科保留24小时	避免针刺伤的发生;以备患者在输血后发生输血反应时查找原因
(3)将呼叫器置于易取处,向患者或家属交代注意事项	告知患者如有不适及时使用呼叫器通知护士
(4)洗手,记录	记录输血时间、种类、剂量、血型、血袋号、有无输血反应等

📎**重要小提示**

1.无论输全血还是成分血,均应选用同型血液输注。

2.血液制品从血库中取出后,30分钟内输入,一般4小时内输完,避免放置过久,使血液变质或被污染。

3.在取血和输血过程中,需双名护士严格执行"三查八对",避免发生差错事故。

4.输血前后、输入两袋血之间,均应输入少量生理盐水,冲洗输血器管道。

5.输血过程中一定要加强巡视,密切观察有无输血反应,并询问患者有无不适。

6.输血时需使用单独的静脉通路,不得往血液内加入其他药物。

（四）操作流程图

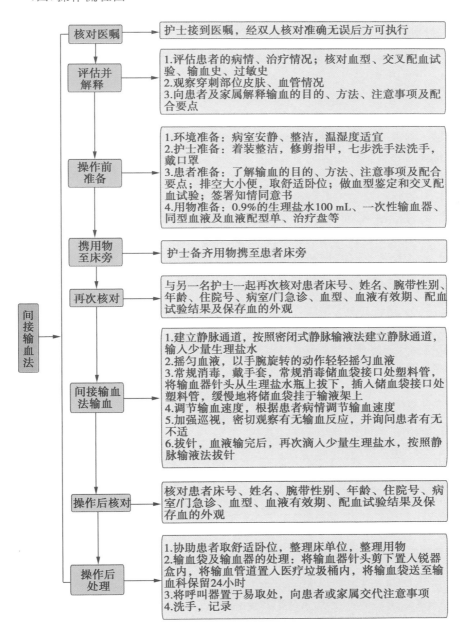

核对医嘱 → 护士接到医嘱，经双人核对准确无误后方可执行

评估并解释 →
1.评估患者的病情、治疗情况；核对血型、交叉配血试验、输血史、过敏史
2.观察穿刺部位皮肤、血管情况
3.向患者及家属解释输血的目的、方法、注意事项及配合要点

操作前准备 →
1.环境准备：病室安静、整洁，温湿度适宜
2.护士准备：着装整洁，修剪指甲，七步洗手法洗手，戴口罩
3.患者准备：了解输血的目的、方法、注意事项及配合要点；排空大小便，取舒适卧位；做血型鉴定和交叉配血试验；签署知情同意书
4.用物准备：0.9%的生理盐水100 mL、一次性输血器、同型血液及血液配型单、治疗盘等

携用物至床旁 → 护士备齐用物携至患者床旁

再次核对 → 与另一名护士一起再次核对患者床号、姓名、腕带性别、年龄、住院号、病室/门急诊、血型、血液有效期、配血试验结果及保存血的外观

间接输血法输血 →
1.建立静脉通道，按照密闭式静脉输液法建立静脉通道，输入少量生理盐水
2.摇匀血液，以手腕旋转的动作轻轻摇匀血液
3.常规消毒，戴手套，常规消毒储血袋接口处塑料管，将输血器针头从生理盐水瓶上取下，插入储血袋接口处塑料管，缓慢地将储血袋挂于输液架上
4.调节输血速度，根据患者病情调节输血速度
5.加强巡视，密切观察有无输血反应，并询问患者有无不适
6.拔针，血液输完后，再次滴入少量生理盐水，按照静脉输液法拔针

操作后核对 → 核对患者床号、姓名、腕带性别、年龄、住院号、病室/门急诊、血型、血液有效期、配血试验结果及保存血的外观

操作后处理 →
1.协助患者取舒适卧位，整理床单位，整理用物
2.输血袋及输血器的处理：将输血器针头剪下置入锐器盒内，将输血管道置入医疗垃圾桶内，将输血袋送至输血科保留24小时
3.将呼叫器置于易取处，向患者或家属交代注意事项
4.洗手，记录

间接输血法

项目六十一　直接输血法

直接输血法(direct transfusion)是指对于无库存血而又急需输血的患者以及婴幼儿少量输血时,将供血者的血液抽出后立即输送给患者的方法。

(一)案例导入

患者,男,42 岁,因"车祸致全身多处外伤伴昏迷 4 小时"入院。急诊查体：T 37.2 ℃,P 102 次/分,R 24 次/分,BP 72/50 mmHg,Rh 阴性 O 型血。遵医嘱需输入血浆 400 mL、红细胞 400 mL。因患者血型特殊,库存血不足,需紧急采集供血者血液输给患者。

(二)实验目的

1.补充血容量,改善血液循环,保障人体重要脏器的血液供应。

2.补充红细胞,纠正贫血,提高血液携氧能力,改善机体缺氧状况。

3.供给血小板和各种凝血因子,改善凝血功能。

4.输入抗体、补体,增强机体免疫力。

5.增加白蛋白,维持胶体渗透压,减轻组织液渗出和水肿,纠正低蛋白血症。

(三)操作流程

操作流程	要点及说明
1.**核对医嘱**　护士接到医嘱,经双人核对准确无误后方可执行	确认患者(至少两种方法核对),避免差错
2.**评估并解释**	
(1)评估患者的病情、治疗情况;核对血型、交叉配血试验、输血史、过敏史	判断输血依据是否充分
(2)观察穿刺部位皮肤、血管情况	根据年龄、病情、输血量等因素选择静脉,避开皮肤发红、硬结、皮疹及破损处
(3)做好供血者的解释,以取得合作	
3.**操作前准备**	
(1)**环境准备**:病室安静、整洁,温湿度适宜	
(2)**护士准备**:着装整洁,洗手,戴口罩,修剪指甲	

续表

操作流程	要点及说明
(3)**患者准备**：了解输血的目的、方法、注意事项及配合要点；排空大小便，取舒适卧位；做血型鉴定和交叉配血试验；签署知情同意书	医生填写输血申请书，护士分别抽取患者和供血者的血标本，及时送血库做血型鉴定、交叉配血试验和感染指标的检查
(4)**用物准备**：50 mL 注射器及针头数个(根据输血量多少而定)、3.8%枸橼酸钠溶液、血压计袖带、治疗盘等	
4.携用物至床旁　护士备齐用物携至患者床旁	
5.再次核对　与另一名护士一起再次核对患者床号、姓名、腕带性别、年龄、住院号、病室/门急诊、血型、血液有效期、配血试验结果及保存血的外观	严格执行"三查八对"，避免差错事故的发生
6.直接输血法输血	
(1)**取合适体位**　请患者和供血者分别卧于相邻的两张床上，露出各自受血或供血一侧的肢体	方便操作
(2)**抽取抗凝剂**　用备好的 50 mL 注射器抽取 3.8%枸橼酸钠溶液 5 mL	严格无菌操作，避免抽出的血液凝固
(3)**抽、输血液**： ①将血压计袖带缠于供血者上臂并充气，使静脉充盈，压力维持在 100 mmHg 左右 ②选择静脉，一般选择粗大静脉，如肘正中静脉，常规消毒皮肤 ③用加入抗凝剂的注射器抽取供血者血液，然后立即行静脉注射，将抽出的血液输给患者 ④连续抽血时，不必拔出针头，只需更换注射器	三人配合：一人抽血、一人传递、一人输注 抽血和推注速度不宜过快，并随时观察患者和供血者反应
7.操作后处理	
(1)输血完毕，拔出针头，用无菌纱布块按压穿刺点至无出血	
(2)协助患者取舒适卧位，整理床单位，整理用物	使患者舒适
(3)将呼叫器置于易取处，向患者或家属交代注意事项	告知患者如有不适，及时使用呼叫器通知护士
(4)洗手，记录	记录输血时间、种类、血型、患者全身及局部情况、有无输血反应

（四）操作流程图

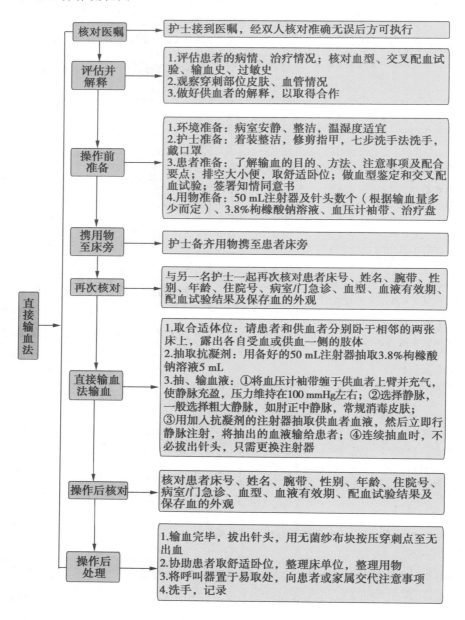

核对医嘱 → 护士接到医嘱，经双人核对准确无误后方可执行

评估并解释 →
1. 评估患者的病情、治疗情况；核对血型、交叉配血试验、输血史、过敏史
2. 观察穿刺部位皮肤、血管情况
3. 做好供血者的解释，以取得合作

操作前准备 →
1. 环境准备：病室安静、整洁，温湿度适宜
2. 护士准备：着装整洁，修剪指甲，七步洗手法洗手，戴口罩
3. 患者准备：了解输血的目的、方法、注意事项及配合要点；排空大小便，取舒适卧位；做血型鉴定和交叉配血试验；签署知情同意书
4. 用物准备：50 mL注射器及针头数个（根据输血量多少而定）、3.8%枸橼酸钠溶液、血压计袖带、治疗盘

携用物至床旁 → 护士备齐用物携至患者床旁

再次核对 → 与另一名护士一起再次核对患者床号、姓名、腕带、性别、年龄、住院号、病室/门急诊、血型、血液有效期、配血试验结果及保存血的外观

直接输血法输血 →
1. 取合适体位：请患者和供血者分别卧于相邻的两张床上，露出各自受血或供血一侧的肢体
2. 抽取抗凝剂：用备好的50 mL注射器抽取3.8%枸橼酸钠溶液5 mL
3. 抽、输血液：①将血压计袖带缠于供血者上臂并充气，使静脉充盈，压力维持在100 mmHg左右；②选择静脉，一般选择粗大静脉，如肘正中静脉，常规消毒皮肤；③用加入抗凝剂的注射器抽取供血者血液，然后立即行静脉注射，将抽出的血液输给患者；④连续抽血时，不必拔出针头，只需更换注射器

操作后核对 → 核对患者床号、姓名、腕带、性别、年龄、住院号、病室/门急诊、血型、血液有效期、配血试验结果及保存血的外观

操作后处理 →
1. 输血完毕，拔出针头，用无菌纱布块按压穿刺点至无出血
2. 协助患者取舒适卧位，整理床单位，整理用物
3. 将呼叫器置于易取处，向患者或家属交代注意事项
4. 洗手，记录

直接输血法

✐ **重要小提示**

1.患者和供血者分别卧于相邻的两张床上,方便操作。

2.严格执行查对制度,避免差错事故。

3.备好的注射器加入抗凝剂,避免抽出的血液凝固。

4.一般选择粗大静脉,如肘正中静脉。

5.抽血和推注速度不可过快,并注意观察患者和供血者反应。

6.连续抽血时,不必拔出针头,只需更换注射器。

第九章 常用标本采集

☞ **学习目标**

【知识目标】掌握血标本、尿标本、粪便标本、痰标本、咽拭子标本采集的目的及注意事项。

【能力目标】能够按照操作步骤正确采集血标本、尿标本、粪便标本、痰标本、咽拭子标本。

【情感与思政目标】学生小组合作完成实验项目，培养学生合作探究的精神，引导学生养成精益求精、一丝不苟的工作态度。

标本采集（specimens collection）是指根据检验项目的要求采集患者的血液、体液（如胸腔积液、腹水）、排泄物（如尿、粪便）、分泌物（如痰、鼻咽部分泌物）、呕吐物和脱落细胞等标本，通过物理、化学或生物学的实验室检查技术和方法进行检验，作为疾病的判断、治疗、预防以及药物监测、健康状况评估等的重要依据。

第一节 血标本采集

血液是由血浆和血细胞两部分组成，血液标本是实验室检查中应用最多的标本类型，包括毛细血管采血法、静脉血标本采集法（intravebous blood sampling）、动脉血标本采集法（arterial blood sampling），广泛用于血液一般检查、血液生物化学与免疫学检查、血液病原微生物学检查等。正确采集与处理血液标本是获得准确、可靠检验结果的首要环节。

项目六十二 静脉血标本采集

静脉血标本采集（intravebous blood sampling）是自静脉抽取静脉血标本的方法。静脉血是应用最多的血液标本，经静脉穿刺术取得。成人首选的采血部位是肘部静脉、腕部或踝部等处的静脉。幼儿一般选择在颈外静脉采血。

（一）案例导入

患者，男，18岁，因发热、咳嗽、胸痛2天入院。2天前淋雨后寒战、发热，伴咳嗽、咳铁锈色痰，胸痛。为了明确诊断需要采集血标本，进行血常规检查。

（二）操作目的

1.全血标本：指的是抗凝血标本，主要用于临床血液学检查，例如血细胞计数和分类、形态学检查等。

2.血浆标本：抗凝血经离心所得上清液称为血浆，血浆里含有凝血因子Ⅰ，适合于内分泌激素、血栓和止血检测等。

3.血清标本：不加抗凝剂的血，经离心所得上清液称为血清。血清里不含有凝血因子Ⅰ，多适合于临床化学和免疫学的检测，如测定肝功能、血清酶、脂类、电解质等。

4.血培养标本：多适合于培养检测血液中的病原菌。

（三）操作流程

操作流程	要点及说明
1.核对医嘱　护士接到医嘱，经双人核对准确无误后方可执行	
2.评估并解释	
(1)患者的病情、治疗情况、意识状态、肢体活动能力，对血标本采集的了解、认知程度及合作程度；有无情绪变化如检验前紧张、焦虑等，有无饮食、运动、吸烟、药物以及饮酒、茶或咖啡等	
(2)静脉充盈度及管壁弹性，穿刺部位的皮肤状况如有无水肿、结节、瘢痕、伤口等；需做的检查项目、采血量及是否需要特殊准备	
(3)向患者及家属解释静脉血标本采集的目的、方法、临床意义、注意事项及配合要点	消除患者的疑虑和不安全感，缓解紧张情绪，取得合作
3.操作前准备	
(1)**环境准备**：病室整洁、无异味、安静、光线适宜	为保护患者隐私，酌情关闭门窗，拉上围帘或用屏风遮挡，请无关人员回避
(2)**护士准备**：着装整洁，修剪指甲，洗手，戴口罩	
(3)**患者准备**：了解静脉血标本采集的目的、方法、注意事项及配合要点；取舒适体位，暴露注射部位	

续表

操作流程	要点及说明
(4)用物准备: 治疗车上层:注射盘、一次性注射器(规格视血量而定)、标本容器(试管、密封瓶)或双向采血针及真空采血管(数量和种类根据需要而定)、止血带、治疗巾、注射用小垫枕、胶布、检验单(标明科室、床号、姓名、标本类型、标本采集时间)、手消毒液、试管架 治疗车下层:生活垃圾桶、医用垃圾桶、锐器回收盒	
4.携用物至床旁 护士备齐用物携至患者床旁	
5.再次核对 再次核对患者的姓名、床号、腕带	确认患者,避免差错
6.选择适当容器 根据检验目的选择适当容器,检查容器是否完好,并在容器外贴上标签,注明科室、床号、姓名、住院号、检验目的及送检日期	根据不同的检验目的计算所需的采血量,检查用物的有效期
7.选择静脉 选择合适的静脉,在穿刺部位肢体下放置小枕、治疗巾、止血带	嘱患者握拳,使静脉充盈
8.消毒皮肤 用碘伏消毒皮肤,在穿刺部位上方4～7 cm 处扎止血带,嘱患者握紧拳头,使血管充盈暴露	
9.二次核对	操作中查对
10.采血	
真空采血法	
(1)穿刺:取下真空采血针护套,手持采血针,按静脉注射法行静脉穿刺	
(2)采血:见回血,将采血针另一端拔掉护套,然后刺入真空管;松止血带,采血至需要量,嘱患者松拳	当血液流入采血管时,即可松开止血带,止血带使用时间不超过1分钟,如需多管采血,可再接入所需真空管
(3)拔针、按压:抽血毕,迅速拔出针头,按压局部1～2分钟,勿揉	采血结束,先拔真空管,后自患者肘部拔去针头,止血
注射器采血法	
(1)穿刺、抽血:持一次性注射器或头皮针按静脉注射法行静脉穿刺,见回血后松止血带,抽取所需血量	穿刺时一旦出现局部血肿,立即拔出针头,按压局部,另选其他静脉重新穿刺

续表

操作流程	要点及说明
(2)**两松一拔一按压**:抽血毕,松止血带,嘱患者松拳,迅速拔出针头,按压局部	防止皮下出血或淤血;凝血功能障碍患者拔针后按压时间延长
(3)**标本采集**:将血液沿着试管壁缓缓注入标本容器	同时抽取不同种类的血标本,应先将血液注入血培养瓶,然后注入抗凝管,最后注入干燥试管
①**血培养标本**:先除去密封瓶铝盖中心部分,常规消毒瓶塞,更换针头后将血液注入瓶内,轻轻摇匀	标本应在使用抗生素前采集,如已使用应在检验单上注明;一般血培养取血 5 mL,对亚急性细菌性心内膜炎患者,为提高培养阳性率,采血 10～15 mL
②**全血标本**:取下针头,将血液沿管壁缓慢注入盛有抗凝剂的试管内,轻轻摇动,使血液与抗凝剂充分混匀	勿将泡沫注入;防止血液凝固
③**血清标本**:取下针头,将血液沿管壁缓慢注入干燥试管内	防溶血,勿将泡沫注入,避免震荡,以免细胞破裂溶血
11.**操作后处理**	
(1)协助患者取舒适卧位,整理床单位,整理用物(符合预防院内感染的要求)	
(2)再次核对患者信息,向患者交代注意事项,确认患者无任何不适后方可离开	操作后查对
(3)洗手,记录	特殊标本注明采集时间
(4)将标本和化验单及时送检	以免影响检查结果

（四）操作流程图

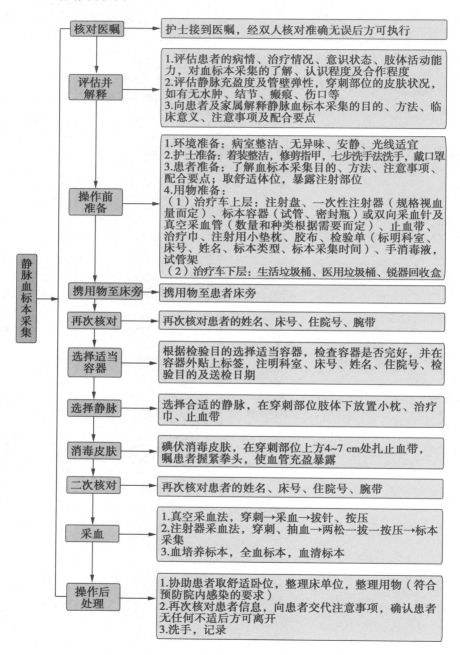

| 静脉血标本采集 | 核对医嘱 | 护士接到医嘱，经双人核对准确无误后方可执行 |

核对医嘱 → 护士接到医嘱，经双人核对准确无误后方可执行

评估并解释 →
1. 评估患者的病情、治疗情况、意识状态、肢体活动能力，对血标本采集的了解、认识程度及合作程度
2. 评估静脉充盈度及管壁弹性，穿刺部位的皮肤状况，如有无水肿、结节、瘢痕、伤口等
3. 向患者及家属解释静脉血标本采集的目的、方法、临床意义、注意事项及配合要点

操作前准备 →
1. 环境准备：病室整洁、无异味、安静、光线适宜
2. 护士准备：着装整洁，修剪指甲，七步洗手法洗手，戴口罩
3. 患者准备：了解血标本采集目的、方法、注意事项、配合要点；取舒适体位，暴露注射部位
4. 用物准备：
（1）治疗车上层：注射盘、一次性注射器（规格视血量而定）、标本容器（试管、密封瓶）或双向采血针及真空采血管（数量和种类根据需要而定）、止血带、治疗巾、注射用小垫枕、胶布、检验单（标明科室、床号、姓名、标本类型、标本采集时间）、手消毒液、试管架
（2）治疗车下层：生活垃圾桶、医用垃圾桶、锐器回收盒

携用物至床旁 → 携用物至患者床旁

再次核对 → 再次核对患者的姓名、床号、住院号、腕带

选择适当容器 → 根据检验目的选择适当容器，检查容器是否完好，并在容器外贴上标签，注明科室、床号、姓名、住院号、检验目的及送检日期

选择静脉 → 选择合适的静脉，在穿刺部位肢体下放置小枕、治疗巾、止血带

消毒皮肤 → 碘伏消毒皮肤，在穿刺部位上方4~7 cm处扎止血带，嘱患者握紧拳头，使血管充盈暴露

二次核对 → 再次核对患者的姓名、床号、住院号、腕带

采血 →
1. 真空采血法，穿刺→采血→拔针、按压
2. 注射器采血法，穿刺、抽血→两松一拔一按压→标本采集
3. 血培养标本，全血标本，血清标本

操作后处理 →
1. 协助患者取舒适卧位，整理床单位，整理用物（符合预防院内感染的要求）
2. 再次核对患者信息，向患者交代注意事项，确认患者无任何不适后方可离开
3. 洗手，记录

重要小提示

1.严格执行查对制度及无菌技术操作原则。

2.采血时间:不同的血液测定项目对血液标本的采集时间有不同的要求,主要有:①空腹采血:血液生化检验一般要求早晨空腹,安静时采血。故指导患者晚餐后禁食,至次日晨采血,空腹12~14小时。理想的采血时间是早晨7:00~8:00,但过度空腹达24小时以上,某些检验会有异常结果,例如血清胆红素可因空腹48小时而增加240%,血糖可因空腹时间过长而减少,甚至表现为低血糖症状。②定时采血:为了解有昼夜节律性变动的指标,应定时采血,即在规定的时间段内采集标本。如口服葡萄糖耐量试验、药物血浓度监测、激素测定等应定时采血。血样采集应在不服药期间进行,如在早晨服药前采集。

3.采血部位:采血要求不同,部位亦不同。

(1)外周血:一般选取左手无名指内侧采血,该部位应无冻疮、炎症、水肿、破损等。如该部位不符合要求,则以其他手指部位代替。对烧伤患者,可选择皮肤完整处采血。检验只需微量全血时,成人从耳垂或指尖取血,婴儿从大脚趾或脚跟取血。

(2)静脉血:成人一般选取肘部静脉,肥胖者可用腕背静脉;婴儿常用颈部静脉、股静脉或前囟静脉窦;刚出生的婴儿可收集脐带血;输液患者采血应避免在输液的同侧上肢或下肢采血(输液患者在不能停输的情况下静脉采血一定要注意远端原则),即在对侧手静脉采血。如同时两只手都在输液,可以于下肢静脉采血,或者在滴注位置的上游采血。

4.采血器械:采血用的注射器、试管必须干燥、清洁。目前多用一次性注射器及真空负压采血管。注射器及针头不宜用酒精消毒。某些检查项目如血氨、铜、锌、淀粉酶测定等,要求其采血器具及标本容器必须经过化学清洁,无菌、干燥。

5.采血操作:采血部位皮肤必须干燥,扎止血带不可过紧、压迫静脉时间不宜过长,以不超过40秒为宜,否则容易引起淤血、静脉扩张,并且影响某些指标的检查结果。注射器采血时避免特别用力抽吸和推注,以免血细胞破裂。当采血不顺利时,切忌在同一处反复穿刺,易导致标本溶血或有小凝块,影响检测结果。采集血培养标本时应注射入厌氧瓶,尽量减少接触空气时间。微量元素测定采集标本的注射器和容器不能含游离金属。真空采血器采血时,多个组合检测项目同时采血时应按下列顺序采血:血培养→无添加剂管→凝血管→枸橼酸钠管→肝素管→EDA 管→草酸盐-氟化钠抗凝管。凡全血标本或需抗凝血的标本，采血后立即上下颠倒 5～10 次混匀，不可用力震荡。做血培养时，血培养瓶如有多种，如同时加做霉菌血液培养时，血液注入顺序：厌氧血液培养瓶→需氧血液培养瓶→霉菌血液培养瓶。

6.加强核对：每一项检验都有一式两份（病房）或一式三份（门诊）的条形码，在采血操作前核对医嘱、检验申请单及条形码，将不干胶条形码揭下来分别贴在检验单上（如为电脑医嘱打印则免）、真空采血管外壁上，另一份条形码留存（门诊患者放于患者手中），通过扫描枪扫描条形码，经检验报告传输系统自动打印检验结果。通过条形码的唯一识别，杜绝差错事故的发生。

7.及时送检：标本采集后应及时送检，以免影响检验结果。

8.用物处置：采集标本所用的材料应安全处置。使用后的采血针、注射器针头等锐器物应当直接放入不能刺穿的利器盒内或毁形器内进行安全处置，禁止对使用后的一次性针头复帽，禁止用手直接接触使用过的针头、刀片等锐器；注射器针筒、棉签等其他医疗废物放入黄色医疗废物袋中，医疗废物和生活垃圾分类收集存放。

项目六十三　动脉血标本采集

动脉血标本采集（arterial blood sampling）主要用于血气分析，以判断患者有无酸碱平衡失调、缺氧、二氧化碳潴留，为诊断与治疗提供依据。多在肱动脉、桡动脉或股动脉处穿刺，采集的血液标本必须与空气隔离，立即送检。

（一）案例导入

患者，男，70 岁，有慢阻肺 15 年，3 天前感冒后病情加重，夜间咳嗽频繁，痰量多。近 1 天来出现失眠，白天嗜睡，有时躁动、烦躁。

查体：T 38.9℃，P 108 次/分，R 26 次/分，患者呈嗜睡状，口唇轻度发绀，桶状胸，双肺叩诊过清音，呼吸音低，颈静脉充盈，肝肋下 3 cm，双下肢水肿。经诊断该患者患有肺源性心脏病，呼吸衰竭。为了进一步诊治需要做动脉血气分析，如何采集血标本？

（二）操作目的

1.采集动脉血进行血液气体分析。

2.判断患者氧合及酸碱平衡情况，为诊断、治疗、用药提供依据。

3.做乳酸和丙酮酸测定等。

（三）操作流程

操作流程	要点及说明
1.核对医嘱　护士接到医嘱,经双人核对准确无误后方可执行	
2.评估并解释	
(1)患者的病情、治疗情况、意识状态、肢体活动能力,对血标本采集的了解、认知程度及合作程度。有无情绪变化如检验前紧张、焦虑等,有无饮食、运动、吸烟、药物以及饮酒、茶或咖啡等	
(2)静脉充盈度及管壁弹性,穿刺部位的皮肤状况如有无水肿、结节、瘢痕、伤口等;需做的检查项目、采血量及是否需要特殊准备	
(3)向患者及家属解释静脉血标本采集的目的、方法、临床意义、注意事项及配合要点	消除患者的疑虑和不安全感,缓解紧张情绪,取得合作
3.操作前准备	
(1)**环境准备**:病室整洁、无异味、安静、光线适宜	为保护患者隐私,酌情关闭门窗,拉上围帘或用屏风遮挡,请无关人员回避
(2)**护士准备**:着装整洁,修剪指甲,洗手,戴口罩	
(3)**患者准备**:了解动脉血标本采集的目的、方法、注意事项、配合要点;取舒适体位,暴露注射部位	
(4)**用物准备**: 治疗车上层:注射盘、检验申请单、标签或条形码、动脉血气针(或 2 mL 一次性注射器及肝素适量、无菌软木塞或橡胶塞)、一次性治疗巾、无菌纱布、弯盘、消毒棉签、消毒液、无菌手套、小沙袋、手消毒液 治疗车下层:生活垃圾桶、医用垃圾桶、锐器回收盒	
4.携用物至床旁　护士备齐用物携至患者床旁	
5.再次核对　再次核对患者的姓名、床号、住院号、腕带	确认患者,避免差错
6.选择适当容器　根据检验目的选择适当容器,检查容器是否完好,并在容器外贴上标签,注明科室、床号、姓名、住院号、检验目的及送检日期	根据不同的检验目的计算所需的采血量,检查用物的有效期

续表

操作流程	要点及说明
7.**选择动脉**　协助患者取舒适的体位,一般选择卧位或坐位,暴露穿刺部位;在穿刺部位肢体下,放置小枕、治疗巾	成年人一般选择桡动脉或股动脉,婴幼儿一般选择桡动脉
8.**消毒皮肤**　用碘伏消毒皮肤至少 8 cm×8 cm	
9.**二次核对**　再次核对患者的姓名、床号、住院号、腕带	操作中查对
10.**采血**　采用一次性注射器采血法	
(1)**冲洗注射器、排气**:用注射器抽取肝素钠 0.5 mL,转动注射器针栓使整个注射器内均匀附着肝素钠,针尖向上推出多余液体和注射器内残留的气泡	严禁注射器内含有气体
(2)**采血**:选择并消毒患者穿刺部位和护士的示指和中指,以两指固定动脉搏动最明显处,持注射器在两指间垂直或与动脉走向呈 40°角刺入动脉。穿刺成功时,血液自动流入注射器内,一手固定穿刺针的方向和深度,一手抽取血液所需要的量	采血过程中保持针头固定;血气分析量一般为 0.5～1 mL
(3)**拔针、按压**:抽拔针后立即将针尖斜面刺入无菌橡皮塞,压穿刺点 5～10 分钟,轻轻转动血气针,使血液与抗凝剂充分混匀	注射器内严禁含有气体,避免所采集的血标本凝固;穿刺部位按压时间较长,直至无出血为止
11.**操作后处理**	
(1)协助患者取舒适卧位,整理床单位,整理用物(符合预防院内感染的要求)	
(2)再次核对信息	操作后查对
(3)洗手,记录	特殊标本注明采集时间
(4)将标本和化验单及时送检	以免影响检查结果

（四）操作流程图

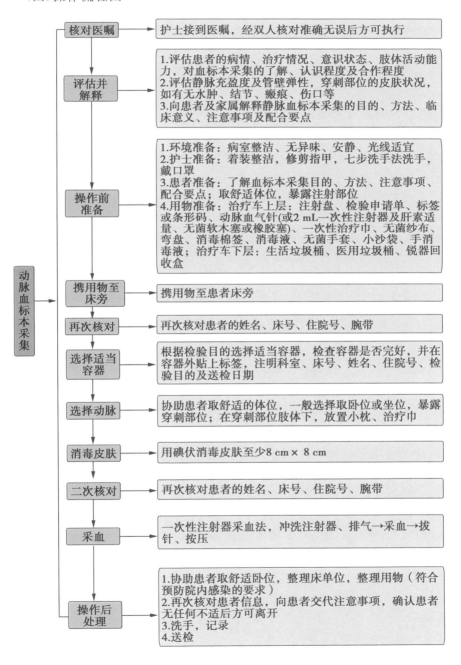

核对医嘱 → 护士接到医嘱，经双人核对准确无误后方可执行

评估并解释 → 1.评估患者的病情、治疗情况、意识状态、肢体活动能力，对血标本采集的了解、认识程度及合作程度
2.评估静脉充盈度及管壁弹性，穿刺部位的皮肤状况，如有无水肿、结节、瘢痕、伤口等
3.向患者及家属解释静脉血标本采集的目的、方法、临床意义、注意事项及配合要点

操作前准备 → 1.环境准备：病室整洁、无异味、安静、光线适宜
2.护士准备：着装整洁，修剪指甲，七步洗手法洗手，戴口罩
3.患者准备：了解血标本采集目的、方法、注意事项、配合要点；取舒适体位，暴露注射部位
4.用物准备：治疗车上层：注射盘、检验申请单、标签或条形码、动脉血气针(或2 mL一次性注射器及肝素适量、无菌软木塞或橡胶塞)、一次性治疗巾、无菌纱布、弯盘、消毒棉签、消毒液、无菌手套、小沙袋、手消毒液；治疗车下层：生活垃圾桶、医用垃圾桶、锐器回收盒

携用物至床旁 → 携用物至患者床旁

再次核对 → 再次核对患者的姓名、床号、住院号、腕带

选择适当容器 → 根据检验目的选择适当容器，检查容器是否完好，并在容器外贴上标签，注明科室、床号、姓名、住院号、检验目的及送检日期

选择动脉 → 协助患者取舒适的体位，一般选择取卧位或坐位，暴露穿刺部位；在穿刺部位肢体下，放置小枕、治疗巾

消毒皮肤 → 用碘伏消毒皮肤至少8 cm×8 cm

二次核对 → 再次核对患者的姓名、床号、住院号、腕带

采血 → 一次性注射器采血法，冲洗注射器、排气→采血→拔针、按压

操作后处理 → 1.协助患者取舒适卧位，整理床单位，整理用物（符合预防院内感染的要求）
2.再次核对患者信息，向患者交代注意事项，确认患者无任何不适后方可离开
3.洗手，记录
4.送检

动脉血标本采集

> ✎ **重要小提示**
>
> 1. 严格执行查对制度和无菌技术操作原则。
>
> 2. 桡动脉穿刺点为前臂掌侧腕关节上 2 cm、动脉搏动明显处。股动脉穿刺点在腹股沟股动脉搏动明显处,穿刺时,患者取仰卧位,下肢伸直略外展外旋,以充分暴露穿刺部位。新生儿宜选择桡动脉穿刺,因股动脉穿刺垂直进针时易伤及髋关节。
>
> 3. 防止气体逸散,采集血气分析样本,抽血时注射器内不能有空泡,抽出后立即密封针头,隔绝空气(因空气中的氧分压高于动脉血,二氧化碳分压低于动脉血);做二氧化碳结合力测定时,盛血标本的容器亦应加塞盖紧,避免血液与空气接触过久,影响检验结果,所以采血后应立即送检。
>
> 4. 拔针后局部用无菌纱布或砂袋加压止血,以免出血或形成血肿,压迫止血至不出血为止。
>
> 5. 若患者饮热水、洗澡、运动,需休息 30 分钟后再行采血,避免影响检查结果。
>
> 6. 合理有效使用条形码,杜绝差错事故的发生。
>
> 7. 有出血倾向者慎用动脉穿刺法采集动脉血标本。

第二节　尿标本采集

项目六十四　尿标本采集

尿液是血液经过肾小球滤过、肾小管重吸收及分泌作用而形成,最终通过泌尿系统排出体外的代谢产物。泌尿系统本身的疾病可引起尿液成分的改变。尿液检验是临床上最常用的检测项目之一,主要用于泌尿生殖系统、肝胆疾病、代谢性疾病及其他系统疾病的诊断和鉴别诊断、治疗监测及健康普查。

尿标本(urine specimen)有以下几种:尿常规标本(如晨尿、随机尿等)、12 小时或 24 小时尿标本及尿培养标本(如清洁尿)。

(一)案例导入

患者,女,26 岁。已婚。寒战、高热、全身酸痛、食欲减退 2 天,尿频、尿急、尿痛、腰痛、肾区叩击痛 1 天。查体:T 39.7℃,P 102 次/分,R 28 次/分,BP 100/70 mmHg。医嘱:采集尿标本。

(二)操作目的

1. 尿常规标本:用于尿液常规检查,检查有无细胞和管型,特别是各种有形成分的检查和尿蛋白、尿糖等项目的测定。

　　2.12 小时或 24 小时尿标本:12 小时尿标本常用于细胞、管型等有形成分计数,如 Ats 计数等。24 小时尿标本适用于体内代谢产物尿液成分定量检查分析,如尿蛋白、糖、肌酐等。

　　3.尿培养标本:主要采集清洁尿标本(如中段尿、导管尿、膀胱穿刺尿等),适用于病原微生物学培养、鉴定和药物敏感试验,协助临床诊断和治疗。

　　(三)操作流程

操作流程	要点及说明
1.**核对医嘱**　护士接到医嘱,经双人核对准确无误后方可执行	
2.**评估并解释**	
(1)患者的病情、治疗情况、意识状态、肢体活动能力,对尿标本采集的了解、认知程度及合作程度。有无情绪变化如检验前紧张、焦虑等,有无饮食、运动、吸烟、药物以及饮酒、茶或咖啡等	
(2)向患者及家属解释尿标本采集的目的、方法、临床意义、注意事项及配合要点	消除患者的疑虑和不安全感,缓解紧张情绪,取得合作
3.**操作前准备**	
(1)**环境准备**:病室整洁、无异味、安静、光线适宜	为保护患者隐私,酌情关闭门窗,拉上围帘或用屏风遮挡,请无关人员回避
(2)**护士准备**:着装整洁,修剪指甲,洗手,戴口罩	
(3)**患者准备**:了解尿标本采集的目的、方法、注意事项及配合要点;取舒适体位	
(4)**用物准备**: 治疗车上层:除检验申请单、标签或条形码、手消毒液以外,根据检验目的的不同,另备: ①尿常规标本:一次性尿常规标本容器、试管 ②12 小时或 24 小时尿标本:集尿瓶(容量 3000～5000 mL),必要时加防腐剂 ③尿培养标本:无菌标本容器、无菌手套、无菌棉球、消毒液、便器或尿壶、屏风、肥皂水或 1∶5000 高锰酸钾水溶液、无菌生理盐水、必要时备导尿包或一次性注射器及无菌棉签 治疗车下层:生活垃圾桶、医用垃圾桶	
4.**携用物至床旁**　护士备齐用物携至患者床旁	

续表

操作流程	要点及说明
5.再次核对 再次核对患者的姓名、床号、住院号、腕带	确认患者,避免差错
6.收集尿标本	
尿常规标本	
(1)能自理的患者,给予标本容器,嘱其将晨起第一次尿留于容器内,除测定尿比重需留 100 mL 以外,其余检验留取 30~50 mL 即可	晨尿在膀胱内停留时间比较长,较准确
(2)行动不便的患者,协助患者在床上使用便器,收集尿液于标本容器中	注意遮挡,保护患者隐私
(3)留置导尿的患者,于集尿袋下方引流孔处打开橡胶塞收集尿液	
12 小时或 24 小时尿标本	
(1)备好与医嘱相对应的标签与容器,注明尿液的起止时间	在规定时间内留取
(2)留取 12 小时尿标本,嘱患者于 7:00pm 排空膀胱后开始留取尿液至次 7:00am 留取最后一次尿液;若留取 24 小时尿标本,嘱患者于 7:00am 排空膀胱后,开始留取尿液,至次晨 7:00am 留取最后一次尿液	7:00am、7:00pm 尿要弃去;尿标本必要时加防腐剂
(3)请患者将尿液先排在便器或尿壶内,然后再倒入集尿瓶内	便于收集尿液
(4)留取最后一次尿液后,将 12 小时或 24 小时的全部尿液盛于集尿瓶内,测总量,记录于检验单上	将尿液充分混匀,取其中所需要的量,放在清洁干燥的容器内送检
尿培养标本	
(1)中段尿留取法:	
①屏风遮挡,协助患者取坐位或平卧位,放好便器 ②护士戴手套,协助(或按要求)对成年男性和女性分别用肥皂水或 1:5000 高锰酸钾水溶液清洗尿道口和外阴部,再用消毒液冲洗尿道口,无菌生理盐水冲去消毒液;然后排尿弃去前段尿液,收集中段尿 5~10 mL 盛于带盖的无菌容器内送检	遮挡患者,保护隐私

续表

操作流程	要点及说明
(2)导尿术留取法:按导尿术要求分别清洁、消毒外阴、尿道口,再按照导尿术引流尿液,见尿后弃去前段尿液,接中段尿 10 mL 于无菌试管中送检	严格执行无菌操作,操作时避免尿液中混入消毒液
(3)留置导尿管术留取法:留置导尿时,用无菌消毒法消毒导尿管外部及导尿管口,用无菌注射器通过导尿管抽吸尿液送检	不可采集尿袋中的尿液
(4)脱手套	符合预防院内感染的要求
(5)清洁外阴部,整理衣物	协助患者取舒适的体位
7.操作后处理	
(1)再次核对化验单、患者、标本	操作后查对
(2)协助患者取舒适卧位,整理衣物、用物,处理用品	
(3)洗手,签字,记录	特殊标本注明采集时间
(4)将标本和化验单及时送检	以免影响检查结果

重要小提示

1.尿液标本必须新鲜,并按要求留取。

2.尿液标本应避免经血、白带、精液、粪便等混入。此外,还应注意避免烟灰、便纸等异物混入。

3.标本留取后,应及时送检,以免细菌繁殖、细胞溶解或被污染等。送检标本时要置于有盖容器内,以免尿液蒸发影响检测结果。

4.常规检查在标本采集后尽快送检,最好不超过 2 小时,如不能及时送检和分析,必须采取保护措施,如冷藏、防腐等。

5.留取尿培养标本时,应严格执行无菌操作,防止标本污染影响检验结果。

（四）操作流程图

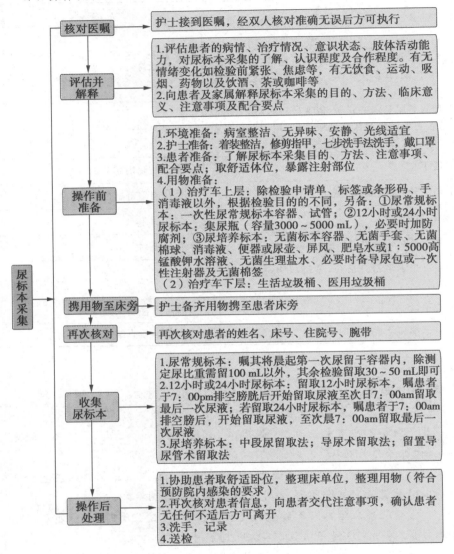

核对医嘱 → 护士接到医嘱，经双人核对准确无误后方可执行

评估并解释 →
1.评估患者的病情、治疗情况、意识状态、肢体活动能力，对尿标本采集的了解、认识程度及合作程度。有无情绪变化如检验前紧张、焦虑等，有无饮食、运动、吸烟、药物以及饮酒、茶或咖啡等
2.向患者及家属解释尿标本采集的目的、方法、临床意义、注意事项及配合要点

操作前准备 →
1.环境准备：病室整洁、无异味、安静、光线适宜
2.护士准备：着装整洁，修剪指甲，七步洗手法洗手，戴口罩
3.患者准备：了解尿标本采集目的、方法、注意事项、配合要点；取舒适体位，暴露注射部位
4.用物准备：
（1）治疗车上层：除检验申请单、标签或条形码、手消毒液以外，根据检验目的的不同，另备：①尿常规标本：一次性尿常规标本容器、试管；②12小时或24小时尿标本：集尿瓶（容量3000～5000 mL），必要时加防腐剂；③尿培养标本：无菌标本容器、无菌手套、无菌棉球、消毒液、便器或尿壶、屏风、肥皂水或1：5000高锰酸钾水溶液、无菌生理盐水、必要时备导尿包或一次性注射器及无菌棉签
（2）治疗车下层：生活垃圾桶、医用垃圾桶

携用物至床旁 → 护士备齐用物携至患者床旁

再次核对 → 再次核对患者的姓名、床号、住院号、腕带

收集尿标本 →
1.尿常规标本：嘱其将晨起第一次尿留于容器内，除测定尿比重需留100 mL以外，其余检验留取30～50 mL即可
2.12小时或24小时尿标本：留取12小时尿标本，嘱患者于7：00pm排空膀胱后开始留取尿液至次日7：00am留取最后一次尿液；若留取24小时尿标本，嘱患者于7：00am排空膀胱后，开始留取尿液，至次晨7：00am留取最后一次尿液
3.尿培养标本：中段尿留取法；导尿术留取法；留置导尿管术留取法

操作后处理 →
1.协助患者取舒适卧位，整理床单位，整理用物（符合预防院内感染的要求）
2.再次核对患者信息，向患者交代注意事项，确认患者无任何不适后方可离开
3.洗手，记录
4.送检

（左侧纵向标题）尿标本采集

第三节　粪便标本采集

项目六十五　粪便标本采集

食物经消化道的消化作用分解成结构简单的物质被吸收和利用,未被吸收的食物残渣、消化道分泌物、细菌、无机盐、水、黏液和肠道脱落细胞等形成粪便,通过直肠由肛门排出。粪便检查的主要目是了解消化系统有无炎症、出血、寄生虫感染及恶性肿瘤等疾患,也可间接了解消化道、胰腺、肝胆的功能,以及肠道菌群是否合理、有无致病菌,以协助诊断肠道传染病。粪便标本(feces specimen)分四种:常规标本、细菌培养标本、隐血标本和寄生虫及虫卵标本。

(一)案例导入

患者,男,40 岁,左下腹痛、腹泻 2 天,为脓血便,伴畏寒、发热、全身乏力。体温 39 ℃,白细胞 12.8×10^9/L,遵医嘱留取粪便常规标本。

(二)操作目的

1.常规标本:用于检查粪便的性状、颜色、细胞等。

2.培养标本:用于检查粪便中的致病菌。

3.隐血标本:用于检查粪便内肉眼不能观察见的微量血液。

4.寄生虫及虫卵标本:用于检查粪便中的寄生虫成虫、幼虫及虫卵并计数。

(三)操作流程

操作流程	要点及说明
1.**核对医嘱**　护士接到医嘱,经双人核对准确无误后方可执行	
2.**评估并解释**	
(1)患者的病情、治疗情况、意识状态、肢体活动能力,对粪便标本采集的了解、认知程度及合作程度;有无情绪变化如检验前紧张、焦虑等,有无饮食、运动、吸烟、药物以及饮酒、茶或咖啡等	
(2)向患者及家属解释粪便标本采集的目的、方法、临床意义、注意事项及配合要点	消除患者的疑虑和不安全感,缓解紧张情绪,取得合作
3.**操作前准备**	
(1)**环境准备**:病室整洁、无异味、安静、光线适宜	为保护患者隐私,酌情关闭门窗,拉上围帘或用屏风遮挡,请无关人员回避

续表

操作流程	要点及说明
(2)**护士准备**:着装整洁,修剪指甲,洗手,戴口罩	
(3)**患者准备**:了解粪便标本采集的目的、方法、注意事项及配合要点;取舒适体位,在操作前排空膀胱	
(4)**用物准备**: 治疗车上层:肛拭子、容器、一次性乳胶手套、甘油或生理盐水 治疗车下层:生活垃圾桶、医用垃圾桶	防止发生差错;容器为不透水的一次性器皿
4.**携用物至床旁** 护士备齐用物携至患者床旁	
5.**再次核对** 再次核对患者的姓名、床号、住院号、腕带	确认患者,避免差错
6.**收集粪便标本**	
(1)**自然排便采集法**:自然排便后,留取便标本	避免粪便中混入尿液;取黏液脓血处,量约 5 g
(2)**无法自然排便者**:将肛拭子前端用甘油或生理盐水润滑,插入肛门 4~5 cm(幼儿 2~3 cm)处,轻轻在直肠内旋转,擦取直肠表面黏液后取出,置于容器内	注意遮挡,保护患者隐私
(3)**检查蛲虫卵**:用透明的薄膜纸拭子在深夜 12 时或清晨排便前由肛门口周围拭取粪便	采集粪便是在肛门周围皱襞处,采集后立即送检
(4)**粪便隐血试验**:检查前 3 天内禁食肉类、肝类、血类食物,并禁服铁剂、维生素 C,按要求采集标本	在规定时间内留取
(5)**查寄生虫虫体及做虫卵计数**:查寄生虫虫体及做虫卵计数时,应采集 24 小时粪便	采集的 24 小时粪便混匀后检查
7.**操作后处理**	
(1)再次核对化验单、患者、标本	操作后查对
(2)协助患者取舒适卧位,整理衣物、用物,处理用品(符合预防院内感染的要求)	
(3)洗手,记录	特殊标本注明采集时间
(4)将标本和化验单及时送检	以免影响检查结果

（四）操作流程图

粪便标本采集

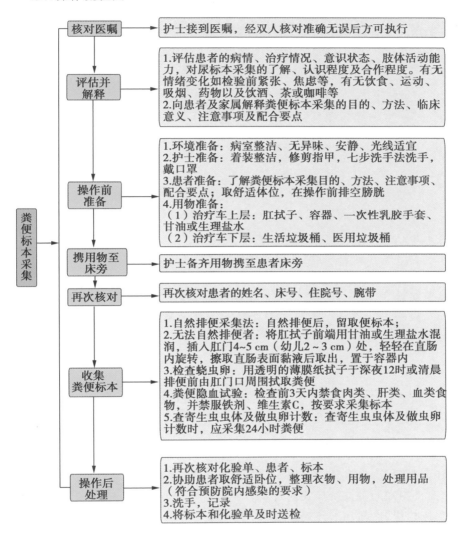

- **核对医嘱** → 护士接到医嘱，经双人核对准确无误后方可执行
- **评估并解释** →
  1.评估患者的病情、治疗情况、意识状态、肢体活动能力，对尿标本采集的了解、认识程度及合作程度。有无情绪变化如检验前紧张、焦虑等，有无饮食、运动、吸烟、药物以及饮酒、茶或咖啡等
  2.向患者及家属解释粪便标本采集的目的、方法、临床意义、注意事项及配合要点
- **操作前准备** →
  1.环境准备：病室整洁、无异味、安静、光线适宜
  2.护士准备：着装整洁，修剪指甲，七步洗手法洗手，戴口罩
  3.患者准备：了解粪便标本采集目的、方法、注意事项、配合要点；取舒适体位，在操作前排空膀胱
  4.用物准备：
  （1）治疗车上层：肛拭子、容器、一次性乳胶手套、甘油或生理盐水
  （2）治疗车下层：生活垃圾桶、医用垃圾桶
- **携用物至床旁** → 护士备齐用物携至患者床旁
- **再次核对** → 再次核对患者的姓名、床号、住院号、腕带
- **收集粪便标本** →
  1.自然排便采集法：自然排便后，留取便标本；
  2.无法自然排便者：将肛拭子前端用甘油或生理盐水混润，插入肛门4~5 cm（幼儿2 ~ 3 cm）处，轻轻在直肠内旋转，擦取直肠表面黏液后取出，置于容器内
  3.检查蛲虫卵：用透明的薄膜纸拭子于深夜12时或清晨排便前由肛门口周围拭取粪便
  4.粪便隐血试验：检查前3天内禁食肉类、肝类、血类食物，并禁服铁剂、维生素C，按要求采集标本
  5.查寄生虫虫体及做虫卵计数：查寄生虫虫体及做虫卵计数时，应采集24小时粪便
- **操作后处理** →
  1.再次核对化验单、患者、标本
  2.协助患者取舒适卧位，整理衣物、用物，处理用品（符合预防院内感染的要求）
  3.洗手，记录
  4.将标本和化验单及时送检

重要小提示

1. 盛粪便标本的容器必须有盖,有明显标记。

2. 不应留取尿壶或混有尿液的便盆中的粪便标本。粪便标本中也不可混入植物、泥土、污水等异物。不应从卫生纸或衣裤、纸尿裤等物品上留取标本,不能用棉签有棉絮端挑取标本。

3. 采集寄生虫标本时,如患者服用驱虫药或做血吸虫孵化检查,应取黏液、脓、血部分,如需孵化毛蚴应留取不少于 30 g 的粪便,并尽快送检,必要时留取整份粪便送检。

4. 检查痢疾阿米巴滋养体时,在采集标本前几天,不应给患者服用钡剂、油类或含金属的泻剂,以免金属制剂影响阿米巴虫卵或胞囊的显露。同时应床边留取新排出的粪便,从脓血和稀软部分取材,并立即保温送实验室检查。

5. 采集培养标本时,进行无菌操作并将标本收集于灭菌封口的容器内。若难以获得粪便或排便困难者及幼儿可采取直肠拭子法,即将拭子或无菌棉签前端用无菌甘油或生理盐水湿润,然后插入肛门 4～5 cm(幼儿 2～3 cm),轻轻在直肠内旋转,擦取直肠表面黏液后取出,盛于无菌试管中或保存液中送检。

第四节　痰标本采集

项目六十六　痰标本采集

痰液是气管、支气管和肺泡所产生的分泌物,当呼吸道黏膜感染时,痰量也增多,而且不同的感染所导致的痰液会发生不同的变化。正确的痰液标本采集是为临床检查、诊断和治疗提供依据。

临床上常用的痰液标本(sputum specimen)检查分为常规痰标本、痰培养标本、24 小时痰标本三种。

(一)案例导入

患者,男,29 岁。3 天前淋雨受凉后突发寒战、高热、咳嗽、咳铁锈色痰,痰液黏稠。伴有右侧胸痛,憋喘,并出现疲乏、头痛、全身肌肉酸痛,既往无特殊病史。查体:T 39.6 ℃,P 110 次/分,R 26 次/分,BP 105/60 mmHg,呼吸急促,腹软,肝脾未触及,医嘱:留取痰培养标本。

（二）操作目的

1.常规痰标本:检查痰液中的细菌、虫卵或癌细胞等。

2.痰培养标本:检查痰液中的致病菌,为选择抗生素提供依据。

3.24 小时痰标本:检查 24 小时的痰量,并观察痰液的性状,协助诊断或做浓集结核杆菌检查。

（三）操作流程

操作流程	要点及说明
1.核对医嘱 护士接到医嘱,经双人核对准确无误后方可执行	
2.评估并解释	
(1)患者的病情、治疗情况、意识状态、肢体活动能力,对痰标本采集的了解、认知程度及合作程度;有无情绪变化如检验前紧张、焦虑等,有无饮食、运动、吸烟、药物以及饮酒、茶或咖啡等	
(2)向患者及家属解释痰标本采集的目的、方法、临床意义、注意事项及配合要点	消除患者的疑虑和不安全感,缓解紧张情绪,取得合作
3.操作前准备	
(1)**环境准备**:病室整洁、无异味、安静、光线适宜	为保护患者隐私,酌情关闭门窗,拉上围帘或用屏风遮挡,请无关人员回避
(2)**护士准备**:着装整洁,修剪指甲,洗手,戴口罩	
(3)**患者准备**:了解痰液标本采集的目的、方法、注意事项、配合要点;漱口	
(4)**用物准备:** 治疗车上层:除检验申请单、标签或条形码、医用手套、手消毒液、生活垃圾桶、医用垃圾桶以外,根据检验目的的不同,另备: ①常规痰标本:集痰器 ②痰培养标本:无菌痰盒、漱口溶液(朵贝液、冷开水) ③24 小时痰标本:广口大容量痰盒、防腐剂(如苯酚) ④无力咳痰者或不合作者:吸痰用物(吸引器、吸痰管),压舌板,一次性手套。如收集痰培养标本需备无菌用物 治疗车下层:生活垃圾桶、医用垃圾桶	防止发生差错;备好与医嘱相对应的标签与容器;容器为不透水的一次性器皿
4.携用物至床旁 护士备齐用物携至患者床旁	

续表

操作流程	要点及说明
5. 再次核对 再次核对患者的姓名、床号、住院号、腕带	确认患者,避免差错
6. 收集痰标本	
常规标本	
(1)**自行咳痰采集法**:晨痰为佳,用冷开水漱口,深吸气后用力咳出呼吸道深部痰液,标本量不少于 1 mL,痰量少或无痰患者可采用 10%盐水加温至 45 ℃左右雾化吸入后,将痰液咳出	避免痰液中混入口腔内唾液
(2)**难于自行咳嗽、不合作或人工辅肋呼吸患者的痰液采集法**:患者取适当卧位,先叩击患者背部,然后将集痰器与吸引器连接,抽吸痰液 2～5 mL 于集痰器内	操作者需戴手套,注意自我防护
(3)**痰采集法**:在广口集痰瓶内加少量清水。于患者起床后进食前漱口后留取的第一口痰开始,至次日晨进食前漱口后最后一口痰结束,全部痰液留入集痰瓶内,记录痰标本总量、外观和性状	在规定时间内留取
痰培养标本	
(1)**自然咳法**: ①晨痰最佳:先用朵贝氏液,再用冷开水洗漱、清洁口腔和牙齿;②深吸气后再用力咳出呼吸道深部的痰液置于无菌容器中,量不得少于 1 mL;③痰咳出困难时可先雾化吸入生理盐水,再咳出痰液于无菌容器中	先用朵贝氏液漱口,之后再用清水漱口,注意无菌操作,防止污染
(2)**小儿取法**:用弯压舌板向后压舌,将无菌拭子探入咽部,小儿因压舌板刺激引起咳嗽,喷出的肺或气管分泌物粘在拭子上即可送检	采集量要适宜 注意无菌操作
7. 操作后处理	
(1)再次核对化验单、患者、标本	操作后查对
(2)协助患者取舒适卧位,整理衣物、用物,处理用品(符合预防院内感染的要求)	
(3)洗手,记录	特殊标本注明采集时间
(4)将标本和化验单及时送检	以免影响检查结果

（四）操作流程图

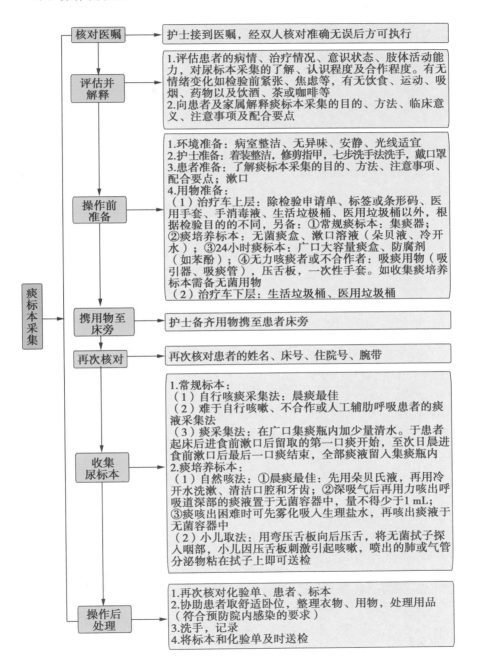

重要小提示

1. 收集痰液时间宜选择在清晨,因此时痰量较多,痰内细菌也较多,可提高阳性率。

2. 勿将漱口水、口腔、鼻咽分泌物(如唾液、鼻涕)等混入痰液中。

3. 如查癌细胞,应用 10% 甲醛溶液或 95% 乙醇溶液固定痰液后立即送检。

4. 做 24 小时痰量和分层检查时,应嘱患者将痰吐在无色广口大玻璃瓶内,加少许防腐剂(如苯酚)防腐。

5. 留取痰培养标本时,应用朵贝氏液及冷开水漱口数次,尽量排除口腔内大量杂菌。

第五节　咽拭子标本采集

项目六十七　咽拭子标本采集

正常人咽峡部的口腔正常菌群是不致病的,但在机体抵抗力下降和其他外界因素共同作用下,出现感染而导致疾病发生。因此,咽拭子(throat swab)细菌培养能分离出致病菌,有助于白喉化性扁桃体炎、急性咽喉炎等的诊断。

(一)案例导入

患者,男,17 岁,因受凉后出现咽痛明显,畏寒、发热,体温 39 ℃,伴头痛、乏力及全身肌肉酸痛。咽部充血,扁桃体肿大,表面有脓性分泌物,颌下淋巴结肿大及触痛。

请思考:该患者扁桃体肿大,表面有脓性分泌物,为了明确诊断,需要进一步做何种检查?

(二)操作目的

从咽部及扁桃体采取分泌物作细菌培养并病毒分离,以协助诊断。

(三)操作流程

操作流程	要点及说明
1. 核对医嘱　护士接到医嘱,经双人核对准确无误后方可执行	
2. 评估并解释	

续表

操作流程	要点及说明
(1)患者的病情、治疗情况、意识状态、肢体活动能力,对咽拭子标本采集的了解、认知程度及合作程度;有无情绪变化如检验前紧张、焦虑等,有无饮食、运动、吸烟、药物以及饮酒、茶或咖啡等	
(2)向患者及家属解释咽拭子标本采集的目的、方法、临床意义、注意事项及配合要点	消除患者的疑虑和不安全感,缓解紧张情绪,取得合作
3.操作前准备	
(1)**环境准备**:病室整洁、无异味、安静、光线适宜	为保护患者隐私,酌情关闭门窗,拉上围帘或用屏风遮挡,请无关人员回避
(2)**护士准备**:着装整洁,修剪指甲,洗手,戴口罩	
(3)**患者准备**:了解咽拭子标本采集的目的、方法、注意事项、配合要点;取舒适体位,愿意配合,进食 2 小时后再留取标本	
(4)**用物准备**: 治疗车上层:无菌咽拭子培养试管、酒精灯、火柴、无菌生理盐水、压舌板、手电筒、检验申请单、标签或条形码、手消毒液 治疗车下层:生活垃圾桶、医用垃圾桶	防止发生差错;备好与医嘱相对应的标签与容器;容器为不透水的一次性器皿
4.携用物至床旁 护士备齐用物携至患者床旁	
5.再次核对 再次核对患者的姓名、床号、住院号、腕带	确认患者,避免差错
6.收集咽拭子标本 患者用清水漱口,取出无菌拭子蘸取少量无菌生理盐水,嘱患者张口发"啊",迅速擦拭患者口腔两侧腭弓、咽、扁桃体上分泌物,迅速把咽拭子插入无菌试管内塞紧	避免咽拭子触及其他部位;防止标本污染
7.操作后处理	
(1)再次核对化验单、患者、标本	操作后查对
(2)协助患者取舒适卧位,整理衣物、用物,处理用品(符合预防院内感染的要求)	
(3)洗手,记录	特殊标本注明采集时间
(4)将标本和化验单及时送检	以免影响检查结果

（四）操作流程图

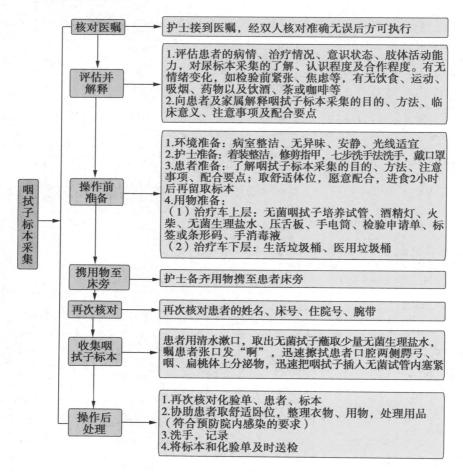

咽拭子标本采集

核对医嘱 → 护士接到医嘱，经双人核对准确无误后方可执行

评估并解释 → 1.评估患者的病情、治疗情况、意识状态、肢体活动能力，对尿标本采集的了解、认识程度及合作程度。有无情绪变化，如检验前紧张、焦虑等，有无饮食、运动、吸烟、药物以及饮酒、茶或咖啡等
2.向患者及家属解释咽拭子标本采集的目的、方法、临床意义、注意事项及配合要点

操作前准备 → 1.环境准备：病室整洁、无异味、安静、光线适宜
2.护士准备：着装整洁，修剪指甲，七步洗手法洗手，戴口罩
3.患者准备：了解咽拭子标本采集的目的、方法、注意事项、配合要点；取舒适体位，愿意配合，进食2小时后再留取标本
4.用物准备：
（1）治疗车上层：无菌咽拭子培养试管、酒精灯、火柴、无菌生理盐水、压舌板、手电筒、检验申请单、标签或条形码、手消毒液
（2）治疗车下层：生活垃圾桶、医用垃圾桶

携用物至床旁 → 护士备齐用物携至患者床旁

再次核对 → 再次核对患者的姓名、床号、住院号、腕带

收集咽拭子标本 → 患者用清水漱口，取出无菌拭子蘸取少量无菌生理盐水，嘱患者张口发"啊"，迅速擦拭患者口腔两侧腭弓、咽、扁桃体上分泌物，迅速把咽拭子插入无菌试管内塞紧

操作后处理 → 1.再次核对化验单、患者、标本
2.协助患者取舒适卧位，整理衣物、用物，处理用品（符合预防院内感染的要求）
3.洗手，记录
4.将标本和化验单及时送检

重要小提示

1.最好在应用抗生素之前采集标本。

2.避免交叉感染。

3.做真菌培养时，须在口腔溃疡面上采集分泌物，避免接触正常组织。先用一个拭子揩去溃疡或创面浅表分泌物，第二个拭子采集溃疡边缘或底部分泌物。

4.注意无菌长棉签不要触及其他部位，防止污染标本，影响检验结果。

5.避免在进食后2小时内留取标本，以防呕吐。

第十章　急救技术

第一节　气道管理

项目六十八　氧气疗法

氧气疗法(oxygenic therapy)指通过给氧，提高动脉血氧分压(PaO_2)和动脉血氧饱和度(SaO_2)，增加动脉血氧含量(CaO_2)，纠正各种原因造成的缺氧状态，促进组织的新陈代谢，维持生命活动的一种治疗方法。

（一）案例导入

患者，女，76岁，因"受凉出现咳嗽咳痰伴气喘"入院治疗。既往有慢性支气管炎病史20年，平车推入病房，神志清，精神萎，咳嗽，咳白黏痰，能自行咳出；测 T 37.2 ℃，P 80次/分，BP 145/90 mmHg，查血气分析示 PaO_2 55 mmHg，$PaCO_2$ 37 mmHg，遵医嘱给予吸氧。

（二）操作目的

1.纠正各种原因造成的缺氧状态，动脉血氧分压(PaO_2)和动脉血氧饱和度(SaO_2)，增加动脉血氧含量(CaO_2)。

2.促进新陈代谢，维持机体生命活动。

（三）操作流程

氧气筒给氧法

操作流程	要点及说明
1.核对医嘱 护士接到医嘱,经双人核对准确无误后方可执行	确认患者(至少两种方法核对),避免差错
2.评估并解释	
(1)评估患者的病情、意识、呼吸状况、合作程度及缺氧程度	
(2)评估鼻腔状况:有无鼻息肉、鼻中隔偏曲或分泌物阻塞等	
(3)向患者及家属解释氧气疗法的目的、方法、注意事项及配合要点	
3.操作前准备	
(1)**环境准备**:病室安静、整洁,温湿度适宜,无对流风直吹患者;酌情关闭门窗	病房内无明火、无易燃品,氧气装置距火源 5 m,距暖气片 1 m
(2)**护士准备**:着装整洁,修剪指甲,七步洗手法洗手,戴口罩	
(3)**患者准备**:了解吸氧的目的、方法、注意事项及配合要点;体位舒适,情绪稳定,愿意配合	
(4)**用物准备**: 治疗车上层:治疗卡,治疗盘内放治疗碗 2 个,(一个碗内放凉开水,另一个碗内放纱布、一次性吸氧管 2 根),胶布,棉签,弯盘,氧气表,湿化瓶内放 1/3 或 1/2 蒸馏水,扳手,记录卡,笔,氧气筒,四防牌,手消毒剂 治疗车下层:医用垃圾桶、生活垃圾桶	用物准备齐全,无菌物品均在有效期内,摆放合理
4.携用物至床旁 护士备齐用物携至患者床旁	挂四防牌,查看氧气筒标识
5.再次核对 核对患者的姓名、床号、腕带	操作前查对:根据医嘱严格执行查对制度,避免差错事故发生
6.清洁鼻孔 用湿棉签检查并清洁双侧鼻孔	患者鼻黏膜无破损、鼻中隔无偏曲
7.吹尘 打开氧气筒总开关,冲气门灰尘后关闭	用扳手旋紧,流量表安装正直
8.安装 安装氧气表,用扳手旋紧;安装流量表,连接滤芯和湿化瓶,保持流量表开关关闭状态	

续表

操作流程	要点及说明
9.调节氧流量 打开氧气筒总开关,开流量表开关,根据医嘱正确调节氧流量,将鼻氧管与湿化瓶的出口相连接	根据病情遵医嘱调节氧流量;轻度缺氧 1～2 L/min;中度缺氧 2～4 L/min;重度缺氧 4～6 L/min;小儿 1～2 L/min
10.检查通畅 将鼻氧管前端放入冷开水中湿润,并检查鼻导管是否通畅,有无漏气	湿润鼻氧管可用生理盐水或冷开水等
11.插管 用纱布擦干氧气管末端的水分,插入鼻腔并固定洗手	动作轻柔,观察患者有无呛咳
12.固定 将导管环绕患者耳部向下放置并调节松紧度	注意松紧适宜,使患者舒适
13.记录 记录用氧时间及氧流量,患者用氧效果,签名	用氧过程中密切观察缺氧改善情况:呼吸、面色、神情、甲床等
14.交代注意事项	
(1)整理床单位和用物,安置患者于舒适体位	
(2)向患者交代注意事项	家属和患者禁止在室内吸烟,勿自行调节氧流量,勿随意拔出输氧管,如有不适按呼叫铃
15.停用氧气	
(1)医嘱已核对,携带用物至床旁,查对床号、姓名、腕带	
(2)取下鼻导管,擦净鼻部,关氧气筒总开关,关流量表开关	
(3)开流量开关,放余气,关流量开关,取下湿化瓶及流量表,记录	记录停止用氧时间,撤吸氧管放入弯盘
(4)卸表,撤四防牌	爱护体贴患者
16.操作后处理	
(1)协助患者取舒适体位,整理床单位,整理用物	一次性用物消毒后集中处理;氧气筒上悬挂空或者满的标识
(2)洗手,记录	记录用氧时间及效果

中心供氧法

操作流程	要点及说明
1.核对医嘱 护士接到医嘱,经双人核对准确无误后方可执行	确认患者(至少两种方法核对),避免差错
2.评估并解释	
(1)评估患者的病情、意识、呼吸状况、合作程度及缺氧程度	
(2)评估鼻腔状况:有无鼻息肉、鼻中隔偏曲或分泌物阻塞等	
(3)向患者及家属解释氧气疗法的目的、方法、注意事项及配合要点	
3.操作前准备	
(1)**环境准备**:病室安静、整洁,温湿度适宜,无对流风直吹患者;酌情关闭门窗,必要时用床帘或围帘遮挡患者	病房内无明火、无易燃品、氧气装置距火源 5 m、距暖气片 1 m
(2)**护士准备**:着装整洁,修剪指甲,七步洗手法洗手,戴口罩	
(3)**用物准备**: 治疗车上层:治疗盘内放治疗碗 1 个,碗内盛凉开水签、消毒纱布 2 块、弯盘、氧气装置 1 套、吸氧管 2 根、四防牌、笔、记录卡、手消毒剂 治疗车下层:医用垃圾桶、生活垃圾桶	用物准备齐全,无菌物品均在有效期内,摆放合理
4.携用物至床旁 护士备齐用物携至患者床旁	挂四防牌、查看氧气筒标识
5.核对 核对患者的姓名、床号、住院号、腕带	操作前查对:根据医嘱严格执行查对制度,避免差错事故发生
6.清洁鼻孔 用湿棉签检查并清洁双侧鼻孔	患者鼻黏膜无破损、鼻中隔无偏曲
7.除尘 用一根干棉签清理中心供氧装置孔的灰尘	
8.安装 安装氧气表;安装流量表,连接滤芯和湿化瓶,流量表开关保持关闭状态	
9.调节氧流量 开流量表开关,根据医嘱正确调节氧流量,将鼻氧管与湿化瓶的出口相连接	根据病情遵医嘱调节氧流量
10.检查通畅 将鼻氧管前端放入冷开水中湿润,并检查鼻氧管是否通畅,有无漏气	湿润鼻氧管可用生理盐水或冷开水等

续表

操作流程	要点及说明
11.插管 用纱布擦干氧气管末端的水分,插入鼻腔并固定洗手	动作轻柔,观察患者有无呛咳
12.固定 将导管环绕患者耳部向下放置并调节松紧度	注意松紧适宜,使患者舒适
13.记录 记录用氧时间及氧流量,患者用氧效果,签名	用氧过程中密切观察缺氧改善情况:呼吸、面色、神情、甲床等
14.交代注意事项	
(1)整理床单位和用物,安置患者于舒适体位	
(2)向患者交代注意事项	家属和患者禁止在室内吸烟,勿自行调节氧流量,勿随意拔出输氧管,如有不适按呼叫铃
15.停用氧气	
(1)医嘱已核对,携带用物至床旁,查对床号、姓名、腕带	
(2)右手戴手套取下鼻导管,用纱布擦净患者鼻部,左手关流量表开关,手套翻转将鼻氧管包于手套内	
(3)取下湿化瓶及流量表,记录	记录停止用氧时间,撤吸氧管放入弯盘
(4)卸表	爱护体贴患者
16.操作后处理	
(1)协助患者取舒适体位,整理床单位,整理用物	一次性用物消毒后集中处理,防止交叉感染
(2)洗手,记录	记录用氧时间及效果

（四）操作流程图

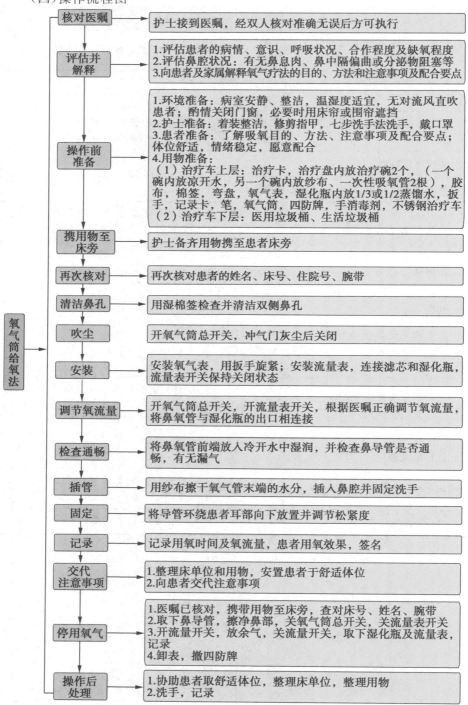

核对医嘱	→	护士接到医嘱，经双人核对准确无误后方可执行
评估并解释	→	1.评估患者的病情、意识、呼吸状况、合作程度及缺氧程度 2.评估鼻腔状况：有无鼻息肉、鼻中隔偏曲或分泌物阻塞等 3.向患者及家属解释氧疗法的目的、方法和注意事项及配合要点
操作前准备	→	1.环境准备：病室安静、整洁，温湿度适宜，无对流风直吹患者；酌情关闭门窗，必要时用床帘或围帘遮挡 2.护士准备：着装整洁，修剪指甲，七步洗手法洗手，戴口罩 3.患者准备：了解吸氧目的、方法、注意事项及配合要点；体位舒适，情绪稳定，愿意配合 4.用物准备： （1）治疗车上层：治疗卡，治疗盘内放治疗碗2个，（一个碗内放凉开水，另一个碗内放纱布、一次性吸氧管2根），胶布，棉签，弯盘，氧气表，湿化瓶内放1/3或1/2蒸馏水，扳手，记录卡，笔，氧气筒，四防牌，手消毒剂，不锈钢治疗车 （2）治疗车下层：医用垃圾桶、生活垃圾桶
携用物至床旁	→	护士备齐用物携至患者床旁
再次核对	→	再次核对患者的姓名、床号、住院号、腕带
清洁鼻孔	→	用湿棉签检查并清洁双侧鼻孔
吹尘	→	开氧气筒总开关，冲气门灰尘后关闭
安装	→	安装氧气表，用扳手旋紧；安装流量表，连接滤芯和湿化瓶，流量表开关保持关闭状态
调节氧流量	→	开氧气筒总开关，开流量表开关，根据医嘱正确调节氧流量，将鼻氧管与湿化瓶的出口相连接
检查通畅	→	将鼻氧管前端放入冷开水中湿润，并检查鼻导管是否通畅，有无漏气
插管	→	用纱布擦干氧气管末端的水分，插入鼻腔并固定洗手
固定	→	将导管环绕患者耳部向下放置并调节松紧度
记录	→	记录用氧时间及氧流量，患者用氧效果，签名
交代注意事项	→	1.整理床单位和用物，安置患者于舒适体位 2.向患者交代注意事项
停用氧气	→	1.医嘱已核对，携带用物至床旁，查对床号、姓名、腕带 2.取下鼻导管，擦净鼻部，关氧气筒总开关，关流量表开关 3.开流量开关，放余气，关流量开关，取下湿化瓶及流量表，记录 4.卸表，撤四防牌
操作后处理	→	1.协助患者取舒适体位，整理床单位，整理用物 2.洗手，记录

氧气筒给氧法

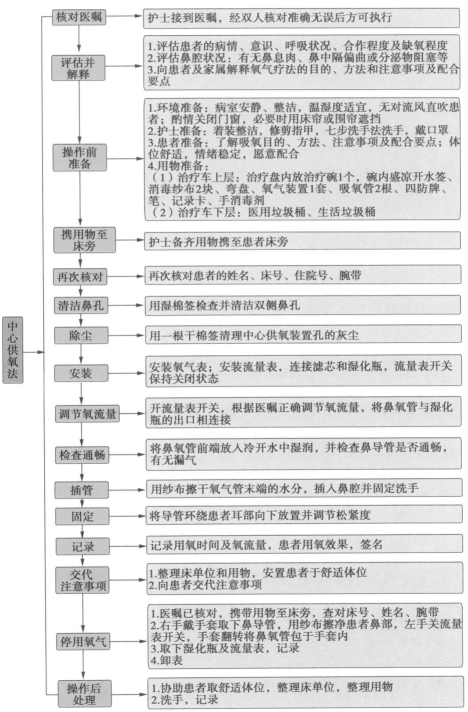

核对医嘱	护士接到医嘱，经双人核对准确无误后方可执行
评估并解释	1.评估患者的病情、意识、呼吸状况、合作程度及缺氧程度 2.评估鼻腔状况：有无鼻息肉、鼻中隔偏曲或分泌物阻塞等 3.向患者及家属解释氧气疗法的目的、方法和注意事项及配合要点
操作前准备	1.环境准备：病室安静、整洁，温湿度适宜，无对流风直吹患者；酌情关闭门窗，必要时用床帘或围帘遮挡 2.护士准备：着装整洁，修剪指甲，七步洗手法洗手，戴口罩 3.患者准备：了解吸氧目的、方法、注意事项及配合要点；体位舒适，情绪稳定，愿意配合 4.用物准备： （1）治疗车上层：治疗盘内放治疗碗1个，碗内盛凉开水签、消毒纱布2块、弯盘、氧气装置1套、吸氧管2根、四防牌、笔、记录卡、手消毒剂 （2）治疗车下层：医用垃圾桶、生活垃圾桶
携用物至床旁	护士备齐用物携至患者床旁
再次核对	再次核对患者的姓名、床号、住院号、腕带
清洁鼻孔	用湿棉签检查并清洁双侧鼻孔
除尘	用一根干棉签清理中心供氧装置孔的灰尘
安装	安装氧气表；安装流量表，连接滤芯和湿化瓶，流量表开关保持关闭状态
调节氧流量	开流量表开关，根据医嘱正确调节氧流量，将鼻氧管与湿化瓶的出口相连接
检查通畅	将鼻氧管前端放入冷开水中湿润，并检查鼻导管是否通畅，有无漏气
插管	用纱布擦干氧气管末端的水分，插入鼻腔并固定洗手
固定	将导管环绕患者耳部向下放置并调节松紧度
记录	记录用氧时间及氧流量，患者用氧效果，签名
交代注意事项	1.整理床单位和用物，安置患者于舒适体位 2.向患者交代注意事项
停用氧气	1.医嘱已核对，携带用物至床旁，查对床号、姓名、腕带 2.右手戴手套取下鼻导管，用纱布擦净患者鼻部，左手关流量表开关，手套翻转将鼻氧管包于手套内 3.取下湿化瓶及流量表，记录 4.卸表
操作后处理	1.协助患者取舒适体位，整理床单位，整理用物 2.洗手，记录

（中心供氧法）

> **重要小提示**
>
> 1. 用氧前,检查氧气装置有无漏气,是否通畅。
>
> 2. 注意用氧安全,做好"四防":防震、防火、防热、防油。
>
> 3. 使用氧气时,应先调节流量后应用。停用氧气时,应先拔出导管,再关闭氧气开关。
>
> 4. 中途改变流量,先分离鼻导管与湿化瓶连接处,调好流量再接上。
>
> 5. 常用湿化液为冷开水、蒸馏水。急性肺水肿用 20%~30%乙醇。
>
> 6. 氧气筒内氧勿用尽,压力表至少要保留 0.5 MPa(5 kg/cm²)。
>
> 7. 对未用完或已用尽的氧气筒,应分别悬挂满或空标志。
>
> 8. 用氧过程中,应加强监测。

项目六十九　吸痰法

吸痰法(aspiration of sputum)指经口腔、鼻腔、人工气道将呼吸道的分泌物吸出,以保持呼吸道通畅,预防吸入性肺炎、肺不张、窒息等并发症的一种方法。

(一)案例导入

患者,女,54 岁,教师。以咳嗽、咳痰 10 余年,伴喘息、气急 3 年,加重 4 天,于 2019 年 3 月 20 日入院。患者慢性咳嗽、咳痰 10 余年,近 3 年来渐感呼吸急促、胸闷,活动时尤甚。4 天前因受凉后咳嗽、咳痰加重,咳大量黄色黏稠痰液,出现明显胸闷气急,不能入睡,食欲明显下降。体格检查:T 37.9 ℃、P 106 次/分、R 26 次/分,呼气时间延长伴哮鸣音,BP 120/80 mmHg。遵医嘱给予吸痰。

(二)操作目的

1. 清除呼吸道分泌物,保持呼吸道通畅。

2. 促进呼吸功能,改善肺通气。

3. 预防并发症的发生。

(三)操作流程

操作流程	要点及说明
1.核对医嘱　护士接到医嘱,经双人核对准确无误后方可执行	确认患者(至少两种方法核对),避免差错
2.评估并解释	
(1)评估患者的病情、意识、治疗情况,有无将呼吸道分泌物排出的能力;患者目前的血氧饱和度	

续表

操作流程	要点及说明
(2)评估鼻腔状况:有无鼻息肉、鼻中隔偏曲或分泌物阻塞,鼻黏膜损伤等,听诊是否有痰鸣音	必要时吸痰前帮助患者翻身叩击、指导患者有效咳嗽
(3)向患者及家属解释吸痰法的目的、方法、注意事项及配合要点	
3.操作前准备	
(1)**环境准备**:病室安静、整洁,温湿度适宜	
(2)**护士准备**:着装整洁,修剪指甲,七步洗手法洗手,戴口罩	
(3)**患者准备**:了解吸痰的目的、方法、注意事项及配合要点;体位舒适,情绪稳定,愿意配合	
(4)**用物准备**: 治疗车上层:治疗卡,吸引装置、一次性吸引管、无菌生理盐水、一次性治疗碗、听诊器、无菌吸痰管(包)数根、纱布、手电筒、手消毒液、垃圾桶(必要时备压舌板、开口器) 治疗车下层:医用垃圾桶、生活垃圾桶	用物准备齐全,无菌物品均在有效期内,摆放合理
4.携用物至床旁 护士备齐用物携至患者床旁	安抚患者不要紧张,指导其自主咳嗽
5.核对 核对患者的姓名、床号、住院号、腕带	操作前查对:根据医嘱严格执行查对制度,避免差错事故发生
6.调节负压 妥善安置吸引器,检查吸引导管连接是否正确,将吸引接头固定于床头,将负压调至40～53.3 kPa	一般成人负压为40～53.3 kPa(300～400 mmHg);儿童<40 kPa
7.取体位 协助患者平卧位,头偏向操作者,检查口、鼻腔黏膜,取下活动义齿,将治疗巾放于患者颌下	昏迷患者用压舌板或张口器帮助开口
8.试吸 打开一次性吸痰包,戴手套,连接吸痰管,试吸少量生理盐水检查是否通畅并湿润导管	
9.吸痰 注意吸痰顺序,气管切开处→口腔→鼻腔内	
(1)**经气管切开吸痰**:关闭负压,持吸痰管插入插管或套管内30～35 cm以上,开放负压,充分吸净痰液,并注意观察痰液颜色、性状、量及生命体征变化,冲洗导管	气管再套管时,吸痰管应插入10～15 cm以上;注意无菌操作;采用左右旋转、向上提拉的手法,以利于呼吸道分泌物的充分吸尽;吸痰时间小于15秒

续表

操作流程	要点及说明
(3)**经鼻腔内吸痰**:关闭负压,经一侧鼻腔缓缓插入 10～15 cm 时稍作停顿,于患者吸气时插入气道,共插入 20～30 cm;开放负压,吸净气道及鼻腔内痰液,冲洗导管	插管时不可放开负压,以免引起呼吸道黏膜损伤;采用左右旋转、向上提拉的手法,以利于呼吸道分泌物的充分吸尽;吸痰时间小于 15 秒
(3)**口腔内吸痰**:关闭负压,持吸痰管插入口颊部(先对侧后近侧),开放负压,充分吸净痰液,并注意观察痰液颜色、性状、量及生命体征变化,冲洗导管	采用左右旋转、向上提拉的手法,以利于呼吸道分泌物的充分吸尽;吸痰时间小于 15 秒
10.**抽吸** 吸痰管退出时,分离吸痰管并用手套翻转包裹弃于医疗垃圾袋内,用含氯消毒液试吸冲洗接头	
11.**清理分泌物** 用纱布擦净口周,观察患者口、鼻腔黏膜有无损伤	若需再次吸痰,间隔 3～5 分钟重复以上步骤
12.**操作后处理**	
(1)协助患者取舒适卧位,整理床单位,整理用物	垃圾分类处置,完善相关记录;告知患者适当饮水,以利于痰液排出
(2)再次核对患者信息,向患者交代注意事项,确认患者无任何不适后方可离开	操作后查对
(3)洗手、记录	记录吸出液的色、量

🖉**重要小提示**

1.吸痰前,检查电动吸引器性能及连接。

2.严格执行无菌操作,每次吸痰应更换吸痰管。

3.每次吸痰时间小于 15 秒,以免造成缺氧。

4.吸痰动作轻稳,防止呼吸道黏膜损伤。

5.痰液黏稠时,可配合叩击、蒸气吸入、雾化吸入,提高效果。

6.贮液瓶内吸出液应及时倾倒,不得超过 2/3。

（四）操作流程图

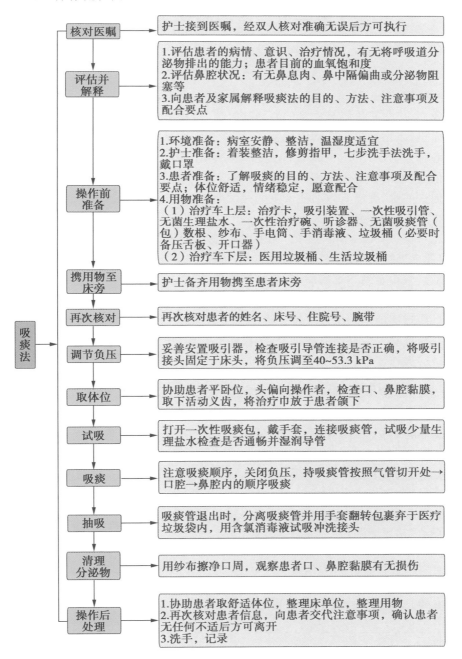

吸痰法

| 核对医嘱 | → | 护士接到医嘱，经双人核对准确无误后方可执行 |

| 评估并解释 | → | 1.评估患者的病情、意识、治疗情况，有无将呼吸道分泌物排出的能力；患者目前的血氧饱和度
2.评估鼻腔状况：有无鼻息肉、鼻中隔偏曲或分泌物阻塞等
3.向患者及家属解释吸痰法的目的、方法、注意事项及配合要点 |

| 操作前准备 | → | 1.环境准备：病室安静、整洁，温湿度适宜
2.护士准备：着装整洁，修剪指甲，七步洗手法洗手，戴口罩
3.患者准备：了解吸痰的目的、方法、注意事项及配合要点；体位舒适，情绪稳定，愿意配合
4.用物准备：
（1）治疗车上层：治疗卡，吸引装置、一次性吸引管、无菌生理盐水、一次性治疗碗、听诊器、无菌吸痰管（包）数根、纱布、手电筒、手消毒液、垃圾桶（必要时备压舌板、开口器）
（2）治疗车下层：医用垃圾桶、生活垃圾桶 |

| 携用物至床旁 | → | 护士备齐用物携至患者床旁 |

| 再次核对 | → | 再次核对患者的姓名、床号、住院号、腕带 |

| 调节负压 | → | 妥善安置吸引器，检查吸引导管连接是否正确，将吸引接头固定于床头，将负压调至40~53.3 kPa |

| 取体位 | → | 协助患者平卧位，头偏向操作者，检查口、鼻腔黏膜，取下活动义齿，将治疗巾放于患者颌下 |

| 试吸 | → | 打开一次性吸痰包，戴手套，连接吸痰管，试吸少量生理盐水检查是否通畅并湿润导管 |

| 吸痰 | → | 注意吸痰顺序，关闭负压，持吸痰管按照气管切开处→口腔→鼻腔内的顺序吸痰 |

| 抽吸 | → | 吸痰管退出时，分离吸痰管并用手套翻转包裹弃于医疗垃圾袋内，用含氯消毒液试吸冲洗接头 |

| 清理分泌物 | → | 用纱布擦净口周，观察患者口、鼻腔黏膜有无损伤 |

| 操作后处理 | → | 1.协助患者取舒适体位，整理床单位，整理用物
2.再次核对患者信息，向患者交代注意事项，确认患者无任何不适后方可离开
3.洗手，记录 |

第二节　常用急救技术

项目七十　心肺复苏术

心搏骤停（sudden carcinoma arrest,SCA）是临床中最危重的急症,可迅速导致死亡,应尽早进行高质量的心肺脑复苏,维持有效的呼吸和循环功能,保证脑的血供,以增加患者存活的机会,改善复苏后生存质量。

心肺复苏（cardiopulmonary resuscitation,CPR）是对由于外伤、疾病、中毒、意外低温、淹溺和电击等各种原因,导致呼吸停止、心脏停搏,必须紧急采取重建和促进心脏、呼吸有效功能恢复的一系列措施。

（一）案例导入

患者,男,43 岁,平素健康。起床后自觉胸闷不适,约 5 分钟后自觉左侧胸痛,家属立即拨打"120"急救电话;约 5 分钟后患者突然意识丧失,呼吸停止,小便失禁。救护车到达现场后,应该如何处理?

（二）操作目的

1.通过实施基础生命支持技术,建立患者的循环、呼吸功能。

2.保证重要脏器的血液供应,尽快促进心搏、呼吸功能的恢复。

（三）操作流程

操作流程	要点及说明
1.**确认现场安全**	现场安全,适合操作,疏散无关人员
2.**识别心脏骤停**　双手轻拍患者,并在患者耳边大声呼唤,确定患者意识丧失	
3.**启动应急反应系统**　呼叫旁人帮忙或通过移动设备拨打"120"急救电话	如在院内,第一时间启动院内应急系统,请医生护士速来抢救
4.**判断颈动脉搏动及呼吸**　示指和中指的指尖触摸颈动脉有无搏动,同时眼观患者胸廓有无起伏,耳听有无呼吸音,面感有无气流通过,时间不超过 10 秒;此时记录抢救时间	判断颈动脉搏动的位置（气管旁开 2 指胸锁乳突肌前缘凹陷处）
5.**取体位**　去枕,头往后仰,患者头、颈、躯干在同一轴线上,双手放于两侧,身体无扭曲;松解衣领和腰带	

续表

操作流程	要点及说明
6.**胸外按压** 确定按压部位,护士一手掌根部紧贴按压部位,另一手掌根重叠放于手背上,十指相扣,五指翘起,双臂伸直,保持肩、肘、腕在同一水平,借助身体重力垂直按压,每次按压后使胸廓完全回弹,放松时手掌不能离开胸壁,按压时始终观察患者面色	按压部位:无双乳下垂者首选两乳头连线的中点,双乳下垂者一手沿肋缘上移至胸骨切迹上两横指处(胸骨中下 1/3 交界处)
(1)**护士站位**:护士站在或跪在患者的一侧,双腿分开,与肩同宽,护士的左腿在患者的肩部位置	必要时垫按压板
(2)**确定按压部位**:定位手掌根部接触患者胸部皮肤,另一手搭在定位手手背上,双手重叠,十指交叉相扣,定位手的 5 个手指翘起	定位:两乳头连线的中点;胸骨中下 1/3 交界处
(3)**按压方法**:双肘关节伸直,依靠操作者的体重、肘及臂力,有节奏地垂直施力;每次按压后迅速放松,放松时手掌根不离开胸壁使胸廓充分回弹	
(4)**按压深度**:成人 5~6 cm,儿童、婴儿至少为胸部前后径的 1/3,儿童大约为 5 cm,婴儿大约为 4 cm	按压深度为使胸骨下陷大于 5 厘米小于 6 厘米
(5)**按压频率**:胸外按压 30 次(按压频率为每分钟 100~120 次)	按压频率为 100~120 次/分;按压与放松比例为 1∶1
7.**开放气道**	
(1)**判断颈部有无损伤**:用双手探察颈部有无损伤	
(2)**观察口腔**:如有明显呼吸道分泌物,应用纱布缠绕手指,清理患者呼吸道分泌物,取下活动义齿	有利于呼吸道通畅
(3)**开放气道**: ①**仰头抬颏法开放气道**:一只手的小鱼际置于患者前额,用力向后压使其头部向后仰,另一只手手指放在下颏骨下方处,向上抬颏 ②**仰头抬颈法开放气道**:一手抬起患者的颈部,另一手以小鱼际部位置于患者前额,使其头部向后仰,颈部上托 ③**双下颌上提法开放气道**:双肘置于患者头部两侧,双手示、中、环指放在患者下颌角后方,向上或向后抬起下颌	首选仰头抬颏法开放气道;头、颈部损伤患者禁用仰头抬颈法;怀疑有颈部损伤患者首选双下颌上提法

续表

操作流程	要点及说明
8.**人工呼吸** 吹气2次,送气时间1秒(无漏气,连续2次),听气流,观察胸廓起伏	胸外按压与人工呼吸比为30∶2
(1)**口对口人工呼吸**:	
①在患者的口鼻上盖一单层纱布,护士用保持患者头后仰的拇指和示指捏住患者的鼻孔,双唇包住患者的口部,不留空隙,吹气,使胸廓扩张	
②吹气毕,松开捏鼻孔的手,侧转换气,同时观察胸廓起伏	每5～6秒一次呼吸(每分钟10～12次呼吸)
(2)**口对鼻人工呼吸**:用仰头抬颏法,同时护士用举颏的手将患者口唇闭紧,深吸一口气,双唇包住患者鼻部吹气,使胸廓扩张	
(3)**口对口鼻人工呼吸**:护士双唇包住患者口鼻部吹气	
9.**判断** 5个循环后判断颈动脉搏动和自主呼吸,判断时间不超过10秒钟。如已恢复,进行进一步生命支持并记录结束时间。如未恢复,继续上述操作后再次判断,直至高级生命支持人员及仪器设备的到达	判断顺序:触摸颈动脉搏动、观察自主呼吸、测量血压、观察瞳孔、观察面色及口唇、神志
10.**抢救成功** 记录时间,整理患者取舒适卧位(垫枕头、撤按压板,整理床单位),将患者头偏向一侧,给予安慰	患者的面色、口唇、皮肤、甲床由发绀转红
11.**整理用物** 整理用物,洗手,记录抢救时间、生命体征、意识状态、病情变化、抢救过程	

重要小提示

　　1.按压部位要准确。部位过低,可损伤腹部脏器或引起胃内容物反流;位置太高,可能伤及大血管;若部位不在中线则可引起肋骨骨折等并发症。

　　2.按压力量要均匀适度。力量过轻达不到良好效果,过重则可造成损伤。

　　3.按压姿势要正确。注意肘关节必须伸直,双肩位于双手的正上方,救护者手指不应加压于患者胸部,在按压放松期,救护者不施加任何压力,但手掌根仍不离开胸壁,置于胸骨中下部以免移位。

　　4.有多个按压者时2分钟更换一次,换人时间应在5秒钟内。

　　5.为预防肠胀气,吹气时间要长,速度要慢。

(四)操作流程图

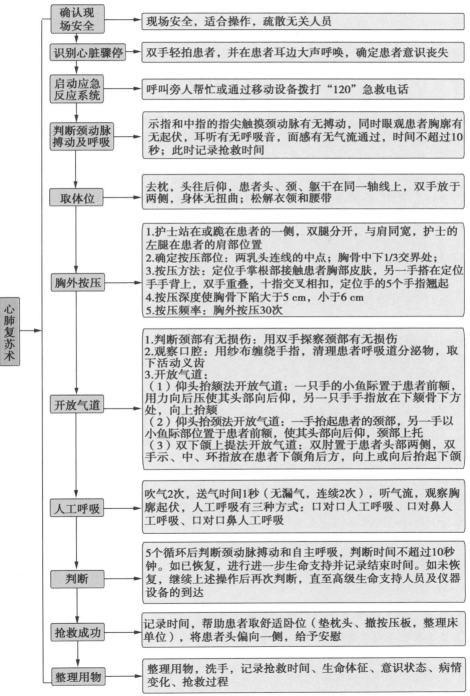

	确认现场安全	现场安全，适合操作，疏散无关人员
	识别心脏骤停	双手轻拍患者，并在患者耳边大声呼唤，确定患者意识丧失
	启动应急反应系统	呼叫旁人帮忙或通过移动设备拨打"120"急救电话
心肺复苏术	判断颈动脉搏动及呼吸	示指和中指的指尖触摸颈动脉有无搏动，同时眼观患者胸廓有无起伏，耳听有无呼吸音，面感有无气流通过，时间不超过10秒；此时记录抢救时间
	取体位	去枕，头往后仰，患者头、颈、躯干在同一轴线上，双手放于两侧，身体无扭曲；松解衣领和腰带
	胸外按压	1.护士站在或跪在患者的一侧，双腿分开，与肩同宽，护士的左腿在患者的肩部位置 2.确定按压部位：两乳头连线的中点；胸骨中下1/3交界处 3.按压方法：定位手掌根部接触患者胸部皮肤，另一手搭在定位手手背上，双手重叠，十指交叉相扣，定位手的5个手指翘起 4.按压深度使胸骨下陷大于5 cm，小于6 cm 5.按压频率：胸外按压30次
	开放气道	1.判断颈部有无损伤：用双手探察颈部有无损伤 2.观察口腔：用纱布缠绕手指，清理患者呼吸道分泌物，取下活动义齿 3.开放气道： （1）仰头抬颏法开放气道：一只手的小鱼际置于患者前额，用力向后压使其头部向后仰，另一只手手指放在下颏骨下方处，向上抬颏 （2）仰头抬颈法开放气道：一手抬起患者的颈部，另一手以小鱼际部位置于患者前额，使其头部向后仰，颈部上托 （3）双下颌上提法开放气道：双肘置于患者头部两侧，双手示、中、环指放在患者下颌角后方，向上或向后抬起下颌
	人工呼吸	吹气2次，送气时间1秒（无漏气，连续2次），听气流，观察胸廓起伏，人工呼吸有三种方式：口对口人工呼吸、口对鼻人工呼吸、口对口鼻人工呼吸
	判断	5个循环后判断颈动脉搏动和自主呼吸，判断时间不超过10秒钟。如已恢复，进行进一步生命支持并记录结束时间。如未恢复，继续上述操作后再次判断，直至高级生命支持人员及仪器设备的到达
	抢救成功	记录时间，帮助患者取舒适卧位（垫枕头、撤按压板，整理床单位），将患者头偏向一侧，给予安慰
	整理用物	整理用物，洗手，记录抢救时间、生命体征、意识状态、病情变化、抢救过程

项目七十一　洗胃术

洗胃(gastric lavage)是将胃管插入患者胃内,反复注入和吸出一定量的溶液,以冲洗并排出胃内容物,减轻或避免吸收中毒的灌洗方法。用于抢救食物或服用药物中毒的患者,避免毒物吸收。服毒后 4～6 小时内洗胃最佳。

（一）案例导入

患者,女,48 岁,因昏迷 2 小时入院。家属诉之前患者曾情绪激动,在患者床头发现药瓶,残留液有大蒜味。既往体健。查体:T 37.5 ℃,P 64 次/分,R 6 次/分,BP 85/40 mmHg,昏迷,口吐白沫,双侧瞳孔针尖样大小,四肢湿冷多汗,口唇发绀。呼吸浅慢,双肺呼吸音粗,可闻及布满湿啰音,少许痰鸣音。腹软,查体欠合作,脑膜刺激征(一),病理征(一)。血胆碱酯酶活力 25%。

（二）操作目的

1.解毒:清除胃内毒物或刺激物,减少毒物吸收,还可利用不同灌洗液进行中和解毒,用于急性食物或药物中毒。

2.减轻胃黏膜水肿:幽门梗阻患者饭后常有滞留现象,引起上腹胀满、不适、恶心、呕吐等症状,通过洗胃,减轻潴留物对胃黏膜的刺激,减轻胃黏膜水肿、炎症。

（三）操作流程

步骤	要点及说明
1.核对医嘱　护士接到医嘱,经双人核对准确无误后方可执行	严格查对制度,避免差错事故的发生
2.评估并解释	
(1)评估患者年龄、病情、医疗诊断、意识状态、生命体征,检查患者口鼻黏膜有无损伤,有无活动性义齿等	
(2)评估患者的心理状态以及对洗胃的耐受能力、合作程度、知识水平、既往经验等	
(3)向患者及家属解释洗胃的目的、方法、注意事项及配合要点	
3.操作前准备	
(1)**环境准备**:安静、整洁、光线明亮、温度适宜	
(2)**护士准备**:着装整洁,洗手,戴口罩,修剪指甲	

续表

步骤	要点及说明
(3)**患者准备**:了解洗胃的目的、方法、注意事项及配合要点;取舒适卧位	
(4)**用物准备**:自动洗胃机,水桶 2 个(分别盛洗胃液、污水)、治疗盘、手电筒、一次性胃管、洗胃连接管、棉签、镊子、石蜡油、一次性中单、治疗巾、纱布、压舌板、水温计、50 mL 注射器、胶布、别针、弯盘、听诊器、洗胃溶液、一次性手套、手消毒剂等	用物准备齐全,仪器性能良好,摆放合理
4.**携用物至床旁** 护士备齐用物携至患者床旁,备好洗胃机、洗胃液,接通电源,检查机器性能良好,并连接将各管道并放于相应水桶内	
5.**核对** 核对患者的姓名、床号、住院号、腕带	操作前查对:根据医嘱严格执行查对制度,避免差错事故发生
6.**自动洗胃机洗胃**	
(1)协助患者取左侧卧位,昏迷患者平卧位,头偏向一侧,有义齿者代为取下,放置开口器,颌下铺治疗巾,置弯盘于口角旁	清醒患者取坐位或半坐位,中毒较重者取左侧卧位,严密观察有无窒息,注意安全
(2)用棉签清洁鼻腔,观察鼻腔是否通畅,便于插管	
(3)戴手套,测量胃管长度,润滑胃管前端,润滑插入长度的 1/3,插管长度为前额发际至胸骨剑突处或鼻尖至耳垂再至胸骨剑突处,由口腔插入胃管 55~60 cm	插管时动作应轻柔,避免损伤食管黏膜,尤其是通过食管 3 个狭窄部位(环状软骨水平处,平气管分叉处,食管通过膈肌处)时;插入胃管过程中如果患者出现呛咳、呼吸困难、发绀等,表明胃管误入气管,应立即拔出胃管
(4)判断胃管的位置,通过三种检测方法检测胃管是否在胃内,用胶布固定胃管	胃管末端接注射器能回抽出胃液;将听诊器放于胃区,用注射器注入 10 mL 空气,在胃部能听到气过水声,将胃管末端放入水中,无气体逸出
(5)连接洗胃管,将已经配好的洗胃液倒入水桶内,药管的另一端放入洗胃液桶内,污水管的一端放入空水桶内,胃管的另一端与已插好的患者胃管相连,调节药量流速	

续表

步骤	要点及说明
(6)按"开始"键,抽吸胃内容物,必要时放入留置容器送检;再按"开始"键,机器开始对胃进行自动冲洗(每次进液 300~500 mL,小儿 100~200 mL),直至洗出液澄清无味为止	每次进胃的液量 300~500 mL 洗胃液的温度为 25~38 ℃,过热可促进局部血液循环,加快毒物吸收;过冷可加速胃蠕动,促进毒物排入肠腔
7. 观察 密切观察患者生命体征,腹部情况及洗出胃液的性质、量、颜色、气味,保证洗胃液出入量平衡	如出现腹痛、休克、洗出液呈血性等应立即停止洗胃;因胃管堵塞,确定进液量多于出液量时,可按液量平衡键进行控制
8. 拔管 洗至洗出液澄清后,遵医嘱,停止洗胃,反折胃管,嘱患者深吸气拔出	防止管内液体误入气管
9. 操作后处理	
(1)协助患者漱口、洗脸,协助患者取舒适卧位,整理床单位,整理用物	
(2)再次核对患者信息,向患者交代注意事项,确认患者无任何不适后方可离开	
(3)洗手,记录洗胃液种类、液量及洗出液情况	记录胃内潴留量,便于了解梗阻程度;胃潴留量=洗出量-灌入量
(4)清洁:洗胃机应用 1000 mg/L 含氯消毒剂反复冲洗 20 个循环后,再用清水反复冲洗洗胃机三管(药管、胃管、污水管),冲净后排出机器内的水,关机	

（四）操作流程图

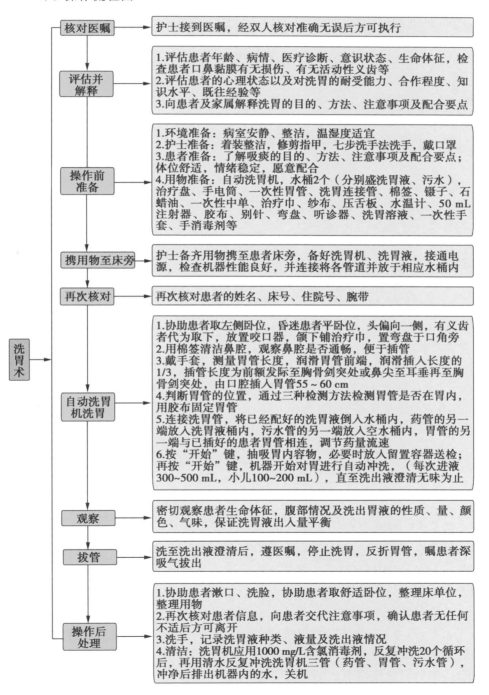

核对医嘱 → 护士接到医嘱，经双人核对准确无误后方可执行

评估并解释 →
1.评估患者年龄、病情、医疗诊断、意识状态、生命体征，检查患者口鼻黏膜有无损伤、有无活动性义齿等
2.评估患者的心理状态以及对洗胃的耐受能力、合作程度、知识水平、既往经验等
3.向患者及家属解释洗胃的目的、方法、注意事项及配合要点

操作前准备 →
1.环境准备：病室安静、整洁，温湿度适宜
2.护士准备：着装整洁，修剪指甲，七步洗手法洗手，戴口罩
3.患者准备：了解吸痰的目的、方法、注意事项及配合要点；体位舒适，情绪稳定，愿意配合
4.用物准备：自动洗胃机，水桶2个（分别盛洗胃液、污水），治疗盘、手电筒、一次性胃管、洗胃连接管、棉签、镊子、石蜡油、一次性中单、治疗巾、纱布、压舌板、水温计、50 mL注射器、胶布、别针、弯盘、听诊器、洗胃溶液、一次性手套、手消毒剂等

携用物至床旁 → 护士备齐用物携至患者床旁，备好洗胃机、洗胃液，接通电源，检查机器性能良好，并连接将各管道并放于相应水桶内

再次核对 → 再次核对患者的姓名、床号、住院号、腕带

自动洗胃机洗胃 →
1.协助患者取左侧卧位，昏迷患者平卧位，头偏向一侧，有义齿者代为取下，放置咬口器，颌下铺治疗巾，置弯盘于口角旁
2.用棉签清洁鼻腔，观察鼻腔是否通畅，便于插管
3.戴手套，测量胃管长度，润滑胃管前端，润滑插入长度的1/3，插管长度为前额发际至胸骨剑突处或鼻尖至耳垂再至胸骨剑突处，由口腔插入胃管55～60 cm
4.判断胃管的位置，通过三种检测方法检测胃管是否在胃内，用胶布固定胃管
5.连接洗胃管，将已经配好的洗胃液倒入水桶内，药管的另一端放入洗胃液桶内，污水管的另一端放入空水桶内，胃管的另一端与已插好的患者胃管相连，调节药量流速
6.按"开始"键，抽吸胃内容物，必要时放入留置容器送检；再按"开始"键，机器开始对胃进行自动冲洗，（每次进液300~500 mL，小儿100~200 mL），直至洗出液澄清无味为止

观察 → 密切观察患者生命体征，腹部情况及洗出胃液的性质、量、颜色、气味，保证洗胃液出入量平衡

拔管 → 洗至洗出液澄清后，遵医嘱，停止洗胃，反折胃管，嘱患者深吸气拔出

操作后处理 →
1.协助患者漱口、洗脸，协助患者取舒适卧位，整理床单位，整理用物
2.再次核对患者信息，向患者交代注意事项，确认患者无任何不适后方可离开
3.洗手，记录洗胃液种类、液量及洗出液情况
4.清洁：洗胃机应用1000 mg/L含氯消毒剂，反复冲洗20个循环后，再用清水反复冲洗洗胃机三管（药管、胃管、污水管），冲净后排出机器内的水，关机

洗胃术

重要小提示

  1.首先注意了解患者中毒情况。

  2.中毒物质不明时,洗胃液可选用温开水或生理盐水,待毒物性质明确后,再采用对抗剂洗胃。

  3.洗胃液的温度为 25～38 ℃,过热可促进局部血液循环,加快毒物吸收,过冷可加速胃蠕动,促进毒物排入肠腔。

  4.及时准确记录灌注液的名称、液量,洗出液的量及其颜色、气味等。

  5.中毒物质不明时,抽出胃内容物立即送检,送检的胃内容物应为第一次抽出或洗出物。

  6.洗胃过程中,随时观察,如出现腹痛、休克、洗出液呈血性等应立即停止洗胃。

  7.如患者呼吸停止、心跳尚存或呼吸困难、发绀者应先行气管插管再洗胃。

  8.严格掌握洗胃原则:先出后入,快进快出。

  9.洗胃时应经常转动身体,消除冲洗盲区。

  10.洗胃完毕,胃管宜保留 24 小时以上,不宜立即拔除,拔胃管时,反折胃管后拔出。

  11.洗胃机工作时应水平放置,必须妥善接地,以防电击伤。

  12.每次洗胃后应及时进行清洗工作,以免机内污物沉淀,影响机器性能,同时杜绝交叉感染。

  13.各接头部位连接应牢固,不得松动,漏气。

  14.如吞服强碱或强酸等腐蚀性药物,禁忌洗胃。

项目七十二　简易人工呼吸器的使用

  简易人工呼吸器(artificial respirator)是进行人工通气的简易工具。尤其是病情危急、来不及气管插管时,可利用加压面罩直接给氧,使患者得到充分氧气供应,改善组织缺氧状态。常用于各种原因所致的呼吸停止或呼吸衰竭的抢救及麻醉期间的呼吸管理。

  (一)案例导入

  患者,男,50 岁,诊断为重症肌无力,神志清楚,突发呼吸困难、面色发绀半小时。入院测生命体征:T 36 ℃,P 100 次/分,R 7 次/分,BP 110/60 mmHg,SpO_2 80%,请处理。

（二）操作目的

1.维持和增加机体通气量。

2.纠正威胁生命的低氧血症。

（三）操作流程

步骤	要点及说明
1.核对医嘱 护士接到医嘱,经双人核对准确无误后方可执行	严格查对制度,避免差错事故的发生
2.评估并解释	
(1)评估患者年龄、病情、意识状态、生命体征、呼吸状况,检查有无活动性义齿等	
(2)评估患者的心理状态以及配合程度	
(3)向患者及家属解释简易呼吸器使用的目的、方法、注意事项及配合要点	
3.操作前准备	
(1)**环境准备**:安静、整洁、光线明亮、温度适宜	
(2)**护士准备**:着装整洁,洗手,戴口罩,修剪指甲	
(3)**患者准备**:取仰卧位,去枕、头后仰,如有活动性义齿应取下;解开领扣、领带及腰带;清除呼吸道分泌物及呕吐物,保持呼吸道通畅	
(4)**用物准备**:简易呼吸器(呼吸囊、呼吸活瓣、面罩及衔接管等组成)、纱布、弯盘、手消毒剂等,必要时准备口咽通气道、压舌板、开口器、舌钳、呼吸机	选择合适的面罩,以便得到最佳使用效果;使用简易呼吸器容易发生的是由于活瓣漏气,使患者得不到有效通气,所以应定时检查、测试、维修、保养
4.携用物至床旁 护士备齐用物携至患者床旁,快速移开床头桌,摇平床头,拉开床头离墙 40～50 cm	
5.再次核对 核对患者的姓名、床号、住院号、腕带	操作前查对:根据医嘱严格执行查对制度,避免差错事故发生
6.使用简易人工呼吸器 必要时根据患者情况放置口咽通气道,防止舌咬伤和舌后坠	在未行气管插管建立紧急人工气道的情况下及辅助呼吸机突然出现故障时使用

续表

步骤	要点及说明
(1)快速安置患者:操作者站于患者头侧,头中度后仰,开放气道,托起下颌,扣紧面罩,面罩紧扣口、鼻部,用一手拇指和示指固定,其他手指托起下颌(E-C 手法)	避免漏气
(2)挤压呼吸囊:用另一只手规律地挤压呼吸囊,一次挤压可有 500 mL 左右的空气进入肺内,频率:成人 10~12 次/分,儿童 18~30 次/分,潮气量按 8~15 mL/kg;1 L 简易呼吸器囊挤压 2/3,2 L 简易呼吸器囊挤压 1/3,每次送气量 400~600 mL	应注意与人工呼吸同步
7.观察 观察患者是否处于有效通气状态	
(1)观察患者胸部是否随球部的挤压而上下起伏	
(2)由面罩透明部分观察患者嘴唇与面色的变化	
(3)经透明盖观察单向阀是否正常运行	
(4)观察在呼气时面罩内是否呈雾气状	
8.操作后处理	
(1)根据病情需要给予氧气吸入,患者取舒适卧位;清洁口鼻及面部,给予患者正确的处理措施;整理床单位,整理用物	
(2)做好呼吸器的保养	
(3)洗手,记录	

（四）操作流程图

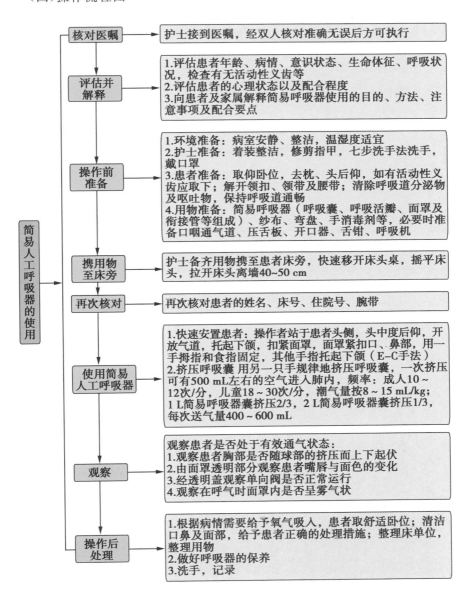

简易人工呼吸器的使用

核对医嘱 → 护士接到医嘱，经双人核对准确无误后方可执行

评估并解释 →
1.评估患者年龄、病情、意识状态、生命体征、呼吸状况，检查有无活动性义齿等
2.评估患者的心理状态以及配合程度
3.向患者及家属解释简易呼吸器使用的目的、方法、注意事项及配合要点

操作前准备 →
1.环境准备：病室安静、整洁，温湿度适宜
2.护士准备：着装整洁，修剪指甲，七步洗手法洗手，戴口罩
3.患者准备：取仰卧位，去枕、头后仰，如有活动性义齿应取下；解开领扣、领带及腰带；清除呼吸道分泌物及呕吐物，保持呼吸道通畅
4.用物准备：简易呼吸器（呼吸囊、呼吸活瓣、面罩及衔接管等组成）、纱布、弯盘、手消毒剂等，必要时准备口咽通气道、压舌板、开口器、舌钳、呼吸机

携用物至床旁 → 护士备齐用物携至患者床旁，快速移开床头桌，摇平床头，拉开床头离墙40~50 cm

再次核对 → 再次核对患者的姓名、床号、住院号、腕带

使用简易人工呼吸器 →
1.快速安置患者：操作者站于患者头侧，头中度后仰，开放气道，托起下颌，扣紧面罩，面罩紧扣口、鼻部，用一手拇指和食指固定，其他手指托起下颌（E-C手法）
2.挤压呼吸囊 用另一只手规律地挤压呼吸囊，一次挤压可有500 mL左右的空气进入肺内，频率：成人10~12次/分，儿童18~30次/分，潮气量按8~15 mL/kg；1 L简易呼吸器囊挤压2/3，2 L简易呼吸器囊挤压1/3，每次送气量400~600 mL

观察 → 观察患者是否处于有效通气状态：
1.观察患者胸部是否随球部的挤压而上下起伏
2.由面罩透明部分观察患者嘴唇与面色的变化
3.经透明盖观察单向阀是否正常运行
4.观察在呼气时面罩内是否呈雾气状

操作后处理 →
1.根据病情需要给予氧气吸入，患者取舒适卧位；清洁口鼻及面部，给予患者正确的处理措施；整理床单位，整理用物
2.做好呼吸器的保养
3.洗手，记录

重要小提示

1.使用简易呼吸器容易发生的问题是由于活瓣漏气,使患者得不到有效通气,所以要定时检查、测试、维修和保养。

2.选择合适的面罩,以便达到最佳使用效果。

3.如果外接氧气,应调节氧流量至氧气储气袋充满氧气(氧流量8~10 L/min)。

4.挤压呼吸囊时,压力不可过大,挤压呼吸囊的1/3~2/3为宜,亦不可时大时小时快时慢,以免损伤肺组织,造成呼吸中枢紊乱,影响呼吸功能恢复。单手挤压,产生的潮气量约为500 mL,双手挤压,潮气量为800~1000 mL。

5.发现患者有自主呼吸时,应与患者的呼吸动作保持一致,加以辅助。以免影响患者的自主呼吸,发生对抗,反而会导致通气不足。

6.对清醒患者做好心理护理,解释应用呼吸器的目的和意义,缓解紧张情绪,使其主动配合,并边挤压呼吸囊边指导患者呼吸。

第三篇

护理技能综合应用

案例一　呼吸系统患者案例分析

患者,男,62 岁,因"发热、咳嗽、咳痰 3 天"入院。查体:体温 39.1 ℃,脉搏 120 次/分,呼吸 30 次分,血压 140/90 mmHg,神志清楚,呼吸急促,桶状胸,双肺叩诊呈过清音,双肺均可闻及哮鸣音,右侧肺部可闻及湿性啰音及痰鸣音。血常规:白细胞 $15 \times 10^9/L$,中性粒细胞 90%,淋巴细胞 15%;血气分析:PaO_2 52 mmHg,$PaCO_2$ 64 mmHg。既往吸烟史 35 年,反复咳嗽、咳痰 15 年。近 3 年来咳嗽、咳痰明显加重,伴喘息,稍活动即感胸闷气急,尤以冬季为甚。3 天前受凉后出现发热,咳嗽加剧,咳痰为黄脓痰不易咳出,气急,呼吸困难。

诊断:慢性支气管炎急性发作,阻塞性肺气肿。医嘱给予吸氧、心电监护、头孢曲松 2 g 静脉滴注、动脉血气分析检查标准碳酸氢盐(SB)。

问题 1:按照轻重缓急的原则列出患者的 4 个护理问题。

问题 2:根据患者存在的护理问题,列出不少于 4 项主要护理措施。

问题 3:结合患者病情及医嘱列出并完成 3 项临床操作。

【护理问题】

(1)气体交换受损:喘息,气急,呼吸困难。

(2)清理呼吸道无效:黄脓痰不易咳出,肺部听诊明显痰鸣音。

(3)体温过高:体温 39.1 ℃。

(4)活动无耐力:稍活动即感胸闷气急,发热。

【护理措施】

(1)密切监测患者生命体征及病情变化,观察症状,监测动脉血气,观察氧疗的效果给予抗感染药物。

(2)指导患者深呼吸咳嗽,及时吸痰,清理呼吸道分泌物,保持呼吸道通畅,遵医嘱给予抗感染药物。

(3)高热护理,遵医嘱物理降温,注意患者保暖,补充水分。

(4)休息与活动:取半卧位或舒适的体位,缓解患者紧张情绪,卧床休息。

【应选择的临床操作】

吸氧,心电监护,动脉血气分析。

案例二　心肺复苏术后蛛网膜下腔出血患者案例分析

患者,男,50 岁,因"3 小时余前无明显诱因突发意识障碍,呼之不应,口吐白沫,伴抖动",予以急救处理后被送入医院急诊科。急诊科查体:患者意识丧失,颈动脉搏动触及,无自主呼吸,双侧瞳孔直径 5 mm,对光反射消失。心电监护:血压 0 mmHg,心率 0 次/分,呼吸 0 次/分,血氧饱和度(SpO₂)0%,心电图显示一条直线。立即行胸外按压、气管插管、机械通气等急救处理,经抢救后恢复自主心跳和呼吸。入院查体:体温 37.5 ℃,血压 142/100 mmHg,脉搏 128 次/分,呼吸 30 次分,血氧饱和度(SpO₂)94%,深昏迷,格拉斯哥昏迷指数(GCS)评分 3 分,左侧瞳孔 2 mm,右侧 3 mm,对光反射消失,双肺呼吸音粗,双肺可闻及湿啰音,心律齐。诊断:心肺复苏术后,蛛网膜下腔出血,分布性休克。医嘱予机械通气、抗休克、降颅压、维持内环境稳定、鼻饲营养支持、对症治疗等处理。

问题 1:按照轻重缓急的原则列出患者的 4 个护理问题。

问题 2:根据患者存在的护理问题,列出不少于 4 项主要护理措施。

问题 3:结合患者病情及医嘱列出并完成 3 项临床操作。

【护理问题】

(1)清理呼吸道无效:患者昏迷,无咳嗽、咳痰能力。

(2)气体交换障碍:呼吸机辅助呼吸,血氧饱和度(SpO₂)94%。

(3)营养失调,低于机体需要量:患者病情危重,机械通气,处于消耗状态。

(4)有皮肤完整性受损的危险:患者昏迷,不能自主活动,卧床时间长。

【护理措施】

(1)严格执行无菌吸痰技术,及时清理呼吸道分泌物,保持呼吸道通畅。

(2)雾化、翻身、多频震荡排痰,呼吸机辅助呼吸。

(3)早期行肠内营养,满足患者机体需要量。

(4)保持床单位清洁干燥,保持皮肤清洁,使用气垫床,受压部位予以减压,定时翻身,加强营养。

【应选择的临床操作】

心肺复苏,吸痰,鼻饲。

案例三　重症急性胰腺炎患者案例分析

患者,男,36 岁,因"大量饮酒后突然出现中上腹持续性胀痛向腰背部放射,伴腹胀、恶心、呕吐 2 天"急诊入院。入院查体:体温 38.8 ℃,脉搏 112 次/分,呼吸 35 次/分,血压 90/60 mmHg。急性痛苦面容,意识清楚,进行性呼吸窘迫、发绀,中上腹压痛,腹胀明显,并有肌紧张、反跳痛、肠鸣音减弱,移动性浊音阳性。辅助检查:尿淀粉酶 654 U/L,血淀粉酶 53 U/L,血糖 12.1 mmol/L,白细胞 14.2×10⁹/L,中性粒细胞 91.5%,腹部 CT 检查胰腺体积明显增大,密度下降。既往体健。诊断:重症急性胰腺炎。入院后立即给予氧疗、液体复苏,维持水电解质平衡,禁食、胃肠减压,抑酸抑酶,抗感染治疗。

问题1:按照轻重缓急的原则列出患者的4个护理问题。

问题2:根据患者存在的护理问题,列出不少于4项主要护理措施。

问题3:结合患者病情及医嘱列出并完成3项临床操作。

【护理问题】

(1)疼痛:急性痛苦面容。

(2)气体交换受损:进行性呼吸窘迫、发绀。

(3)体温过高:体温38.8℃。

(4)有液体不足与营养失调的危险:恶心、呕吐、禁食、胃肠减压。

【护理措施】

(1)密切观察患者生命体征及病情变化,严格卧床休息,缓解患者紧张情绪,遵医嘱必要时给予止痛药,观察药物的疗效及不良反应。

(2)正确实施氧疗,保持呼吸道通畅,病情许可无休克者可采取半坐卧位,必要时给予无创通气或有创通气治疗。

(3)高热护理:注意监测体温变化,遵医嘱采取有效降温措施,补充水分。

(4)早期容量复苏应注意生命体征,严格监测出入量,保持有效静脉通路,遵医嘱及时补充液体、电解质和营养物质,维持水电解质和酸碱平衡;加强营养支持,包括肠内和肠外营养。

【应选择的临床操作】

心电监护,吸氧,静脉输液。

案例四　子宫颈癌患者案例分析

患者,女,45岁,因"性生活后出现阴道流血1年,近1月前加重"入院。查体:体温36.5℃,脉搏80次/分,呼吸18次/分,血压100/75 mmHg。妇检:阴道穹隆光滑,宫颈肥大,失去正常形态,后唇呈菜花样组织增生,质脆,触之易出血,宫旁无增厚;子宫前位,正常大小,质韧,活动度良好;双附件区未触及明显异常。入院诊断:子宫颈癌。医嘱:术前准备、止血、头孢替唑2.0 g bid,静脉点滴,宫颈癌根治术。

问题1:按照轻重缓急的原则列出患者的4个护理问题。

问题2:根据患者存在的护理问题,列出不少于4项主要护理措施。

问题3:结合患者病情及医嘱列出并完成3项临床操作。

【护理问题】

(1)有感染的危险:阴道反复出血。

(2)排尿障碍:宫颈癌根治术后影响膀胱正常张力。

(3)潜在并发症:营养失调。

(4)恐惧:担心宫颈癌预后不良。

【护理措施】

(1)病情观察:监测患者生命体征,注意体温变化。密切观察患者阴道出血量。术后7~14天拔除尿管后按医嘱测残余尿量,及时发现尿潴留。

(2)落实治疗:遵医嘱给予抗生素预防感染及止血治疗,注意用药后的反应。

(3)专科护理:术前3日遵医嘱消毒宫颈和阴道。术后保持外阴清洁。

(4)饮食与活动:指导患者在长期卧床期间进行床上肢体活动,防止发生深静脉血栓。鼓励进食足量营养均衡易消化食物。

(5)心理护理:加强交流,及时解答患者疑问。

(6)出院指导:鼓励患者及家属参与出院计划的制订过程,以保证计划的可行性。给患者说明按时随访的重要性并遵医嘱按时随访。

【应选择的临床操作】

生命体征监测,皮试,静脉输液。

案例五　脑出血患者案例分析

患者,女,61岁,因"突发神志不清,右侧肢体无力伴言语障碍2小时"入院。患者于晨起感右侧肢体无力并跌倒在地,呼之不应,伴二便失禁,无恶心呕吐,无抽搐,即送医院急诊抢救室就诊,行头部CT检查示左侧基底节区高密度影。患者既往有高血压病史10余年,最高血压达200/100 mmHg,平时口服硝苯地平缓释片,诉血压控制一般。查体:体温38.7 ℃,血压212/113 mmHg,脉搏8次/分,呼吸28次/分,浅昏迷,双侧瞳孔等大等圆,约2 mm,光反射稍迟钝,格拉斯哥昏迷指数(GCS)评分7分,口唇无明显发绀,双肺呼吸音粗,可闻及明显痰鸣音,心律齐,未闻及明显杂音。诊断:脑出血,高血压3级。入院后,立即给予硝普钠降压、复方甘露醇脱水以及营养脑神经等治疗。

问题1:按照轻重缓急的原则列出患者的4个护理问题。

问题2:根据患者存在的护理问题,列出不少于4项主要护理措施。

问题3:结合患者病情及医嘱列出并完成3项临床操作。

【护理问题】

(1)清理呼吸道无效:患者昏迷,双肺可闻及明显痰鸣音。

(2)体温过高:体温 38.7 ℃。

(3)有误吸的危险:患者昏迷,吞咽障碍。

(4)皮肤完整性受损的危险:患者二便失禁。

【护理措施】

(1)密切监测患者生命体征变化,遵医嘱严格控制血压、及时吸痰,保持呼吸道通畅。

(2)高热护理,遵医嘱物理降温、注意患者保暖,补充水分。

(3)绝对卧床休息,床头抬高 30°。

(4)保持床单位清洁干燥,保持皮肤清洁,合理使用气垫床,定时翻身。

【应选择的临床操作】

心电监护,吸痰,静脉输液。

附　录

附录一　常见基础护理文书记录空白单

一、长期医嘱单(范例)

姓名:_____年龄:_____科别/病区:_____床号:_____住院号:_____

开始					停止			
日期	时间	医嘱	医生签字	护士签字	日期	时间	医生签字	护士签字

二、体温单（范例）

姓名：＿＿＿　年龄：＿＿＿　科别/病区：＿＿＿　床号：＿＿＿　入院日期：＿＿　病历号：＿＿＿

日　　期		上午			下午			上午			下午			上午			下午			上午			下午		
术后天数																										
住院天数																										
时　　间		上午			下午			上午			下午			上午			下午			上午			下午		
		2	6	10	14	18	22	2	6	10	14	18	22	2	6	10	14	18	22	2	6	10	14	18	22

脉搏	体温
180	41°
160	40°
120	39°
100	38°
80	37°
60	36°
40	35°

	10																											
	8																											
疼 痛	6																											
	4																											
	2																											
呼吸/(次/分)																												
血压/mmHg																												
大便次数																												
尿量/mL																												
入量/mL																												
体重/kg																												
SpO_2/%																												

三、临时医嘱单(范例)

姓名：_____ 年龄：_____ 科别/病区：_____ 床号：_____ 住院号：_____

日 期	时 间	医 嘱	医生签字	执行护士签字	执行时间

四、入院患者护理评估表（范例）

科别_____ 床号_____ 姓名_____ 年龄_____岁 住院号_____

一般资料

　文化程度：□文盲　　□小学　　□初中　　□中专/高中　　□大专及以上

　入院方式：□步行　　□扶行　　□轮椅　　□平车　　□担架　　□其他_____

　门（急）诊诊断：_____

基本情况评估

　意识状态：□清楚　　□嗜睡　　□模糊　　□昏睡　　□昏迷

　体　　位：□主动体位　　□被动体位　　□被迫体位（□端坐位　　□半坐卧位

　　　　　　□侧卧位　　□俯卧位）　　□其他_____

　皮肤黏膜：□正常　　□压疮　　□烫伤　　□外伤　　□其他_____

　饮　　食：□普食　　□半流质　　□流质　　□禁食　　□鼻饲　　□治疗饮食__

　排　　便：□正常　　□便秘（1次/__日）；辅助排便：□无　　□有__）

　　　　　　□腹泻（__次/日）　　□失禁　　□造瘘（能否自理：□能　　□否）

　　　　　　□其他_____

　排　　尿：□正常　　□尿失禁　　□尿潴留　　□排尿困难　　□留置尿管

　　　　　　□其他_____

　过敏史：药物：□无　　□不详　　□有_____

　　　　　食物：□无　　□不详　　□有_____□其他_____

　吸　　烟：□无　　□有

　饮　　酒：□无　　□偶尔　　□经常　　□每天

　生活自理能力：□完全自理　　□部分自理　　□完全不能自理

　跌倒风险评估：□跌倒史　　□活动异常　　□辅助用具　　□睡眠异常　　□视力异常

　　　　　　　　□慢性病　　□心脏病　　□高血压　　□糖尿病　　□脑卒中

　　　　　　　　其他_____

　疼痛评估：□无　　□有（部位：_____）

　疼痛程度：□0分 无痛；□1～3分 轻微痛；□4～6分 比较痛；□7～9分 非常痛；□10分 剧痛

```
0    1    2    3    4    5    6    7    8    9    10
```

　入院介绍：□住院须知　　□环境设施　　□经管医护人员　　□饮食

　　　　　　□安全管理制度

　　　　　　□告知疾病相关知识_____

　　　　　　其他_____

其他：_____

護士签名：

年　　月　　日

五、护理计划单(范例)

日期	时间	序号	护理诊断	护理目标	护理措施	签字	效果评价	停止日期、时间	签字

六、特别护理记录单（范例）

科别/病区：＿＿＿　姓名：＿＿＿　年龄：＿＿＿　性别：＿＿＿　床号：＿＿＿　住院号：＿＿＿　入院日期：＿＿＿　诊断：＿＿＿

日期	时间	意识	体温 ℃	脉搏 次/分	呼吸 次/分	血压 mmHg	血氧饱和度 %	吸氧 L/min	入量 名称	入量 mL	出量 名称	出量 mL	皮肤情况	管路护理	病情观察及措施	护士签名

七、出入液量记录单(范例)

姓名:_____ 年龄:_____ 科别/病区:_____ 床号:____ 住院号:____

日期	时间	入量		出量		签名
		项目	量/mL	项目	量/mL	

附录二 中英文名词对照索引

汉语名词	英文名称
患者床单位	patient unit
备用床	closed bed
暂空床	unoccupied bed
麻醉床	anestjetic bed
为卧床患者更换床单	change an occupied bed
生活护理技术	life care techniques
晨晚间护理	morning and evening care
特殊口腔护理	special oral care
会阴护理	perineal care
头发护理	hair care
床上洗头	shampooing in bed
皮肤护理	skin care
背部皮肤护理	back skin care
手卫生	hand hygiene
洗手	hand washing
卫生手消毒	antiseptic handrubbing
外科手消毒	surgical hand antisepsis
生命体征	vital signs
体温	body temperature, T
脉搏	pulse, P
呼吸	respiration, R
血压	blood pressure, BP
冷疗法	cold therapy
冰袋	ice bags
冰帽	ice caps
化学制冷袋	chemo refrigeration bag

续表

汉语名词	英文名称
冷湿敷法	cold moist compress
温水擦浴	tepid water sponge bath
酒精拭浴	alcohol sponge bath
热疗法	heat therapy
热水袋	hot water bags
红外线灯	infrared lamp
烤灯	hot lamp
热湿敷	hot moist compress
热水坐浴	hot site bath
胃肠内营养	enteral nutrition,EN
胃肠外营养	parenteral nutrition,PN
要素饮食	elemental diet
鼻饲法	nasogastric gavage
导尿术	catheterization
留置导尿管术	retention catheterization
膀胱冲洗	bladder irrigation
灌肠法	enema
给药	administering medication
口服给药	administering oral medications
皮内注射	intradermal injecton,ID
皮下注射	subcutaneous injecton,H
肌内注射	intramuscular injecton,IM
静脉注射	intravenous injecton,IV
静脉输液	intravenous infusion
静脉输血	blood transfusion
间接输血法	indirect transfusion
直接输血法	direct transfusion
静脉血标本采集法	intravebous blood sampling

续表

汉语名词	英文名称
动脉血标本采集法	arterial blood sampling
粪便标本	feces specimen
痰液标本	sputum specimen
咽拭子	throat swab
氧气疗法	oxygenic therapy
吸痰法	aspiration of sputum
心搏骤停	sudden carcinoma arrest,SCA
心肺复苏	cardiopulmonary resuscitation,CPR
洗胃	gastric lavage
简易人工呼吸器	artificial respirator

主要参考文献

[1]护理技术专家委员会.50项护理操作技术图解及评分标准[M].北京：中国医药科技出版社,2014.

[2]李小寒,尚少梅.基础护理学[M].5版.北京：人民卫生出版社,2014.

[3]朱小平,孙慧敏,王晓慧,等.临床护士规范化培训教程[M].北京：人民军医出版社,2014.

[4]周春美,张连辉.基础护理学[M].第3版.北京：人民卫生出版社,2016.

[5]郭永洪,石国凤,江智霞.护理技能实验指导[M].北京：北京大学医学出版社,2018.

[6]姜安丽,钱晓路.新编护理学基础[M].3版.北京：人民卫生出版社,2018.

[7]张洪军,尚少梅,金晓燕.常用基础护理技能操作[M].北京：北京大学医学出版社,2018.

[8]黄艳,李亚兰.常见护理操作与专业技术规范[M].北京：人民卫生出版社,2019.

[9]叶旭春,吴菁.新编护理学基础实训与实习指导[M].北京：人民卫生出版社,2019.

[10]张连辉,邓翠珍.基础护理学[M].4版.北京：人民卫生出版社,2019.

[11]朱华云.护理技能综合应用及临床思维训练[M].成都：西南交通大学出版社,2019.

[12]李小寒,尚少梅.基础护理学[M].6版.北京：人民卫生出版社,2020.

[13]中华人民共和国卫生部,中国人民解放军总后勤部卫生部.临床护理实践指南[M].北京：人民军医出版社,2011.